질의 응답

질의 응답

우리가 궁금했던 여성 성기의 모든 것

니나 브로크만 · 엘렌 스퇴켄 달 지음 | 김명남 옮김

열린책들

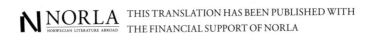

THIS TRANSLATION HAS BEEN PUBLISHED WITH
THE FINANCIAL SUPPORT OF NORLA

GLEDEN MED SKJEDEN
by NINA BROCHMANN and ELLEN STØKKEN DAHL
illustrated by HANNE SIGBJØRNSEN

Published in agreement with Oslo Literary Agency through MOMO Agency, Seoul.

일러두기

- 이 책은 Lucy Moffatt이 번역한 영문판(*The Wonder Down Under: A User's Guide to the Vagina*, 2018)을 한글로 옮긴 것이다.
- 각주 중 원주는 〈— 원주〉, 옮긴이주는 〈— 옮긴이주〉로 표시하였고, 별도의 표기가 없는 주는 모두 감수자주이다.
- 이 책에 사용한 의학 용어들은 표준국어대사전을 기초로 하되, 대한의사협회의 용어 사전의 내용과 감수자의 의견을 반영하였고, 가능한 한 한글 용어를 우선 사용하였다.

이 책은 실로 꿰매어 제본하는 전통적인 사철 방식으로 만들어졌습니다.
사철 방식으로 제본된 책은 오랫동안 보관해도 손상되지 않습니다.

서문

우리가 처음 만나서 한 일은 하얀 스티로폼 음경에 콘돔을 씌우는 것이었다. 때는 2011년 가을이었다. 둘 다 노르웨이 오슬로 대학교의 의과 대학 1학년생이었고 의대생들이 운영하는 성교육 단체에 자원봉사자로 등록한 터였다. 둘의 그 첫 만남과 거기서 이어진 우정에서 시작된 프로젝트가 이처럼 우리를 작은 오슬로 밖으로 데려가 전 세계 독자를 만나게 해줄 거라고는 상상도 못 했다. 그때 우리는 사람들에게 제대로 된 콘돔 사용법을 알리겠다는 의욕에 불타는, 호기심 많고 열정 많은 두 괴짜일 뿐이었다.

이후 2년 동안 우리는 성교육 교사로 노르웨이 곳곳을 돌아다니면서 10대들, 성 노동자들, 난민들을 만났다. 그들에게 몸과 건강한 성생활의 기초를 알려 주었다. 칠판에 난소와 고환을 그렸고, 역할극을 통해서 성적 동의가 무엇인지 토론했고, 10대들에게 각자 첫 경험에서 바라는 바를 적어 보게 시켰다. 멋지고 보람찬 일이었지만, 무엇보다도 사람들이 많은 궁금증과 걱정을 품고 있다는 걸 알고 놀랐다. 가장 은밀한 신체 부위에 관해서 너무나 많은 걱정과 부끄러움과 불안을 느끼는 듯했다. 가끔은 다음의 질문들에 답하다가 하루가 다 갔다. 〈내 거기의 생김새가 정상일까요?〉, 〈냉이 나온다는 건 성병에 걸렸다는 뜻인가요?〉, 〈첫날밤에 확실히 피를 흘리려면 어떻게 해야 하죠?〉 차츰 우리가 하는 활동만으로는 충분하지 않다는 기분이 들었다. 저런 질문에 한 사람 한 사람 대답해 주다가는 평생이 걸릴 터였다.

우리는 더 많은 사람들에게 가닿으려는 생각으로 〈운데르리베 Underlivet〉(성기)라는 이름의 블로그를 열었다. 여자아이들과 성인 여성들이 각자의 몸을 놀랍고 자랑스러운 것으로 여기게 되기를 바라는 마음이었다. 목표는 의학적 근거에 바탕을 둔 정보를 읽기 쉽고 재미있는 방식으로 전달하는 것이었다. 독자들을 훈계하지 않고, 이런 이야기를 창피하게 여기지도 않고, 그저 솔직하고 믿음직한 자료를 제공하자는 것이었다.

오래지 않아 우리 블로그는 노르웨이에서 가장 많은 구독자를 자랑하는 건강 블로그 중 하나가 되었고, 덕분에 우리는 여러분이 지금 들고 있는 책을 쓸 용기까지 내게 되었다. 책은 노르웨이에서는 2017년 1월에 나왔고 그로부터 1년도 안 되어 폴란드어, 러시아어, 네덜란드어 등등 전 세계 35개 언어로 번역되었다. 주로 스칸디나비아 독자를 염두에 두고 썼기 때문에 이 책에서 소개한 의료 기법과 통계는 세계 다른 지역의 상황과는 약간 다를 수 있다. 가능한 한 다른 나라의 관행도 조사해 보았지만 그래도 노르웨이 통계를 본문에 남겨 두었는데, 특히 섹스에 관한 장이 그렇다. 그 통계를 살려 둔 것은 대부분 유럽 국가의 수치가 노르웨이와 대체로 비슷하기 때문이다. 그리고 어차피 이 책의 핵심 메시지는 통계 수치가 아니다. 여성의 몸에 대한 자긍심을 일깨우자는 것, 그리고 각자의 섹슈얼리티를 있는 그대로 받아들이자는 것이다.

첫 책이 이렇게 많은 사람에게 읽힌다는 것은 — 약간 두렵기도 하지만 — 환상적인 일이다. 전 세계 여성이 우리 말을 들어 준다는 사실이 기쁘기 그지없다. 우리는 성 건강이 중요한 문제라고 굳게 믿기 때문이다. 하지만 한편으로는 좀 슬프다. 이 책에 이토록 많은 관심이 쏟아진다는 것은 이 주제에 관한 정보가 그만큼 드물다는 뜻이며, 전 세계 여성이 진지한 질문을 품고 있지만 의지할 자료가 부족하다는 뜻이기 때문이다. 하지만 이 상황이 크게 놀랄 일은 못 될 것이다. 여러분도 알겠지만 스칸디나비아 사람들은 성에 개방적이기로 유명하니까, 그런 우리에게 이런 질문들이 있다면 당연히 다른 나라 여성들에게도 있을 것이다.

성인 남성들과 남자아이들도 이 책에서 귀한(그리고 아마 놀라운) 정보를 접할 테지만, 주로 염두에 둔 독자는 여성이다. 특히 자신의 몸이 제대로 기능하는지, 제대로 생겼는지, 제대로 느끼는지 확신하지 못하는 여성이다. 그런 여성에게 이 책이 자신감을 주기를 바란다. 물론, 현 상황에 만족하고 자랑스럽게 느끼지만 자신의 놀라운 성기에 대해서 더 배우고 싶은 여성도 이 책의 독자다. 성적인 면에서든 다른 면에서든, 성기 건강을 지키는 열쇠는 그 작동법을 더 잘 아는 데 있기 때문이다.

여성이 자신의 몸과 섹슈얼리티에 대해서 내리는 선택에는 좀 더 폭넓은 배경이 바탕에 깔려 있기 마련이다. 피임, 임신 중단, 성 정체성, 성행위 등등 어떤 주제에 관한 선택이든 문화와 종교와 정치의 영향을 받는다. 일례로 2016년 가을에 노르웨이에서는 일부 고등학교에서 10대들이 과잉 성 행동을 보인다는 뉴스가 보도되었다.¹ 또래 집단이 가하는 심한 압박 때문에 일부 16세 여자아이들이 자신의 한계를 넘어선 성적 행위를 하도록 내몰린다는 보도였다. 그중에는 너무 지나친 사례들도 있어서, 기사를 읽으면서도 믿기지 않을 지경이었다. 18세 남자아이들이 자신보다 어린 여자아이들에게 한자리에서 남자아이 열 명에게 차례차례 오럴 섹스를 요구하면서도 그래도 된다고 여긴다니, 생각만 해도 소름 돋는 일이지만 실제로 그런 일이 벌어지고 있다. 노르웨이 일간지 「베르덴스 강Verdens Gang」이 보도했듯이, 그런 문화에서는 〈합의된 섹스와 성폭력의 경계선이 위태로우리만치 흐릿해졌다〉.² 최근 들어 청소년 문화는 갈수록 성애화되고 있다. 특히 여자아이들이 그렇다. 노르웨이만이 아니라 전 세계가 그렇다. 이런 환경에서 자라는 젊은 여성들은 불쾌한 성적 경험을 많이 겪을 수밖에 없고, 나이 들어서도 그런 경험의 후유증에 시달린다. 이런 상황은 결코 바람직하지 않다.

여성들은 정확한 정보로 무장하여 자신감과 확신이 있는 상태에서 각자의 선택을 스스로 내릴 수 있어야 한다. 선택은 뜬소문이나 오해나 두려움이 아니라 정확한 의학 지식에 바탕을 두어야 한다. 우리는 섹슈얼리티와 성 건강을 드러내 놓고 이야기해야 하고, 각자의 몸은 각자가 소유해야 한다. 이 책은 여러분이 정보에 근거하여 합리적인 선택을 내릴 뿐 아니라 각자에게 잘 맞는 선택을 내리도록 도울 것이다.

어쩌면 여러분은 이런 의구심을 품을지도 모르겠다. 〈둘 중 한 명은 아직 대학을 졸업하지도 못했는데, 그런 두 의학도가 쓴 책을 왜 읽어야 하지?〉 우리도 책을 쓰면서 그 질문을 스스로에게 숱하게 던졌다. 그래서 되도록 겸허한 태도로 접근하려고 애썼다. 그리고 독일 의대생 줄리아 엔더스Giulia Enders를 모범으로 삼았는데, 엔더스는 『매력적인 장 여행Darm mit Charme』이라는 책으로 굉장한 성공을 거두어서 장과 배설물이라는 주제를 황금 시간대 토크 쇼의 주제로 바꿔 놓았다. 엔더스에게서 의학을 쉽고 재미있게 소개할 수 있다는 걸 배웠고, 몸의 가장 은밀한 부분에 대해서도 아무런 부끄러움 없이 말할 수 있다는 걸 배웠다.

우리가 의대생이라서 가지는 장점도 있다. 호기심이 많고 젊기 때문에 이른바 〈멍청한〉 질문도 거리낌 없이 던질 수 있다는 점이다. 또 (아직까지는) 신경 써야 할 직업적 평판이 없고, 의사들 세계에서 너무 많은 시간을 보내는 바람에 보통 사람에게 평범한 언어로 말하는 법을 잊는 지경에 다다르지도 않았다.

저자인 우리도 책을 쓰면서 그동안 여성 성기를 둘러싼 갖가지 낭설에 속아 왔다는 걸 깨달은 적이 한두 번이 아니었다. 그중에서도 가장 끈질긴 낭설은 질 막에 관한 헛소문으로, 지금까지도 그 때문에 전 세계 여자아이들이 위험에 빠진다. 하지만 의사들은 대체로 그 작은 신체 부위에 대해서 별로 관심이 없다. 일부는 심지어 부모의 요청으로 여자아이의 성기를 검사해 줌으로써 헛소문이 지속되도록 기여한다. 자문을 구한 부인과 전문의들도 질 막에 대한 질문은 시시한 이야기로 일축하곤 했다. 이 문제가 많은 여성의 삶에 영향을 미치는 걸 감안할 때, 의사들의 그런 태도는 용납하기 힘들다. 그래서 오슬로에서 열렸던 TED 행사에서 〈처녀성이라는 거짓말The Virginity Fraud〉이라는 제목으로 강연을 했다. 질 막에 관한 흔한 오해들을 까발린 강연의 동영상은 조회 수가 2백만 회를 넘었다. 동영상을 보고서 자신이 그동안 오류에 속아 왔다는 사실을 깨달은 여성들이 요즘도 이메일을 보내온다.

또 다른 낭설은 호르몬 피임제가 부자연스럽고 위험하다는 생각이다. 이 오해 때문에 수많은 여성들이 그 대신 덜 믿을 만한 피임법을 선택하고, 그 탓에 원치 않는 임신을 한다. 우리도 여성들의 혼란과 피임제 부작용에 대한 걱정을 이해한다. 일부 의료계 종사자들이 적절한 설명도 해주지 않은 채 여성들의 고민을 일축해 버리는 것도 화난다. 이 책에서 많은 지면을 할애하여 호르몬 피임제를 속속들이 따져 본 것은 그 때문이다. 흔히 호르몬 피임제의 부작용이라고 일컬어지는 심한 기분 변화, 성욕 감퇴 같은 문제에 관해서 중요한 연구 결과들을 살펴보았다. 그러고도 불확실한 면이 남는다면 숨김없이 그대로 말했지만, 우리의 주된 목적은 무엇보다도 여러분을 안심시키는 것이다. 호르몬 피임제의 심각한 부작용은 지극히 드물다. 호르몬 피임제를 쓰는 여성 중 상당수가 우울증이나 성욕 감퇴를 겪는다는 증거는 없다. 물론 예외는 늘 있기 마련이지만, 여러분도 책을 읽고 나면 무엇이 흔한 부작용이고 무엇이 그렇지 않은지 구분할 수 있을 것이다.

또 다른 낭설들은, 비록 직접적인 해를 끼치지는 않겠지만, 본질적으로 여성적인 여성 성기 연구 분야도 대체로 남자들에게 장악되어 있다는 현실을 반영한다. 가령 여성들이 자신은 평생 〈질 오르가슴〉을 한 번도 느끼지 못했다고 말하는 걸 들으면, 지난 수백 년 동안 여성의 성에 관한 지식이 남성의 필요에 맞추어 왜곡되어 왔다는 사실만 떠오를 뿐이다. 사실 〈질 오르가슴〉이란 건 없다. 오르가슴은 다양한 형태의 자극에서 비롯할 수 있지만 아무튼 다 같은 오르가슴이고, 모든 형태가 즐겁기는 매한가지다. 여러분이 이 책에서 정확한 정보를 얻기를 바라고, 그리하여 자신이 삽입 외의 다른 자극이 있어야만 오르가슴을 느낀다고 해서 스스로를 열등한 존재로 여기는 일을 그만두기를 바란다.

이 책에는 위의 내용 외에도 많은 이야기가 담겨 있다. 여러분이 외음부에서 난소까지 여성 성기를 두루 훑어보는 이 책의 여정에 함께하여 우리가 책을 쓰면서 그랬던 것처럼 많은 걸 배우기를 바란다. 그리고 무엇보다도 여러분이 이 책을 다 읽고 나면 예전보다 한결 느긋해지기를 바란다. 몸은 결국 몸일 뿐이다. 누구나 몸을 가지고, 살면서 그 몸을 통해서 기쁨과 어려움을 겪기 마련이다. 그러니 여러분 각자의 몸이 해내는 일을 자랑스럽게 여기기를 바라고, 몸이 어려움을 겪는 시기에는 참을성 있게 대해 주기를 바란다.

즐겁게 읽으시길!

노르웨이 오슬로에서
니나와 엘렌

차례

1
생식기

생식기는 온몸에서도 가장 내밀한 부위일 것이다. 생식기는 어머니의 질을 통해 세상에 처음 나온 순간부터 우리의 가장 친밀한 벗이었다. 유치원에서 우리는 서로의 오줌이 나오는 부위를 비교하면서 놀았다. 그러다 사춘기가 오면 가랑이에 굵은 털이 난다. 그리고 누구나 초경을 기억한다. 자랑스러운 순간이었든 공포스러운 순간이었든. 어쩌면 당신은 그때부터 자위를 시작했을 테고, 그래서 쾌락으로 몸이 절로 휘는 걸 느꼈을 것이다. 그다음에는 처음으로 성 경험을

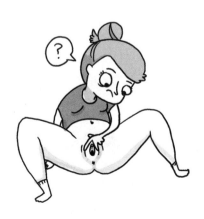

하게 되고, 그에 따르는 취약함과 호기심과 욕망도 겪는다. 어쩌면 당신은 이미 아이를 낳았을지도 모른다. 그렇다면 자신의 성기가 얼마나 큰 변화를 겪는지 경험했을 테고, 그것이 기적적인 일을 해낸다는 사실도 알았을 것이다. 당신의 생식기는 당신의 일부다. 자, 그러니 지금부터 그것을 좀 더 자세히 알아보자.

외음—경이로운 아랫도리

옷을 벗고 거울 앞에 서서 자신의 몸을 한번 살펴보자. 생식기는 아랫배 밑에서 시작된다. 당신의 두덩뼈(치골) 위에는 지방이 덮여 있는데, 불두덩(치구)이라고 불리는 그 말랑말랑한 부위에 사춘기부터 털이 난다. 남들에 비해 그곳에 지방이 많아서 두덩 부위(치골부)가 살짝 튀어나온 여성도 있고 그냥 평평한 여성도 있는데, 둘 다 정상이다.

불두덩 아래로 시선을 내리면, 외음이 있다. 음문, 외음부, 국부라고도 하고 속된 말로 조개, 썹, 이쁜이라고도 하는 부위다. 노르웨이

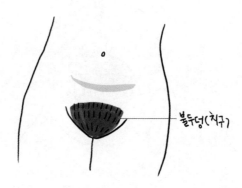

에서는 쥐라고도 부른다. 외음vulva이라는 용어는 그다지 자주 쓰이지 않지만, 아무튼 당신이 여성이라면 당신의 다리 사이 부위를 지칭하는 해부학적 용어가 외음이다.

여성 성기에서 눈에 드러난 부위를 가리킬 때 〈질vagina〉이라는 말을 쓴다고 생각하는 사람들도 있다. 그래서 가령 〈내 질에는 털이 나 있어요〉, 〈당신의 질은 정말 사랑스럽네요〉 하고 말하지만, 정확한 표현은 아니다. 질에는 털이 없다. 질은 눈에 쉽게 띄는 부위도 아니다. 정말 사랑스럽기는 하지만. 질은 여성 성기의 일부분을 가리키는 용어다. 근육으로 이루어져 있고 삽입 성교나 출산에 쓰이는 관, 자궁에 이어진 관을 뜻하는 용어다(22면 참고). 우리가 용어를 꼬치꼬치 따지는 것은, 비록 질이 우리에게 쾌락을 안겨 주기는 해도 사실 여성 성기는 질 외에도 다른 많은 것들로 구성되어 있기 때문이다. 여성 성기를 질이라고 부르는 사람들이 실제로 지칭하는 대상은 보통 외음이다. 그러면 우리도 그 외음부터 시작하여 환상적인 여성 성기를 차근차근 살펴보자.

외음은 어떻게 생겼나요?

외음은 음순labia(라틴어로 입술을 뜻하는 단어다)이라고 불리는 두 겹의 잎으로 이뤄진 꽃처럼 생겼다. 외음을 꽃에 비유하는 것은 우리가 지어낸 말이 아니라 과거부터 전해지는 표현이다. 우선 외음을 바깥쪽부터 살펴보고, 그다음에 안쪽으로 들어가자.

음순의 역할은 더 안쪽에 있는 섬세한 부위를 보호하는 것이다. 두 겹의 음순 중에서 바깥쪽에 있는 대음순은 안쪽에 있는 소음순보다

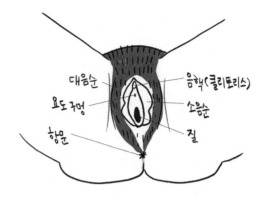

대음순

요도구멍

항문

음핵(클리토리스)

소음순

질

더 두껍고, 속에 지방이 있어서 마치 에어백이나 충격 흡수 장치처럼 기능한다. 대음순은 소음순을 완전히 가릴 만큼 길 수도 있고 아주 좁을 수도 있다. 외음 양쪽의 피부에 홈이 얕게 파인 정도에 그치는 경우도 있다.

대음순의 겉면은 보통의 피부로 되어 있다. 따라서 여느 인체 부위의 피부처럼 피부기름샘(피지샘), 땀샘, 털집(모낭)이 많다. 털이 있는 건 좋은 일이지만, 대음순 겉면에 뾰루지나 습진이 생길 수도 있다는 점은 그다지 좋지 않다. 안타깝지만 피부는 피부여서 어쩔 수 없다. 한편 대음순의 안쪽 면은 소음순과 마찬가지로 점막으로 되어 있다.

소음순은 대음순보다 보통 더 길지만 늘 그런 건 아니다. 소음순은 꼭 튈 천으로 된 공주 치마처럼 주름이 자글자글 잡혀 있을 수도 있다. 여러분도 거울 앞에서 자신의 몸을 보라. 어떤 여성은 소음순이 대음순 밖으로 툭 튀어나와 있어서 바로 눈에 띄지만, 대음순을 벌려야만 그 속의 소음순이 보이는 여성도 있다. 지방이 든 대음순과는 달리 소음순은 더 얇고 무척 민감하다. 여성의 몸에서 가장 민감한 부위인 음핵만큼 민감하지는 않지만, 그래도 신경 종말이 가득 들어 있기 때문에 만지면 기분이 좋다.

소음순에 보통의 피부는 없다. 대신 점막으로 덮여 있는데, 여러분도 그 점막이란 걸 이미 잘 안다. 가령 입안이 점막이다. 점막이란 점액이 나오는 촉촉한 층으로 구성된 막이라는 뜻이다. 보통의 피부 겉면에는 죽은 피부 세포로 이뤄진 층이 덮여 있다. 죽은 친척들로 만든 이불을 덮은 것 같은 그 죽은 세포층(표피)이 보호막이 되어 주기 때문에, 보통의 피부는 건조한 환경에서 잘 버틴다. 하지만 점막에는 그 보호층이 없기 때문에 쓸림에 약하다. 그래서 소음순은 꽉 끼는 바지에 쓸리면 쓰라리다. 점막은 보통의 피부와 달리 촉촉한 환경을 선호한다. 그리고 털집이 없기 때문에, 외음에서도 대음순 안쪽으로는 털이 없다.

질어귀

소음순을 벌려 보면, 질어귀vestibulum(질 전정)라고 불리는 공간이 나온다. 이때 어귀(혹은 안뜰, 전정)를 뜻하는 영어 단어 〈베스티뷸럼vestibulum〉은 라틴어로 건물 입구와 내부를 잇는 공간을 뜻하는 단어에서 왔다. 만약 당신이 공연이나 오페라를 보러 다니는 사람이라면, 공연 도중 휴식 시간에 밖으로 나와서 케이크를 먹거나 샴페인을 마시는 장소가 베스티뷸럼이다. 웅장한 기둥들이 서 있고 보드랍고 붉은 벨벳 커튼이 쳐져 있는 근사한 홀 말이다. 질어귀에 그런 기둥은 없지만, 그래도 그 못지않게 벨벳처럼 부드럽고 근사한 입구임에는 분명하다. 질어귀에는 구멍이 두 개 있다. 요도 구멍과 질 구멍이다. 요도구라고도 하는 요도 구멍은 음핵 사이에 있고, 음핵은 음순들이 몸 앞쪽에서 만나는 지점에 있으며, 질은 그보다는 아래쪽인 항문 가까이에 있다.

평소에 요도구를 의식하면서 사는 사람은 거의 없다. 모든 여성이 하루에도 몇 번씩 그 구멍을 쓰는데도. 심지어 오줌이 나오는 구멍이 따로 있다는 걸 모르고 정액과 오줌을 한 구멍으로 배출하는 남성처럼 구멍이 하나라고 생각하는 사람도 있다. 실제로는 요도 구멍은 따로 있다. 여성 성기를 수없이 많이 본 사람이라도 여성이 질로 오줌 눈다고 착각하기 쉽지만, 그렇지 않다. 요도구는 거울로 살펴보더라도 찾기 어려울 수 있다. 아주 작은 데다가 주변의 주름진 피부에 덮여 있을 때가 많다. 하지만 구하는 자는 얻을 것이니, 잘 찾아보면 발견할 수 있다.

질―엄청나게 팽창할 수 있는 놀라운 관

질 구멍은 요도 구멍보다 훨씬 커서 쉽게 찾는다. 질은 근육으로 이뤄진 길이 7~10센티미터의 좁은 관으로, 외음에서 자궁까지 이어진다. 대부분의 시간에는 관의 앞쪽과 뒤쪽 벽이 착 붙은 채 짓눌려 있고, 그래서 물이 들어갈 수 없다. 질은 사방으로 탄력적이다. 주름치마라고 상상하면 된다. 손가락으로 질을 더듬어 보면, 고랑이 많이 파여 있는 걸 알 수 있다. 여성이 성적으로 흥분할 때, 질은 폭도 넓어지지만 길이도 길어진다.

질 근육이 강하다는 건 그 속에 손가락을 찔러 넣고 꽉 조여 보면 알 수 있다. 다른 근육들처럼 이 근육도 — 골반 근육이라고 한다 — 계속 운동을 하면 더 강해진다.

질 벽 안쪽에는 촉촉한 점막이 있다. 그런데 그 물기는 질에서 분비된 것이 아니라 체내 수분이 질 벽으로 배어 나온 것이다. 질 벽에는 분비샘이 없다. 자궁목(자궁 경부라고도 하는 자궁 입구로, 47면을 보라)에 있는 분비샘에서 분비물이 약간 나오기는 한다. 질은 늘 촉촉하지만, 흥분하면 평소보다 훨씬 더 촉촉해진다. 흥분하면 성기 전체에 피가 쏠리고, 그러면 질 벽으로도 더 많은 물기가 스며든다. 성기에 피가 쏠린다는 것은 여성이 흥분했을 때 음핵과 소음순이 충혈되는 걸 봐도 알 수 있다. 흥분했을 때 생겨난 여분의 물기는 우리가 자위나 성교를 할 때 질에 가해지는 마찰을 줄인다. 마찰이 적을수록 질 벽이 덜 손상되고, 그 덕분에 질 벽은 성교 중에 심한 타격을 겪어도 거뜬히 견뎌 낸다. 그때 질 벽이 살짝 찢어져서 성교 후 피가 비치거나 쓰라린 것도 흔한 일인데, 고맙게도 별 탈은 나지 않는다. 질 벽은 스스로를 수선하는 데 능하다.

질 벽으로 스며드는 물기 외에도, 질 구멍 바로 밑에 양쪽으로 하나씩 있는 두 분비샘에서도 점액이 나온다. 덴마크 해부학자 카스파르 바르톨린Caspar Bartholin의 이름을 따서 바르톨린샘이라고 불리는 분비샘들은 미끌미끌한 액체를 내어 질 구멍을 윤활한다. 작은 타원형 콩만 한 바르톨린샘은 골칫거리가 될 수도 있다. 점액을 분비하는 작은 관이 막혀서 낭이 잡힐 수 있기 때문이다. 그러면 외음 한쪽 옆에 작은 풍선처럼 단단한 덩어리가 잡히는 게 느껴진다. 낭이 감염되면 아프지만, 간단한 수술로 제거할 수 있다. 바르톨린샘이 질 윤활에 얼마나 기여하는가에 대해서는 의견이 엇갈린다.[1] 낭 때문에 바르톨린샘을 제거한 여성들도 흥분하면 별 문제없이 질이 더 촉촉해진다.

그 유명한 〈지스팟〉

여성 잡지의 섹스 칼럼에 따르면, 질 벽 앞쪽, 그러니까 방광과 배 쪽에 특별한 부위가 있다고 한다. 그렇다. 1940년대에 처음 그것을 발견했다는 독일 부인과 의사 에른스트 그레펜베르크Ernst Gräfenberg의 이름을 따서 지스팟G-spot이라고 불리는 지점이다. 하지만 이후 많은 연구자들이 그것을 찾아보고 토론해 왔음에도 지스팟은 아직 논란의 대상이다. 지스팟이 정확히 무엇인지 확실하지 않은 데다가 별도의 해부학적 기관으로 존재하는 부위라는 사실도 증명되지 않았다.

지스팟은 질에서도 최고로 민감한 지점이라고 여겨진다. 여성들 중에는 그곳을 자극하면 금세 오르가슴을 느낀다고 말하는 이도 있다. 지스팟을 자극하려면 손가락으로 〈이리 와〉 하는 제스처를 취하듯이 움직이면 된다. 디즈니 영화에서 마녀가 상대를 꾈 때 하는 손짓 말이다. 일부 여성들은 지스팟을 자극하는 기분은 질의 다른 부분을 자극할 때와는 다를뿐더러 훨씬 더 좋다고 말한다. 하지만 앞에서 말했듯이, 질 자체는 외음이나 특히 음핵에 비하면 그다지 민감하지 않다. 질 구멍이 가장 민감하고, 안으로 들어갈수록 민감도가 떨어진다.

매체들은 종종 지스팟을 별도의 해부학적 기관처럼 묘사한다. 섹스 칼럼이나 섹스 가이드북을 읽으면 특히 그런 인상을 받기 쉽다. 하지만 2012년 영국의 한 연구진은 지스팟을 별도의 질 부위라고 주장했던 기존 연구들을 검토한 뒤 그 주장을 뒷받침하는 증거가 희박하다고 결론지었다. 지스팟에 관한 연구는 대부분 여성을 대상으로 실시한 설문 조사를 근거로 삼는데, 앞에서 말한 논문에 따르면 그런 설문에서 지스팟의 존재를 믿는다고 응답한 여성들도 정확히 어디인지 짚어 보라고 하면 막상 제대로 대답하지 못했다. 그 연구진은 또 영상 기술을 사용한 연구들에서도 여성에게 오르가슴이나 성적 쾌락을 안길 수 있는 별도의 해부학적 기관으로 음핵 외에 다른 것은 발견되지 않았다고 말했다.[2]

지스팟에 대한 한 가지 가설은 그것이 별도의 해부학적 구조가 아니라 음핵의 안쪽 부위, 즉 음핵 중에서도 깊숙이 묻힌 부위일 뿐이고 그것이 성교 중 질 벽을 통해서 자극을 전달받는다는 것이다. 2010년, 한 연구진은 어느 여성이 파트너와 함께 질로 섹스하는 동안 여성의 앞쪽 질 벽을 관찰한 결과를 발표했다. 연구진은 초음파를 써서 질 벽을 관찰하며 지스팟을 찾아보았지만, 결국 발견하지 못했다. 연구진의 결론은 음핵 안쪽 부위가 앞쪽 질 벽에 바싹 닿아 있음을 고려할 때 지스팟의 수수께끼에 대한 답은 결국 음핵이 아닌가 하는 것이다.[3]

또 다른 연구들은 지스팟이 이른바 〈분출 오르가슴〉에 중요하다고 주장한다. 그렇다면 지스팟이 앞쪽 질 벽과 요도 사이에 있는 분비샘들과 연관된 게 아닌가 하는 두 번째 가설을 떠올려 볼 수 있다.[4] 스킨샘이라고 불리는 그 분비샘들은 남성의 전립샘, 즉 방광과 음경

사이에서 요도를 둘러싸고 있는 호두만 한 크기의 분비샘에 해당하는 여성 기관이다. 스킨샘들은 〈여성 사정〉이라고도 불리는 분출 오르가슴에 관련되어 있다고 일컬어진다. 스킨샘들이 꼭 전립샘처럼 오르가슴 중에 액체 분비물을 내놓을지도 모르기 때문이다.

질 벽처럼 쉽게 접근할 수 있는 부위에 여전히 이런 수수께끼가 남아 있다는 건 이상한 일이다. 지스팟을 놓고 이러쿵저러쿵 떠들어 대는 말이 많은 상황이니 더 그렇다. 지금으로서는 여성의 몸에 대한 질 좋은 연구가 좀 더 이뤄지기를 목 빼고 기다릴 따름이다.

음핵(클리토리스)―빙산

우리가 음핵의 〈안쪽 부위〉라고 말했을 때, 놀란 독자도 있었을 것이다. 음핵의 안쪽 부위라니, 그게 뭐죠? 그럴 만도 하다. 음핵을 소개하는 글들은 대부분 음핵을 외음 맨 위쪽, 두 대음순이 만나는 지점에 있는 건포도만 한 기관이라고 설명하니까. 하지만 그 작은 단추는 빙산의 일각이다. 그보다 더 깊은 곳, 여성의 골반 부위 속에는 여러분의 상상을 훌쩍 뛰어넘는 기관이 숨어 있다.

해부학자들은 일찍이 1800년대부터 음핵이 대체로 몸속에 묻힌 기관이라는 사실을 알았지만,* 어째서인지 이 사실은 아직까지도 상식이 되지 못했다. 남성의 음경은 해부도 교과서에서 자세하게 묘사

* 해부학자 게오르크 루트비히 코벨트Georg Ludwig Kobelt는 1840년대에 음핵의 내부 구조를 묘사한 뒤 남성과 여성의 성기 구조가 기본적으로 같다고 결론 내렸다 ― 원주.

되지만, 음핵은 아직 신기한 존재로 여겨진다. 『그레이 해부학*Henry Gray's Anatomy of the Human Body*』은 1948년까지도 음핵에 따로 이름표를 붙이지 않았다. 그리고 남성 위주의 의학계는 그동안 음핵 연구에 별 관심이 없었다. 음핵의 구조가 정확히 어떻고 음핵이 어떻게 기능하는가에 대해서도 여태 불확실한 면이 있다. 의학적으로 황당한 일이 아닐 수 없다.

겉으로 드러난 건 이야기의 일부일 뿐

우리가 아는 사실은, 사람들이 흔히 음핵이라고 부르는 부위는 골반 속 깊숙이 뻗어 있을 뿐 아니라 외음 양쪽으로도 늘어진 커다란 기관의 일부에 불과하다는 것이다.[5] 만약 우리가 엑스선 안경을 끼고 본다면, 음핵 복합체는 뒤집힌 Y자처럼 보일 것이다. 그중 맨눈에 보이는 부분은 맨 위의 건포도만 한 덩어리, 음핵 귀두 혹은 음핵 머리라고 불리는 부분뿐이다. 음핵 귀두는 길이가 0.5~3.5센티미터쯤 되지만, 피부가 그 위를 살짝 덮고 있기 때문에 더 작아 보일 수도 있다.[6] 음핵 귀두 뒤로는 부메랑처럼 각도가 꺾인 음핵 몸통이 아래로 이어져 있고, 그 몸통은 또 밑에서 두 〈다리〉로 갈라져서 외음 양쪽으로 음순 밑에 묻혀 있다.

음핵 다리에는 해면체라고 불리는 발기성 조직이 들어 있다. 그래서 성적으로 각성되면 피가 몰려서 충혈되고 부풀어 오른다. 두 음핵 다리 사이에는 역시 발기성 조직으로 이뤄진 두 덩어리가 더 있는데, 질어귀 망울(전정구)이라고 불리는 이 덩어리들은 질 입구와 요도구를 뒤에서 감싼다.

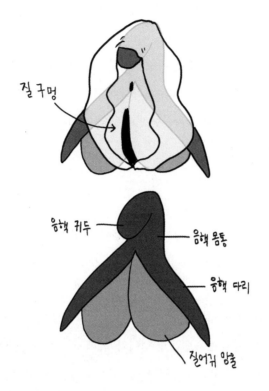

질 구멍

음핵 귀두

음핵 몸통

음핵 다리

질어귀 망울

　과학 시간에 유심히 들었던 독자라면, 위의 묘사가 어쩐지 익숙하게 느껴질 것이다. 하지만 귀두, 몸통, 발기성 조직으로 구성된 기관은 음경 아니었나? 발기된 음경은 누가 봐도 눈에 확 들어오니까 그런지 몰라도, 여성의 성적 쾌락에서 가장 중요한 기관인 음핵은 음경에 비해 자주 이야기되지 않는다. 그러니 음핵과 음경이 동일한 기관의 두 형태에 불과하다는 사실을 여태 놀랍게 여기는 독자가 있을 법도 하다.

　사실 남성 배아와 여성 배아의 생식관은 임신 12주째까지 차이가 없다. 생식기 결절이라고 불리는 초소형 음경(혹은 초대형 음핵!)이 똑같이 있을 뿐인데, 그것이 이후 여성 성기나 남성 성기 중 한 형태로 발달한다. 음경과 음핵이 같은 기본 구조로부터 발달했다면 두 기관의 형태와 기능에 유사점이 많은 것도 당연하다.

음경의 머리 부분은 음핵의 단추 부분과 동일한 기관인 셈이다. 그래서 둘 다 귀두라고 불리는 것이다. 귀두는 남성이든 여성이든 몸에서 가장 민감한 부분이다. 여성과 남성의 귀두에는 감각 신경 종말이 8천 개 이상 담겨 있다고 한다. 감각 신경 종말은 압력과 촉각에 관한 정보를 받아 그 신호를 뇌로 전달하는 기관이다. 뇌는 그렇게 전달받은 신호를 통증 혹은 쾌락으로 해석한다. 신경 종말이 많을수록 뇌가 받는 신호는 더 복잡하고 강하다. 하지만 둘 중에서는 음핵 귀두가 음경 귀두보다 훨씬 더 민감하다. 비슷한 개수의 신경 종말들이 훨씬 더 좁은 면적에 몰려 있기 때문이다. 정말이다. 밀도가 무려 50배나 더 높다![7]

쾌락이냐 통증이냐

안타깝게도, 음핵이 쾌락을 일으키는 단추라는 인식 때문에 어떤 남자들은 음핵에 가해지는 모든 압력은 좋은 압력이라고 믿는다. 그래서 살짝 누르는 것만으로 바라던 결과가 나오지 않으면 더 세게, 좀 더 세게 누른다. 하지만 음핵은 그런 식으로 기능하지 않는다. 음핵에는 신경 종말이 워낙 많아 아주 작은 감촉 차이도 느낄 수 있다. 그래서 음핵은 여성에게 무한한 자극과 쾌락의 가능성을 제공하지만, 한편으로는 쾌락이 자칫하면 통증이나 마비된 무감각으로 쉽게 넘어간다는 뜻이기도 하다. 신경 종말은 강한 압박을 지속적으로 받다

보면 뇌에 더 이상 신호를 전달하지 않기로 결정한다. 음핵 단추가 〈음 소거〉되는 셈이다. 일단 그렇게 되면, 한동안 가만히 놔두어야만 다시 음핵이 느낄 수 있다. 이것은 우리가 사람을 사귈 때와 비슷하다. 너무 열렬히 다가가면 오히려 일을 그르치기 쉽다.

음경의 발기성 조직에 피가 몰리면 음경이 딱딱해지듯이, 여성의 발기성 조직도 그렇다. 여성이 흥분하면, 음핵 복합체가 부풀어 올라 평소의 두 배까지 커진다.[8] 두 배라니, 정말 굉장한 발기다. 음핵 다리와 질어귀 망울이 음순 밑에, 즉 요도구와 질 구멍 뒤편에 있기 때문에, 흥분 상태에서는 외음 전체가 맨눈으로 보기에도 더 커진다. 질어귀와 소음순은 몰려든 피 때문에 평소보다 더 짙고 검붉은 색을 띤다.

유사성은 이뿐만이 아니다. 남자들은 아침마다 저절로 발기하는 것을 자랑하고 밤에도 수시로 발기한다고 말하는데, 여자들도 마찬가지다. 1970년대에 플로리다 대학교의 한 연구진은 음핵이 유달리 큰 두 여성을 조사해 보았다. 관찰 결과, 두 여성은 깊이 잠든 도중에 남자들만큼 자주 〈발기〉했다.[9] 또 다른 조사에서는 여자들이 평균적으로 하룻밤에 최대 8회 〈발기〉한다는 사실이 밝혀졌는데, 발기 시간을 다 합하면 1시간 20분이나 되었다![10]

여러분도 이제 알겠지만, 학교 과학 시간에 우리가 음핵에 대해서 배우지 못한 내용이 정말 많다. 이 자랑스러운 기관은 오랫동안 무시되었고, 폄하되었고, 숨겨졌다. 음핵이 골반 부위 전체에 뻗어 있다는 사실을 이해해야만, 우리 여성들이 얼마나 근사한 쾌락의 도구를 가졌는지 제대로 깨달을 수 있다.

피와 처녀성

세계의 여러 문화는 지난 수천 년 동안 성적 순결에 극도로 집착했다. 단 여성의 순결에만 집착했고, 남성의 순결은 신경 쓰지 않았다. 남자는 성녀 혹은 창녀, 순결 혹은 더러움으로 구분되지 않았지만 여자는 그렇게 구분되었다. 그리고 사람들은 〈다행히〉 처녀라면 첫날밤에 피를 보이기 마련이라 그가 둘 중 어느 쪽인지 알 수 있다고 믿었다.

남자들은 성 경험이 없던 여자와 섹스한 것을 두고 〈체리를 땄다〉고 표현하곤 한다. 여자가 샴페인 병이라도 되는 듯, 여성이 첫 성교를 하기 전과 후의 질은 모엣 상동에 코르크 마개가 있는 것과 없는 것처럼 다르다고 말한다. 하지만 그것은 사실이 아니다.

〈처녀성〉이라는 개념은 대중문화에 널리 퍼져 있다. 드라마 「트루 블러드True Blood」의 뱀파이어 제시카는 모든 섹스가 첫 경험이라서 섹스할 때마다 피를 흘린다. 「왕좌의 게임Game of Thrones」에 나오는 〈작은 여왕〉 마저리 티렐이 세 명의 왕과 결혼한 뒤에도 순결하다는 건 사실일까? 고전 문학에도 처녀성과 피 이야기가 자주 나온다. 〈망할!〉 노르웨이 작가 시그리드 운세Sigrid Undset의 소설 속 주인공 크리스틴 라브란스다테르가 자신의 허벅지로 흘러내린 피를 보았을 때 저렇게 말할 수도 있었겠지만, 우리가 문학 시간에 본 영화에서는 그 대신 이런 대사를 읊었다. 〈꺾여 버린 꽃을 누가 원하겠어요?〉 그러고는 연인 엘렌의 품에 안겨 흐느낀다. 물론 엘렌은 남자니까 잃을 처녀성도, 울 일도 없다.

여성을 순수한 꽃에 비유하고 〈여성의 처녀성을 취하는 일〉을 꽃을 꺾는 일에 비유하는 말은 의학계에서도 쓰인다. 여성이 첫 경험에서 피를 흘리는 것을 가리켜서 〈디플라워링deflowering〉, 즉 〈꽃 꺾기〉라고 말하기 때문이다. 하지만 모두 한심하고 케케묵은 소리다.[11] 그런 표현은 과거 여러 시대와 문화의 남성이 여성의 성과 몸에 대한 자기 결정권을 통제하고 제약하고자 합심하여 지어낸 소리일 뿐이다.

여러분도 눈치챘겠지만, 우리는 지금 이른바 처녀막 이야기를 하려고 한다. 질 입구에 있다는 그 신비한 구조물 때문에 아직도 전 세계에서 많은 여성들이 명예를 잃는다. 고리타분한 전설과 가짜 정보에 지나지 않는 이야기 때문에 목숨마저 잃기도 한다. 오늘날에도 남녀가 이렇듯 다르게 취급된다는 것, 섹스처럼 멋지고 긍정적인 경험이 남자에게는 아무 해를 입히지 않지만 여자에게는 인생을 망치는 일이 될 수도 있다는 것은 믿기 힘들다. 더구나 처녀막과 피에 관한 통념이 거짓 전설에서 생겨난 인식임을 감안하면, 이 상황은 형언할 수 없을 만큼 더욱더 한심하다.

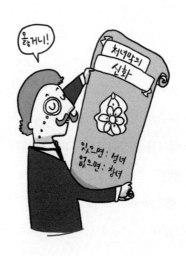

속설에 따르면, 처녀막은 정조를 보장하는 일종의 봉인 같은 것이라고 한다. 처녀막은 여성이 처음 성교할 때 찢어져서 피를 내는데, 반드시 첫 경험일 때만 그렇다고 한다. 과거 오랫동안 사람들은 그 피를 처녀성의 증거로 여겼다. 첫날밤을 치른 뒤 피 묻은 이부자리를 집 밖에 내걸어서 이웃에게 아무 문제가 없다는 걸 보여 주는 관습이 있었을 정도다. 처녀막 신화를 한마디로 요약하면, 여성이 성교 후 피를 흘린다면 그것은 이전에 성 경험이 없었다는 증거이고 피를 흘리지 않는다면 성 경험이 있었다는 증거라는 것이다. 하지만 대부분의 신화가 그렇듯이, 이 신화는 말짱 거짓이다.

요즘도 사람들이 처녀막 신화를 믿는 것은, 그것을 무슨 막처럼 여기기 때문이다. 〈막〉이라는 단어에서는 부엌에서 쓰는 팽팽한 랩이 떠오른다. 그런 막에 구멍을 뚫으면, 퍽! 하고 터질 것이다. 하지만 거울로 당신의 성기를 아무리 살펴봐도, 질 입구를 덮은 얇은 비닐 랩 같은 건 보이지 않을 것이다. 당신이 성 경험이 없더라도 마찬가지다. 그렇다고 해서 하나의 신화를 또 다른 신화로 대체하지는 말자. 최근 들어 〈처녀막이란 존재하지 않는다〉는 식의 이야기가 자주 들린다. 질을 꽉 막은 봉인 같은 게 없다는 건 사실이지만, 그런 오해를 낳은 원인이 된 해부학적 구조가 없다는 건 사실이 아니다.

질 입구에 있는 것은 점막 주름이다

질 구멍 바로 안쪽에는 꼭 반지처럼 질 벽을 빙 두른 점막 주름이 있다. 전통적으로 처녀막이라고 불린 것이 이 주름이다. 하지만 처녀막이라는 용어는 오해를 낳는 용어라서 피하는 게 좋기 때문에, 우리는 이것을 질 막이라고 부른다.

모든 여성은 태어날 때부터 질 막을 가진다. 하지만 그렇다고 해서 질 막에 무슨 쓸모가 있는 건 아니다. 남자의 젖꼭지와 비슷하다고 보면 된다. 아무 기능이 없고, 단지 우리가 배아였을 때 갖고 있던 것이 그냥 남아 있는 것뿐이다.

질 막은 두께도 있고 너비도 있다. 달리 말해, 비닐 랩처럼 얇기는커녕 두껍고 튼튼하다. 사춘기 이전 여자아이의 질 막은 보통 한가운데 구멍이 뚫린 도넛처럼 생겼고 매끄럽다. 그러다 사춘기가 와서 호르몬의 오케스트라가 연주되기 시작하면, 몸의 다른 부위처럼 질 막도 변한다. 사춘기가 끝날 무렵에는 질 막이 보통 초승달 모양으로 바뀐다. 항문 쪽인 뒤쪽의 폭이 제일 넓고, 여전히 질 벽을 빙 두르고 있기는 해도 가운데 난 구멍이 예전보다 더 크다.[12] 적어도 이론상으로는 그렇다. 현실에서는 질 막의 생김새가 천차만별이다. 대부분의 질 막은 중앙에 구멍이 난 고리형이다. 매끈한 것도 있고 주름진 것도 있지만, 후자라고 해서 성 경험의 증거는 아니다. 어떤 질 막은 질 구멍을 가로지르는 끈이 달려 있어서 꼭 ⟨o⟩가 아니라 ⟨ø⟩처럼 보인다. 또 큰 구멍이 중앙에 하나만 있는 게 아니라 흡사 체처럼 작은 구멍이 여러 개 뚫린 질 막도 있다. 또 어떤 질 막은 질 벽에 작은 술들이 달린 것처럼 생겼다. 한편 아이들 중에는 질 막이 질 구멍을 다 막은 경우도 소수나마 있기는 하다. 그런 질 막은 보통 꽤 단단하고 질긴데, 그래서 나중에 문제가 된다. 생리혈이 빠져나올 구멍이 없으니까! 그런 질 막을 타고난 여성은 보통 초경을 시작하고서야 문제를 알아차린다. 생리혈이 질 속에 고이면 무척 아플 수 있고, 수술이 필요할 수도 있다. 드문 형태의 이런 질 막이 처녀성의 봉인으로서의 처녀막 신화에 가장 가까운 경우일 것이다.[13]

어떻게 생겼든, 모든 질 막은 (질 구멍을 다 막은 희귀한 경우를 제외하고는) 유연하고 탄력성이 있다. 그리고 질에서 가장 좁은 지점이다. 질은 엄청나게 넓게 팽창했다가 다시 수축하는 능력이 있다. 아기도 그곳을 통과해서 빠져나오니까 당연하지 않겠는가. 그러니 질 막도 당연히 팽창할 수 있지만, 그 탄력성이 섹스하기에는 부족한 정도일 수도 있다. 고무줄을 상상해 보라. 고무줄은 잡아당기면 어느 정도까지 늘어나지만, 너무 많이 잡아당기면 탁 끊어진다.

여성이 처음 질로 섹스할 때, 질 막은 질 전체와 함께 평소보다 더 늘어난다. 많은 경우 질 막이 충분히 늘어나서 매사가 순조롭게 진행되지만, 어떤 경우에는 질 막이 찢어져서 피가 좀 날 수도 있다. 즉, 처음 섹스할 때 피가 나는 여성도 있지만 그렇지 않은 여성도 있다는 말이다. 질 막의 탄력성에 달린 문제다. 앞서 말한 것처럼 질 구멍을 가로지른 끈이 있어 질 막이 〈ø〉처럼 생긴 여성은 음경이나 손가락이 들어갈 때 그 끈이 찢어질 때가 많다.

첫 섹스에서 질 막이 피를 흘리는 경우가 전체 여성 중 얼마나 되는지는 정확히 말하기 어렵다. 통계 자료가 있기는 해도, 수치가 들쭉날쭉하다. 우리가 살펴본 두 연구에서는 처음으로 합의된 섹스를 할 때 피 흘리는 여성의 비율을 각각 56퍼센트와 40퍼센트라고 말한다. 모든 여성이 피를 흘린다고 말하기에는 턱없이 낮은 비율이지만, 그래도 꽤 높기는 하다.[14]

그런데 두 연구는 모두 여성들에게 첫 섹스 경험에 대한 설문 조사를 한 결과였다. 따라서 그 여성들이 흘렸던 피가 꼭 질 막에서 나왔으리라는 보장은 없다. 질 막이 질에서 가장 좁은 지점이기는 해도, 다른 지점에서 피가 날 수도 있다. 질을 설명한 대목에서 보았듯이 (22면을 보라), 섹스가 좀 거칠거나 질이 충분히 젖지 않았거나 긴장해서 질 근육이 조여진 경우에는 질 벽에 살짝 상처가 나서 피가 날 수 있다. 이런 출혈은 여성이 처음 섹스할 때뿐 아니라 다른 때도 발생할 수 있다.

처녀성 검사라고?

질 막에 관한 신화의 한 요소는 이른바 처녀성 검사가 가능하다는 생각이다. 즉, 여성의 성기를 살펴봄으로써 이전에 성 경험이 있었는지 없었는지 알아낼 수 있다는 것이다. 그렇다면 처녀 잉태를 했다는 성모 마리아도 처녀성 검사를 받았던 모양이지? 잔 다르크Jeanne d'Arc도 그랬던 모양이고? 현대에 들어서도 여러 보수적인 사회의 여성들이 실제 그런 검사를 받는다.

간혹 의사들이 부모의 요청에 따라 그 딸의 처녀성 검사를 실시해 준다는 이야기가 들린다. 그런 부모들은 딸이 처녀라는 사실을 증명받고 싶어서 의사를 찾아간다.[15] 하지만 법의학 전문가들은 그런 검사가 유효하지 않다고 본다.[16] 어떤 의사들은 심지어 첫날밤에 피를 흘리지 않을까 봐 걱정하는 여성들에게 처녀 증명서까지 발급해 준다고 한다.

하지만 여자아이의 질 막을 보고 성 경험이 있는지 없는지 구별하기란 대개의 경우 불가능하다.[17] 따라서 처녀성 검사라는 건 말짱 어리석은 짓이다. 그리고 질 막이 성교 중에 심하게 늘어나서 손상되었더라도 손상이 영구적으로 남으라는 법은 없다. 많은 경우 질 막은 육안으로 보이는 상처 없이 깨끗하게 낫는다.[18]

첫 성 경험 후 질 막이 어떻게 변하는가에 관한 지식은 대부분 성적 학대를 겪은 여성들을 대상으로 한 조사에서 나왔다. 노르웨이의 한 연구진이 살펴본 바에 따르면, 과거에는 아이의 질 막에서 수상한 변화라고 인식되었던 특징들이 — 가령 입구가 넓다거나[19] 테두리가 좁다거나 — 요즘은 비특이적 특징으로 해석되고 따라서 성적 학대의 증거로 볼 수 없다고 여겨진다.[20] 성적 학대를 당하지 않은 아이들의 질 막에서도 그런 변이가 곧잘 발견되기 때문이다. 하지만 리뷰 논문의 저자들은 조심성을 발휘하여, 이렇다 할 변이가 발견되지 않았다고 해서 아이가 성적 학대를 당하지 않았다는 증거로 볼 수는 없다고 덧붙였다.

일반적으로 여성의 다리 사이를 살펴보는 것만으로 성 경험 여부를 알아내기란 불가능하다. 질 막은 성 경험이 없다는 보장이 되지 못한다. 성 경험이 있는 여성의 질 막과 아직 〈처녀〉인 여성의 질 막이 확연히 다르게 생긴 것도 아니다. 모든 인체 부위가 그렇듯이, 질 막의 생김새는 사람마다 다르다. 누군가는 아쉽겠지만, 처녀성 검사라는 건 타당하지 않은 방법이에요.

안타깝게도 질 막에 관한 정확한 정보는 아직 널리 퍼지지 않았다. 요즘도 첫날밤에 확실히 피를 흘리기 위해서 수술을 받는 여성들이 있다. 이른바 처녀막 재건술이다. 노르웨이에서도 오슬로의 볼바트 클리닉이라는 곳이 2006년까지 그 수술을 시행했지만,[21] 의료 윤리

위원회에 그 수술에 관한 의견을 물어서 답을 듣고는 중단했다. 위원회는 질 막 재건술이 문제에 대한 합당한 해법, 즉 문화의 변화 대신 임시방편의 손쉬운 해결책을 제공하는 격이라는 점에서 그 수술에 반대했다.[22] 하지만 세계 다른 나라에서는 여전히 수술이 이뤄지고 있다. 가령 영국에서도 암암리에 이뤄진다. 인터넷에서는 여성들에게 〈어둡고 은밀한 비밀과 작별하고〉 자신만만하게 결혼하라고 꾀는 상품인 가짜 처녀막과 피가 단돈 30달러에 판매된다.[23] 여담이지만, 2009년에 이집트 정치인들은 그 상품이 이집트 내에 수입되지 못하도록 막자고 제안했다.[24]

여성들은 왜 사람들에게 첫날밤 피를 흘리지 않는다고 해서 처녀가 아닌 건 아니라고 제대로 알리는 대신 저런 자구책에 의지할까? 왜 어떤 사회는 여성이 결혼 전에 〈처녀〉였다는 사실을 확인하는 게 중요하다고 여길까? 첫날밤의 출혈은 덜 중요한 문제가 되어야 하고, 처녀성 검사는 깡그리 폐기되어야 한다. 무엇보다 중요한 것은 처녀성이 중요하다는 생각 자체를 내버리는 것이다.

문제는 질 막에 관한 믿을 만한 정보를 접하기가 쉽지 않다는 것이다. 정확한 사실과 부정확하거나 틀린 정보를 구분하기가 어렵다는 것도 문제다. 우리도 질 막을 조사할 때 대부분의 사람들이 손쉽게 접할 수 있고 정확하기까지 한 정보는 드물다는 걸 확인했다. 연구 문헌은 많았지만 — 단 의대에서 흔히 쓰이는 부인과학 교과서들은 질 막을 거의 언급하지 않는다 — 그 속에도 예의 잘못된 신화가 담겨 있곤 했다. 우리는 질 막에 대해서 아직 궁금한 점이 많다. 의사들이 여전히 최악의 경우에는 여성의 명예와 목숨마저 위협하는 인체 부위에 이토록 관심이 없다는 건 오싹한 사실이다. 더 나쁜 점은 그나마 있는 정보마저도 그것을 필요로 하는 사람들에게 잘 전달되지 않는다는 사실이다. 우리는 이 상황을 조속히 바로잡아야 한다. 한시 바삐 그런 노력을 기울여야 한다.

또 다른 구멍

해가 들지 않는 곳이라고도 불리는 이 검고 주름진 구멍은 여성 성기를 논할 때 곧잘 간과되는 부위이지만, 사실 질과 〈또 다른 구멍〉은 얇은 벽 하나로만 나뉘어 있다. 그렇게 바싹 붙어 있으므로, 〈또 다른 구멍〉은 질과 외음과 많은 여성의 성적인 자아상에서 떼려야 뗄 수 없는 요소다.

항문이라고 불리는 이 구멍은 몸속의 기체와 배설물을 밖으로 내보낼 채비가 된 순간까지 그것들을 단단히 붙잡아 둘 수 있는 강력한 고리형 근육이다. 우리 몸에 항문 조임근(괄약근)이 하나도 아니고 두 개나 있는 걸 보면, 이 문제는 까마득한 옛날부터 중요한 과제였음이 분명하다. 설령 조임근 하나가 우리 뜻을 거스르더라도, 우리에게는 여분의 조임근이 하나 더 있다.

속 항문 조임근(내괄약근)은 자율 신경계, 즉 우리가 의식적으로 제어할 수 없는 신경계의 통제를 받는다. 몸은 곧창자(직장)에 배설물이 쌓인 걸 느끼면 속 항문 조임근에게 신호를 보내어 이완하라고 지시한다. 이것이 곧 배변 반사다. 배변 반사가 오면 우리는 가까운 화장실로 달려가고 싶어진다. 우리에게 만약 이 원시적인 반사 반응만 있다면 우리는 갓난아기처럼 시도 때도 없이 똥을 눌 텐데, 인간은 사회적 동물이라서 그럴 순 없다. 다행히 두 조임근 중 큰창자(대장)는 바깥 항문 조임근(외괄약근)이다. 항문에 손가락을 꽂고 엉덩이에 힘을 꽉 줘보면 느껴지는 것이 이 바깥 항문 조임근이다. 바깥 항문 조임근은 우리가 제어할 수 있는 맘대로근(수의근)이기 때문에, 우리가 화장실에 갈 형편이 되는 시점까지 변을 참을 수 있게 해준다. 우리가 바깥 항문 조임근을 오래 조이고 있으면, 몸은 곧 무슨 뜻인지 알아차린다. 본능은 자신이 졌음을 깨닫고, 똥은 장으로 돌아가서 더 나은 순간을 기다린다. 이로써 똥을 눌 수 있는 기회가 한동안 다시 닫혔다고 보면 될 것이다.

항문은 성기 부위 중에서도 어두운 구석이지만, 그곳에도 쓰레기만 있는 건 아니다. 항문 주변과 안쪽 가까운 곳에는 자극을 기다리는 신경 종말이 잔뜩 있다. 어떤 사람들은 그 신경 종말들도 파티에 초대함으로써 성생활의 지평을 넓힐 수 있다고 느낀다. 하지만 또 어떤 사람들은 항문이 아름다운 시스템이라는 걸 인정하고 이따금 따스한 마음으로 떠올리는 것 정도에 만족한다.

음모

성인 여성이 된다는 것은 가랑이에 털이 난다는 뜻이다. 적어도 자연 상태에서는 그렇다. 사춘기가 되면, 불두덩과 대음순 가장자리에 굵은 털이 나타난다. 털 난 부분은 점점 더 넓어져서, 결국에는 빽빽한 삼각형 풀밭이 저 아래 항문까지 이어지고 보통은 몇 가닥이 이른바

〈비키니 라인〉을 넘어서 허벅지 안쪽까지도 진출한다.

최근 들어 털이 아예 없거나 말끔하게 다듬은 음부를 아름답다고 보는 시각이 유행하여, 많은 여성에게 불안과 곤란을 안긴다. 제모를 세심하게 하지 않으면 비키니 라인의 털이 사방으로 볼썽사납게 뻗칠 거라는 공포에도 시달린다. 또한 제모를 하면 이후에는 털이 더 많이 나거나, 더 굵게 나거나, 더 빨리 자란다고 믿는다. 같은 이유에서 10대 남자아이들은 갓 나기 시작한 수염을 아빠의 면도칼로 자주 깎아 주는데, 그러면 남자다운 수염이 더 빨리 자라서 여드름을 감춰 주리라고 기대하기 때문이다. 여성들에게는 다행이지만 10대 남자아이들에게는 안된 일인데, 그런 믿음은 사실과 다르다.

몸에 털이 언제 얼마나 자라는가는 유전자와 호르몬에 따라 결정된다.[25] 누구나 태어날 때 온몸에 있는 약 5백만 개의 털집을 다 갖추고 나온다. 그중에서도 성기나 겨드랑이의 털은 호르몬에 유난히 민감하다. 그래서 몸에 성호르몬이 넘치기 시작하는 사춘기가 되면, 호르몬 민감성 털집이 자라서 본격적으로 더 굵고 더 검은 털을 키워낸다. 호르몬 민감성 털집이 분포한 패턴은 사람마다 다르다. 등에까지 털이 무성한 남자가 있는가 하면 가슴팍에도 털 한 오라기 없는 남자가 있는 건 그 때문이다. 사춘기가 되면 털이 더 많아진다고 느끼기 쉽지만, 정확히 말하면 그렇지는 않다. 다만 원래 있던 솜털이 차츰 〈어른다운〉 털로 바뀔 뿐이다. 면도한다고 해서 그 자극으로 털이 자라거나 변하는 일은 없다. 대부분의 사람들이 한창 사춘기의 변화가 진행되는 시기에 처음 털을 깎기 시작하기 때문에 면도 때문에 털이 바뀌는 것으로 착각하는 것뿐이다.

면도를 하면 털이 더 굵어지고 뻣뻣해지며 심지어 더 빨리 자란다고 믿는 사람도 있다. 어제 음부를 면도한 터라 그곳이 고슴도치처럼 뾰족뾰족한 채로 하루 종일 앉아 있자면 그런 생각이 들 법도 하지만, 이 역시 사실이 아니다. 털은 주로 죽은 세포로 이루어진다. 털에서 피부 위로 빠져나온 부분은 모두 죽은 단백질이고, 살아 있는 부분은 털집 속에 담겨 있다. 그러니 우리가 털을 깎더라도 털집은 그 사실을 모른다. 죽은 자가 말할 수 있는 건 코르넬리아 풍케Cornelia Funke의 『유령 퇴치 클럽Gespensterjäger』 시리즈에서나 가능한 일이다. 현실의 털집은 우리가 거기서 자란 생산물을 무자비하게 깎아 낸다는 사실을 꿈에도 모르는 채 여느 때와 다름없는 속도로 털을 길러 낼 뿐이다. 그리고 털의 굵기는 털집의 크기에 따라 결정되는데, 면도를 아무리 자주 하더라도 털집 크기는 변하지 않는다. 물론, 깎은 지 얼마 되지 않아서 짧은 털은 더 뻣뻣하게 느껴질 수 있다. 깎지 않고 내버려 둔 털은 끝으로 갈수록 가늘어져서 부드럽게 느껴지는데, 우리가 털을 깎을 때는 피부에서 가까운 지점을 잘라 내니까 가장 굵은 부분을 자르는 셈이다. 따라서 다시 자라난 털의 끝부분은 한동안 이전보다 더 굵게 느껴진다.[26]

제모, 할까 말까?

사람에 따라서는 자기 몸에 난 털을 저주할 수도 있을 텐데(물론 소중하게 여길 수도 있다), 앞에서 말했듯이 털이 나는 패턴은 유전적으로 결정된 일이어서 어쩔 수 없다. 하지만 이미 난 털을 어떻게 해 보기로 결정한다면 그건 당신의 자유다. 털에는 물론 기능이 있지만,

없애고 싶은데도 꾹 참고 놔두는 게 바람직할 만큼 중대한 기능은 아니다. 단 털이 성적 민감도를 높여 준다는 사실은 아는 게 좋다. 파트너가 당신의 음모를 어루만지면, 털이 굽으면서 털집으로 신호가 가고 그 신호가 신경계에 메시지를 전달한다.[27] 털집에는 신경 종말이 많이 이어져 있으므로, 털이 없으면 그 감각의 일부를 잃는다.

인류는 까마득한 과거부터 남녀를 불문하고 이런저런 제모 기법을 스스럼없이 써왔다. 요즘은 임시적인 조치만 꼽더라도 면도, 왁싱, 뽑기, 제모 크림 등등이 있다. 선택은 대체로 취향 문제이지만, 방법마다 다소 차이는 있다.[28]

뽑기나 왁싱을 선택하는 경우, 털을 털뿌리(모근)에서 뜯어내는 일이 오래 반복되면 털집이 손상되어 털이 점차 가늘어질 수 있다. 문제는 털이 가늘수록 피부를 뚫고 나오기가 어려워서 자칫 안쪽으로 자라거나 털집에 염증이 생길 수 있다는 점이다. 한편 제모 크림은 털의 단백질 구조를 파괴해서 피부 밖으로 나온 부분만 〈녹여〉 없앤다. 털집은 건드리지 않기 때문에, 제모 크림을 쓰면 털이 안쪽으로 자랄 위험이 적다.

제모의 가장 큰 문제점인 이 현상을 가리키는 이름은 많다. 내성 모발, 매몰 모발이라고도 하고 거짓털집염이라고도 한다.[29] 제모할 때 털이 접혀서 피부 속으로 자라기 시작하는 것인데, 털이 꼬불꼬불할수록 위험이 크다. 몸은 내성 모발을 이물질로 간주하여 염증 반응을 일으킨다. 그래서 털집이 작은 점처럼 보이게 된다. 이때 만약 운이 나쁘면, 혹은 살짝 튀어나온 점 같은 걸 억지로 뜯어내면, 세균 감염까지 일어날 수 있다. 그러면 그 지점이 붓고 아프며, 종종 흉터도 남는다.

각종 매체에는 그런 불상사가 발생하지 않는 제모법을 알려 주는 조언이 넘친다. 우리는 미용 전문가들의 그런 조언을 곧이곧대로 받아들이기 쉽다. 말끔하게 면도한 가랑이에 내성 모발 자국이 있는 건 썩 보기 좋은 모습이 아니니까. 하지만 왁싱숍이 권하는 65파운드(약 8만 5천 원)짜리 크림이나 하나에 5파운드(약 7천 원)쯤 하는 여성 전용 면도날이 정말로 꼭 필요할까?

안타깝지만, 그런 제품을 사는 건 돈을 내버리는 짓이다. 정말로 내성 모발과 털집 감염이 걱정된다면, 다른 제모법 대신 제모 크림을 쓰라. 그래도 뽑기나 왁싱이나 면도가 더 좋다면, 위생에 각별히 신경 쓰기 바란다. 우선, 제모하기 전에 제모할 부위를 잘 씻어야 한다. 털집 감염에 잘 걸리는 사람이라면 제모 전에 소독약이나 살균용 세정제로 씻어 두는 게 좋다. 이런 제품은 약국에서 살 수 있고, 슈퍼마켓에서도 살 수 있다. 게다가 왁싱숍에서 파는 화려한 통에 든 전문 제품보다 훨씬 싸다.

마지막으로 명심할 점은 내성 모발이나 감염이 발생했을 때 그것을 짜면 안 된다는 것이다. 그러면 흉이 진다. 최악의 경우에는 감염이 더 번질 수도 있다. 털집 감염이 심해지면 포도알만 하게 부을 수도 있는데, 그러면 의사에게 가라. 의사는 고름을 빼주고 필요하다면 항생제도 처방해 줄 것이다.

면도 5계명

1. 털이 난 방향을 거슬러서 깎거나 피부를 잡아 늘여서 깎지 말라

물론, 피부를 팽팽하게 잡아 늘인 뒤 털이 난 방향과 반대로 깎으면 가장 매끄럽고 부드러운 결과를 얻을 수 있다. 피부 속 털까지 깎이기 때문이다. 하지만 그러면 털이 다시 자랄 때 피부에 박혀서 염증을 일으키기가 쉽다.

2. 깨끗하고 날이 잘 선 면도날을 쓰고, 가급적 새것을 쓰라

면도날이 워낙 비싸다 보니 여러 번 쓰는 게 이득이다 싶겠지만, 잘못된 계산이다. 날카로운 면도날은 털을 더 깔끔하게 잘라 주므로 털이 피부에 박힐 위험이 적다. 면도날에 힘을 너무 많이 주지도 말아야 한다. 힘을 좀 빼면 자극이 덜하고 염증도 덜 생긴다. 그리고 한 번 썼던 면도날에는 세균이 있을 수도 있는데, 그 세균이 털집으로 들어가서 감염을 일으킬지도 모른다.

3. 외날의 (값싼) 면도칼을 쓰라

요즘은 갈수록 화려한 면도칼이 시장에 나온다. 갈수록 날의 개수가 더 많아지고 따라서 더 비싸진다. 그런 제품은 보통 〈밀착력〉이 뛰어나다고 선전된다. 어쩌면 놀랍게 느껴지는 사실일 수도 있겠는데, 면도날이 많으면 털이 피부 속에서 깎일 가능성이 높기 때문에 내성 모발이 생길 위험도 더 높다. 게다가 더 비싸서 면도날을 자주 바꾸지 않게 되는데, 그러면 날이 무뎌지고 세균이 번식할 가능성이 높다. 그러니 더 좋을 게 전혀 없다. 일반적인 남성용 면도칼이 더 싸니까, 화려한 여성용 제품 대신 그런 것을 사는 편이 낫다.

4. 따뜻한 물을 많이 쓰라

건조한 피부를 면도하는 일은 무슨 일이 있어도 피해야 한다. 건조한 털은 뻣뻣하기 때문에 깎아 내기가 어렵다. 그래서 힘을 더 주게 되고, 그러면 피부에 가해지는 자극이 커져서 베이거나 염증이 생길 위험이 커진다. 따뜻한 물로 씻어 주는 것은 털을 부드럽게 만드는 좋은 방법이다. 셰이빙 폼도 같은 효과를 내지만, 그러려면 바른 뒤 5분쯤 놔두었다가 깎아야 한다. 사람들이 보통 그러듯이 바르자마자 대뜸 깎는 방식으로는 효과가 거의 없다.

5. 각질을 가볍게 제거하라

면도한 부위를 때수건이나 알갱이가 든 각질 제거용 스크럽 제품으로 살살 원을 그리면서 가볍게 문질러 주면 내성 모발을 빼내는 데 도움이 된다. 하지만 세게 문질러서는 안 된다. 그러면 자극 때문에 오히려 염증이 생긴다.

내부 생식기―숨은 보물

여성 생식기에는 외음과 질 외에도 다른 부위들이 더 있다는 사실을 잊기 쉽다. 하지만 우리 피부와 지방과 근육 밑에는 내부 생식기에 해당하는 부드러운 기관들이 숨어 있다. 이제 그 속으로 들어가 보자.

질로 손가락을 7~10센티미터쯤 찔러 넣으면, 작고 부드러운 돌출부가 만져질 것이다. 코끝과 비슷한 감촉과 형태이지만, 그보다 약간 더 크다. 그것이 바로 자궁의 입구에 해당하는 자궁목(자궁 경부)이다. 질 쪽에서 본 자궁목은 그냥 평평한 평면이다. 언뜻 출구도 입구도 없는 것처럼 보이지만, 사실 그 한가운데에 자궁으로 통하는 작은 구멍이 하나 나 있다. 그 구멍으로 들어가면 길이가 2~3센티미터인 좁은 통로가 나오고, 그 통로를 통과하면 자궁 내부 공간이 나온다. 생리혈도 바로 그 좁은 통로를 통해서 밖으로 흘러나온다. 냉도 그곳으로 나온다. 사실 대부분의 질 분비물은 그 작은 통로로 나온다.

섹스할 때 자궁이 어떻게 되는지 궁금해하는 사람이 많다. 질에서

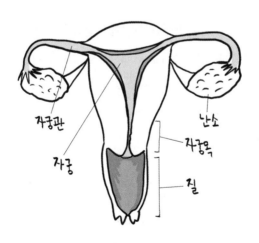

자궁으로 통하는 통로가 널찍할 것이라고 상상하는 사람도 많다. 우리는 이런 질문을 자주 받는다. 〈임신 중에 섹스하면 음경이 태아를 건드릴 수도 있나요?〉

혹시 무라카미 하루키(村上春樹)의 『해변의 카프카(海辺のカフカ)』를 읽어 본 독자라면, 소설 속 여성이 섹스 상대인 남성의 정자가 자신의 자궁벽에 흩뿌려지는 걸 느끼는 것처럼 묘사된 대목을 재미있게 읽었을 것이다. 남성이 사정할 때 음경이 여성의 자궁 속에 들어가 있었던 것처럼 암시된 대목이다.[30] 하지만 현실에서는 음경이 절대 자궁에 들어갈 수 없다. 자궁목은 열린 통로가 아니다. 닫혀 있다. 그리고 질은 지름도 늘어나지만 길이도 늘어나기 때문에, 대개의 음경을 거뜬히 받아들이고 남을 만큼 깊다. 음경이 그 이상 더 깊이 들어갈 일이 없는 것이다.

우리가 받은 인상으로는 대부분의 여성은 자신에게 자궁목이 있다는 사실을 알지 못한다. 딱히 놀라운 일은 아니다. 자궁목은 눈에 보이지 않고, 여성이 자기 자궁목을 느끼거나 그 존재만이라도 알 계기가 반드시 있는 것도 아니다. 하지만 자궁목은 마땅히 지대한 관심을 받을 만한 기관이다. 건강을 위해서라도 그렇다. 자궁목은 여성들이 암에 걸리는 부위이고(353면을 보라), 여러 성 매개 감염병의 증상이 드러나는 부위이다(313~334면을 보라).

그러면 자궁은?

자궁목은 물론 중요한 부위이지만, 그것은 자궁이라는 더 큰 기관의 일부분일 뿐이다. 자궁은 크기가 보통 주먹만 한 작은 기관이다. 길이는 7.5센티미터쯤 되고, 무게는 70그램도 안 나간다. 하지만 여성이 임신하면, 그 작은 기관이 어마어마하게 커진다. 태아를 (가끔은 둘 이상) 산달까지 품고 있는 공간이니까 당연히 그래야 한다. 자궁은 서양배를 거꾸로 뒤집은 것처럼 생겼다. 자궁목이 배의 꼭지에 해당하는 셈이다.

대부분의 여성은 자궁이 배꼽을 향해 앞으로 기울어져 있고, 질과는 약 90도 각도를 이룬다. 음경이 자궁으로 결코 들어갈 수 없는 또 하나의 이유다. 발기한 음경은 구부러지지 않는다. 억지로 굽혔다가는 꺾일 것이다. 음경은 곡예사가 아니다! 한편 여성 중 약 20퍼센트는 자궁이 뒤로 기울어져 있는데, 이 경우에도 기능에는 지장이 없다. 눈동자가 푸른색인 사람도 갈색인 사람도 있지만 어떤 색이든 보는 데는 지장이 없는 것과 비슷하다.

자궁은 속이 비어 있다. 하지만 가령 빈 통처럼 상상해서는 안 된다. 자궁에 공기가 든 것은 아니기 때문이다. 자궁의 앞쪽(배 쪽) 벽과 뒤쪽(등 쪽) 벽은 — 질 벽이 그렇듯이 — 착 달라붙어 있고, 그 틈에 얇은 액체층이 끼어 있다. 자궁벽은 두꺼운 근육으로 되어 있다. 그 근육은 생리혈을 좁은 자궁목 통로로 내보낼 때가 되면 마치 행주가 쥐어짜이는 것처럼 비틀리면서 수축한다. 생리통은 꼭 배나 등이 아픈 것처럼 느껴지지만, 통증은 사실 자궁에서 난다. 자궁이 피와 점액을 밀어내려고 애쓰느라 내는 통증이다.

자궁벽은 여러 겹의 층으로 이루어진다. 그중 제일 안쪽 층은 자궁내막이라고 불리는 점막이다. 자궁 내막은 생리 주기를 거치는 동안 크나큰 변화를 겪고, 생리 과정에서 핵심적인 역할을 한다. 매달 두껍게 자랐다가 결국 임신이 이뤄지지 않으면 자궁에서 내쫓기기 때문이다. 자궁 내막endometrium이라는 이름은 기억해 두는 게 좋다. 많은 여성이 겪는 자궁 내막증endometriosis이 바로 이 자궁 내막에 관련된 질환이기 때문이다. 자궁 내막증은 자궁 내막이 자궁 안뿐 아니라 몸의 다른 부위에서도 자라는 상태를 말한다. 여러 증상이 있지만 특히 극심한 생리통이 유발된다. 자궁 내막증은 뒤에서 더 자세히 살펴보겠다(288면을 보라).

자궁을 꼭짓점 하나가 아래를 가리키는 정삼각형으로 상상하자. 이때 위쪽의 두 꼭짓점에는 각각 가는 관이 하나씩 이어져 있다. 자궁관(혹은 난관, 나팔관)이라고 불리는 그 관은 길이가 10센티미터쯤 되고, 난소가 내보낸 난자를 자궁으로 전달하는 역할을 맡는다. 자궁관 끝에는 작은 손가락처럼 생긴 돌출물들이 난소를 향해 나 있다. 자궁관술이라고 불리는 이 술들은 난소가 내놓은 난자를 받아 내는 역할을 한다. 난자와 정자가 만나서 수정되는 장소가 바로 자궁관속이고, 그곳에서 만들어진 수정란은 자궁으로 떠내려온 뒤 자궁 내막에 붙어 자란다.

난소에 대하여

난소는 작은 주머니처럼 생겼다. 자궁 양쪽에 하나씩 두 개가 있고, 두 가지 임무를 수행한다. 첫째는 여성의 생식 세포인 난자를 보관했다가 성숙시키는 일, 둘째는 여성의 생리 주기를 통제하는 호르몬들을 만드는 일이다.

남자와 달리 여자는 사는 동안 계속 새 생식 세포를 만들어 내지는 못한다.* 여성은 처음 세상에 나오는 순간에 약 30만 개의 난자를 다 가지고 태어난다.[31] 하지만 그 난자들은 아직 성숙한 형태가 아니다. 우리가 갖고 태어난 난자들은 정확히 말하자면 생식력이 있는 난자의 전구 세포인 난모세포이다. 난자 전구 세포(난모세포)는 배아가 5개월째에 이미 다 형성된다. 그 세포들은 나중에 사춘기가 와서 생리가 시작될 때까지 미래의 임무를 예행연습해 보는데, 여러 개가 한 묶음으로 다달이 성숙하는 것이다. 하지만 아직은 뇌에서 오는 배란 신호가 없기 때문에, 그러다가 그냥 죽어 간다. 엄청난 수가 그렇게 죽는다. 여성이 사춘기에 이를 무렵이면 그런 예행연습으로 난자의 3분의 1 이상을 잃고 약 18만 개만 남은 상태다. 25세 무렵에는 약 6만 5천 개가 남는다. 이 난자들은 이후 참을성 있게 제 차례를 기다렸다가 생리 주기에 따라 성숙되어 배출된다.

여러분은 우리가 사춘기 무렵에 18만 개의 난자를 가진다는 사실이 이상하다고 생각할 수도 있다. 평생 생리를 그렇게 많이 할 리가 없는데, 난자를 그렇게 많이 가져 봐야 무슨 소용이지? 사실은 — 솔직히 이 사실은 우리 저자들에게도 충격이었다 — 우리가 매달 사용하는 난자는 하나가 아니라 최대 1천 개쯤 된다. 개수는 달마다 다르고, 나이가 들면 현격하게 준다. 아무튼 그러기에, 그 개수를 다 더하면 총합이 얼추 맞는다. 그러니까 난자와 정자의 차이는 흔히 말하는 것처럼 그렇게 크지 않은 셈이다. 여성의 생식 세포도 남성의 생식 세포처럼 아기를 만들 기회를 얻기 위해 자기들끼리 힘겹게 경쟁한

* 최근 여성도 출생 이후에 난자를 새로 좀 생산할 수 있을지도 모른다고 주장하는 연구가 발표되었지만, 이 주장은 아직 의학계에서 논쟁의 대상이다 — 원주.

다. 매달 수많은 난자들이 성숙하지만, 그중 단 하나만이 모든 장애물을 다 통과하여 자궁으로 배출될 존재로 선택된다. 나머지는 가차 없이 버려져서 죽어 간다.[32]

호르몬 피임제에 관해서 우리가 자주 받는 흥미로운 질문이 하나 있다. 이런 질문이다. 배란을 막는 피임제를 쓰면, 난자와 생식력을 더 늦게까지 유지할 수 있나요? 매달 생리로 난자를 허투루 써버리는 대신 임신할 준비가 될 때까지 아껴 둘 수 있다면, 확실히 그 편이 더 합리적이지 않을까? 하지만 안타깝게도 그럴 순 없다. 호르몬 피임제는 매달 무리 중에서 선택되어 자궁으로 배란되는 하나의 난자만 막아 줄 뿐, 매달 난모세포들이 1천 개씩 성숙하는 것까지 막아 주진 않는다. 어떤 종류의 피임법을 쓰든, 우리는 매달 거의 같은 수의 난자를 꼬박꼬박 잃는다.[33]

우리는 45세에서 55세 사이에 폐경기(완경기)를 겪는다. 폐경기에 우리 몸은 사춘기 때 못지않게 대대적이고 극적인 변화를 겪는다. 제일 큰 변화는 생식력이 사라진다는 것이다. 보유하고 있던 난자를 다 써버린 것이다. 폐경기가 오는 나이는 사람마다 다르고, 유전의 영향이 크다. 사람에 따라서는 애초에 남들보다 난자를 더 많이 갖고 태어난 경우도 있다. 반면 남자들은 심장이 멈추기 직전까지도 정자를 하루에 수백만 개씩 만들어 낼 수 있다. 나이가 들수록 정자의 질이 떨어지기는 하지만, 아무튼 남성의 생식력에는 유통 기한이 없다.* 가수

---

* 남성이 나이 들수록 생산하는 정자의 질이 떨어진다는 것은 남자의 나이도 커플의 생식력에 영향을 미치고 아이가 선천성 질환을 타고날 위험에도 영향을 미친다는 뜻이다 — 원주.

믹 재거Mick Jagger는 2016년에 73세의 나이로 자신보다 훨씬 어린 모델 여자 친구와의 사이에서 여덟 번째 아이를 낳았다. 세상은 불공평하다.

앞에서 말했듯이, 난소는 호르몬을 배출하는 역할도 한다. 가장 중요하고 유명한 호르몬은 에스트로겐과 프로게스테론이다. 두 호르몬은 여성의 몸을 인생의 시기에 따라 달라지게 만들고, 뇌를 비롯하여 인체 다른 부위에서 배출된 다른 호르몬과 협동하여 생리 주기를 제어한다. 이 이야기는 뒤에서 더 하겠다.

성별, 성별 그리고 성별

많은 사람들은 성별(젠더)이 대립항으로 구성된 문제라고 여긴다. 여자냐 남자냐, 여자아이냐 남자아이냐, 둘 중 하나라고 여긴다. 〈남자란 뭐지? 혹은 여자란?〉 하는 질문에 쉽게 답할 수 있다고 여긴다. 그야, 남성의 몸을 가지면 남자고 여성의 몸을 가지면 여자겠죠. 이를테면, 이 책은 질을 비롯한 여성 성기를 가진 사람에 관한 책이니까 여자에 관한 책이겠죠. 아닌가요?

여러분이 그렇게 생각해 왔더라도 놀랄 일은 아니지만, 현실은 그렇게 단순하지 않다. 우리가 여자냐 남자냐 하는 문제는 성기와 몸의 형태만으로 결정되지 않는다. 더군다나 두 성별의 차이는 여러분이 생각하는 것보다 훨씬 더 적다.

이번 장에서는 성별을 결정하는 데 영향을 미치는 세 가지 요인을 살펴보겠다. 첫 번째 요인은 염색체로, 우리는 염색체에 의해 결정된 성별을 유전적 성별이라고 부르겠다. 두 번째 요인은 몸으로, 우리는 인체 형태에 의해 결정되는 성별을 생물학적(육체적) 성별이라고 부르겠다. 마지막 세 번째 요인은 심리로, 우리는 심리에 의해 결정되는 성별을 심리적 성별이라고 부르겠다. 〈젠더〉를 결정하는 요인이 이 세 가지뿐이라는 말은 아니다. 사회적 요인, 문화적 요인 등도 당연히 논할 수 있다. 하지만 이 책은 의학책이므로, 우리는 유전적 성별과 육체적 성별과 심리적 성별에만 집중하겠다.

유전적 성별 — 요리책

DNA(데옥시리보 핵산) 가닥의 그림을 본 적 있는지? 엄청난 배율의 현미경으로 확대해서 보면, DNA 가닥은 나선처럼 비틀린 사다리를 닮았다. 하지만 DNA 사다리의 발판들은 우리가 집에서 전구를 바꿀 때 딛고 올라서는 사다리와는 좀 다르다. DNA 가닥의 폭은 현미경으로 봐도 안 보일 만큼 작지만, 길이는 말도 안 되게 길다. 그리고 그 발판들은 아주 특별하다.

 DNA 사다리의 발판은 문자에 비유할 수 있는 물질로 이뤄져 있다. 문자 두 개가 발판 하나를 이루는 식이다. 그 발판 몇 개를 함께 읽으면, 그것이 일종의 부호 혹은 작은 레시피가 된다. 각 레시피에는 특정 단백질을 만드는 방법이 담겨 있는데, 단백질은 우리 몸에서 각자 특수한 임무를 수행하는 중요한 물질이다. 단백질을 암호화한 그런 부호를 여러 개 묶은 것이 유전자다. 유전자는 개체의 눈동자가 푸른색일지 갈색일지, 다리가 두 개일지 세 개일지, 날개가 있을지 꼬리가 있을지 큰 뇌가 있을지를 결정하는 레시피다. 그리고 그 모든

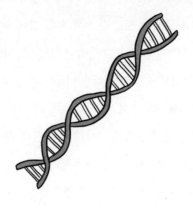

부호를 다 모은 것은 나라는 특정 개체를 만드는 데 필요한 레시피를 모두 담은 한 권의 요리책인 셈이다. 우리는 그 요리책을 전문 용어로 유전체(게놈)라고 부른다. 유전체는 우리 각각을 만드는 방법을 담은 유전적 레시피다.

우리 몸의 모든 세포에는 그 사람을 만드는 데 필요한 요리책이 완전한 형태로 들어 있다. 약 3미터 길이의 DNA 가닥들이 모든 세포 속에 일일이 담겨 있다는 뜻이다. 경찰이 범죄자의 신원을 알아내기 위해서 피, 정액, 손톱, 피부 세포 따위를 조사할 때 살펴보는 대상이 바로 그 세포 속 DNA다. 만약 우리가 누군가의 몸에서 완벽하게 무작위적으로 아무 세포나 하나 취한다면, 가령 노르웨이 총리 에르나 솔베르그Erna Solberg의 몸에서 아무 세포나 하나 취한다면, 그 세포에 담긴 정보만으로 이론적으로는 그 사람을 똑같이 하나 더 만들어 낼 수 있다. 복제 인간을 만들어 낼 수 있는 것이다. 하지만 3미터나 되는 긴 요리책이 어떻게 세포처럼 작은 공간에 다 담길까? 긴 DNA 가닥은 실뭉치처럼 빽빽하게 감겨 있기 때문에, 세포에 충분히 들어가고도 남는다. 그런 꾸러미가 세포마다 46개씩 들어 있고, 그 꾸러미 각각을 염색체라고 부른다. 모든 염색체를 다 합한 것이 전체 유전 부호, 즉 전체 요리책인 셈이다. 그런데 염색체들은 쌍으로 뭉쳐 있어서, 총 46개의 염색체가 23개의 쌍을 이룬다. 그리고 각 쌍에서 한쪽 염색체는 어머니에게서 오고, 다른 쪽은 아버지에게서 온다.

23쌍의 염색체 중에서 성별에 관여하는 것은 딱 하나, 23번째다. 성염색체라고 불리는 이 염색체들은 개체가 유전적으로 남성이냐 여성이냐를 결정한다. 성염색체에는 두 종류가 있는데, 각각 X염색체와 Y염색체라고 불린다. 여성은 X염색체만 두 개 갖고 있어서 XX라고 표기되고, 남성은 X염색체 하나와 Y염색체 하나를 갖고 있어서 XY가 된다.

앞에서 말했듯이, 모든 인간은 어머니에게 받은 세포 하나(난자 세포)와 아버지에게 받은 세포 하나(정자 세포)로 시작한다. 난자와 정자 속에는 염색체들이 온전한 쌍으로 들어 있는 게 아니라 하나씩만, 즉 23개만 들어 있다. 요리책이 절반만 든 셈이다. 따라서 온전한 아기가 만들어지려면 어머니에게서 온 절반의 요리책과 아버지에게서 온 절반의 요리책이 합해져서 아기 고유의 레시피들이 다 담긴 온전한 한 권의 요리책이 만들어져야 한다.

유전적 성별이 여성인 사람은 Y염색체가 없고 X염색체만 두 개 가지고 있기 때문에, 난자가 가지는 성염색체는 늘 X염색체다. 어머니가 배아의 23번째 염색체 쌍에 주는 건 늘 X염색체인 것이다. Y염색체는 줄 수 없다. 반면 아버지의 생식 세포인 정자는 X염색체를 가질 수도 있고 Y염색체를 가질 수도 있다. 정자들 중 절반쯤은 X염색체를 가질 테고 나머지는 Y염색체를 가질 것이다. 이 중 Y염색체를 가진 정자가 난자와 결합하면, 배아의 성염색체는 XY가 되므로 남자아이가 된다. X염색체를 가진 정자가 난자와 결합하면, 배아의 성염색체는 XX가 되므로 여자아이가 된다.

그러니 아이가 아들일지 딸일지를 〈결정하는〉 것은 언제나 아버지다. 과거에는 여자들이 〈남자에게 아들을 낳아 주어야 한다〉고 요구하는 압박이 심했다. 왕이 자신의 대를 이을 후계자를 생산해 주지 못하는 왕비 때문에 고민했다는 이야기를 여러분도 들었을 텐데, 과거에는 그 후계자가 물론 남자여야만 했다. 하지만 요즘 영국은 사정이 다르니, 누가 뭐래도 인류는 현명해지고 있는 모양이다. 설명으로 돌아가서, 아이가 딸일지 아들일지는 순전히 운에 달린 문제다. 어떤 정자가 난자와 결합하는가의 문제이고, 확률은 매번 반반이다.* 여성의 난자는 아이의 성별에 영향을 미치지 않는다.

요약하면 이렇다. 만약 23번째 염색체 쌍에 X염색체만 두 개 있다면, 유전의 요리책은 배아에게 〈여성으로 발달하라〉고 지시한다. 만약 23번째 염색체 쌍에 두 종류 성염색체가 다 있다면, 요리책은 배아에게 〈남성으로 발달하라〉고 지시한다.

참 깔끔하고 간단해 보이지 않는가? 요리법이 그런 식으로 주어진다면, 성별이란 〈여성 아니면 남성〉이라는 양자택일의 문제가 아닐까? 하지만 현실은 그렇지 않다. 곧 자세히 설명할 텐데, 남성 성기와 여성 성기는 매우 비슷할뿐더러 배아의 성기가 만들어지는 과정에

---

* 사실 정확히 반반은 아니다. 이런저런 이유에서, 자연 상태에서는 여자보다 남자가 약간 더 많이 태어난다 — 원주.

서 두 가지의 중간에 해당하는 다양한 변이 형태가 만들어질 수도 있다. 우리는 보통 남녀의 차이에 집중하지만, 사실 사람의 다리 사이에는 〈구멍 혹은 꼬리〉 둘 중 하나만 있는 게 아니다.

그리고 염색체가 잘못되든 유전자 하나가 잘못되든, 아무튼 DNA가 잘못되어서 요리법이 좀 이상해질 수도 있다. 요리법에 오류가 끼어들면 당연히 최종 결과가 달라진다. 말하자면 설탕 한 티스푼을 넣어야 할 대목에 후추 한 티스푼을 더한 것처럼 된다. 그래도 맛은 좋을 수도 있지만, 원래 기대했던 결과와는 다를 것이다.

성염색체를 너무 많이 혹은 너무 적게 가지고 태어나는 사람들도 있다. 그런 사람들의 성별은 어떻게 정해야 할까? 성염색체가 X, XXX, XXY인 사람의 성별은 뭘까? 좋은 질문이다. 다만 YY 같은 경우는 있을 수 없다. 정자 두 개가 아기를 만들 순 없기 때문이다. 이런 사례들을 제대로 이해하려면 성기 발달 과정을 살펴봐야 하는데, 그렇다면 이 대목에서 두 번째 유형의 성별로 넘어가자. 육체적 성별이다.

육체적 성별―몸과 성기

지금까지 보았듯이, 난자와 정자가 결합한 뒤 별 이상이 벌어지지 않으면 XX냐 XY냐 둘 중 하나의 요리법이 만들어진다. 그리고 그에 따라 배아가 유전적으로 여성인지 남성인지가 결정된다. 하지만 남자아이든 여자아이든, 배아가 발달하는 초기 단계에서는 두 성별 사이에 차이가 없다. 염색체 조합이 어떻든, 발달 시작 단계에서 남녀 배아는 정확히 같다. 모든 배아는 처음에 중성 생식기를 가지고, 그

중성 생식기가 여성 성기로도 남성 성기로도 발달할 수 있다. 배아의 내부 생식기도 마찬가지로, 처음에는 같던 것이 나중에 고환이 될 수도 있고 난소가 될 수도 있다.

설명의 편의상, 우리는 외부 생식기만 살펴보자. 배아의 외부 생식기는 처음에 아래의 그림처럼 생겼다.

맨 위의 그림을 보면, 성기 부위에 생식기 결절이라는 것이 있다. 작은 음경을 닮지 않았는가? 아니, 다시 보니 음핵도 닮지 않았나? 생식기 결절은 실제로 둘 다 될 수 있다.

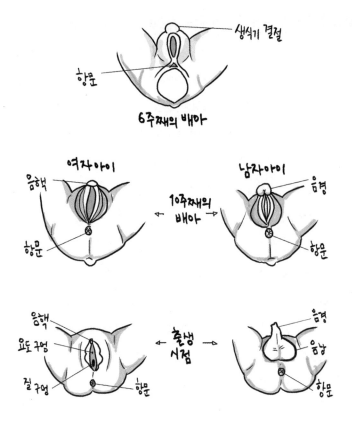

중성인 생식기 결절이 남성 성기로 발달하려면, 배아가 잉태된 지 얼마 되지 않은 결정적인 며칠 사이에 모든 계획이 한 치의 어그러짐 없이 예정대로 진행되어야 한다. 배아가 딱 정확한 시점에 남성 호르몬의 영향을 받아야 하는 것이다. 이때 중요한 호르몬은 테스토스테론으로, 이 호르몬은 배아에게 Y염색체가 있을 때만 생성된다. 만약 배아가 테스토스테론의 영향을 받지 못하면 — 대개 남성 배아의 유전자에 오류가 있을 때 그렇다 — 생식기는 자동으로 외음으로 발달한다. 그 결과, 유전적 성별은 남성이지만 여성의 성기를 지닌 남자아이가 태어난다.

달리 말해, 모든 배아는 반대 방향으로 발달하라는 특별한 지시를 받지 않는 한 기본적으로 외음을 갖게 된다. 어떤 남자들은 이 사실을 두고 여성이 기본형이라면 남성은 〈추가의 특별한 것〉을 가진 형태라는 뜻이라고 해석한다. 여성이 평범한 흰 티셔츠라면 남성은 화려한 파티용 상의쯤 된다는 것이다. 뭐, 해석은 자유지만, 그렇다면 여성은 기본적이고 근본적인 성인 데 비해 남성은 그 변이에 해당하는 성, 제2의 성이라고 해석할 수도 있지 않나? 그런데 잠깐…… 보통은 여성을 제2의 성이라고 말하지 않나?

여담은 그만두고, 성기 발달 과정을 보여 주는 그림으로 돌아가자. 앞에서 말했듯이, 맨 위에 있는 작은 돌기처럼 생긴 생식기 결절은 음경이 될 수도 있고 음핵이 될 수도 있다. 여러분이 음경에 대해서 좀 안다면, 그리고 앞에서 음핵에 관한 설명을 유심히 읽었다면 (26면을 보라), 두 기관이 비슷한 점이 많다는 걸 알 것이다.

이 사실은 자신의 음핵 귀두가 크다는 사실에 스트레스를 받는 여성에게 특히 중요한 정보다. 음핵은 흔히 작고 귀여운 단추라고 묘사되어 그런 줄로만 알았지만, 사실 음핵 귀두는 꽤 길게 튀어나와 있을 수도 있다. 그렇다고 해서 당신이 남자에 가깝다는 뜻은 아니다! 음핵의 크기는 천차만별이다. 음경과 비슷하다. 음경도 7센티미터에서 20센티미터까지 길이가 다양하지만, 음경이 짧다고 해서 남자가 여자가 되는 건 아니지 않은가.

자, 배아 이야기로 돌아가자. 남성 배아에서는 요도가 음경과 합해지고, 여성 배아에서는 요도가 별개의 기관으로 발달한다. 차츰 자라는 음핵 혹은 음경 양옆으로 주름이 잡히기 시작한다. 두 주름은 남성 배아에서는 음낭이 되고, 여성 배아에서는 대음순이 된다. 주름이 음낭이 되려면, 가운데에서 하나로 합쳐져야 한다. 음순이 되려면, 합쳐질 필요는 없고 그냥 좀 더 자란다.

혹 남성의 외부 생식기가 여성과 꽤 비슷하다는 말을 여전히 못 믿겠다면, 다음번에 발가벗은 남자를 볼 일이 있을 때 다리 사이를 유심히 관찰해 보라. 음낭이 두 덩이로 나뉘어 있고 그 사이에 가는 선이 흡사 봉제선처럼 깔끔하게 그어진 게 보일 것이다. 그리고 그 선은 정말로 봉제선이다! 〈음순〉이 하나로 합쳐져서 음낭이 된 흔적이니까. 음경은 내부에 요도를 장착한 거대 음핵이나 마찬가지다. 상상해 보자. 음경을 확 축소시키고, 요도를 좀 더 아래로 옮기고, 음낭을 둘로 쪼개면 어떻게 될까? 짠! 대충 외음 비스무리한 것이 만들어진다. 정말 재미있는 사실이지만, 그렇다고 해서 연인이나 우연히 만난 남자의 음낭을 갈라 볼 생각은 접는 게 좋다. 남자들은 고환을 잘 간수하기 위해서 음낭이 꼭 필요하니까. 그리고 말이 나왔으니 말인데, 의사들이 남성의 몸을 여성의 몸으로 바꾸는 성별 확정 수술(성전환 수술)을 할 때 꼭 저런 방식으로 한다. 이 이야기는 뒤에서 더 하겠다.

다음으로 염색체 이상 문제를 살펴보자. 앞에서 말했듯이, Y염색체가 없는 배아는 모두 여성의 몸을 갖게 되고, Y염색체가 있는 배아는 테스토스테론의 영향을 받아 남성의 몸으로 발달한다. 유명한 만화 시리즈 「Y: 와이 더 라스트 맨Y: The Last Man」의 세상에서는 Y염색체가 있는 개체는 모두 죽어 버린다고 하지만, 현실은 다르니까.

어디까지나 이론적인 이야기이지만, 만약 배아의 성염색체가 X 혹은 XXX라면, 유전의 요리책은 배아에게 여성으로 발달하라고 지시할 것이다. 만약 Y 혹은 XXY라면, 요리책은 배아에게 남성으로 발달하라고 지시할 것이다. 하지만 세상의 모든 요리책이 그렇듯이, 이 경우에도 결과가 반드시 레시피에 적힌 대로 나오라는 법은 없다. 유전적 성별은 남성이라도 여성의 몸으로 발달하는 경우도 있고, 거꾸로도 가능하다!

또 어떤 경우에는 배아가 유전적 성별은 남성이지만 자기 몸에서 생성된 테스토스테론에 제대로 반응하지 못할 수 있다. 테스토스테론에 반응하지 않은 배아는 겉보기에는 여성이 된다. 다리 사이에 음경과 음낭 대신 외음을 가지는 것이다. 이런 상태에도 다양한 수준이 있다. 어떤 아기는 외부 생식기는 외음이지만 내부 생식기인 자궁과 난소 대신 고환을 가진 채 태어난다. 외부 생식기가 음경 - 고환 복합체(남성 성기)와 외음의 중간쯤에 해당하는 애매한 형태로 발달하는 경우도 있다.

막 부모가 된 사람들이 산파에게 아기가 아들이냐 딸이냐 물었을 때, 산파가 머리를 긁적이면서 선뜻 대답을 못 하는 경우가 있다. 그런 아기가 매년 몇 명쯤은 꼭 태어난다. 그런 경우에 의사들은 간성intersex이라는 진단을 내리곤 하는데, 간성은 말 그대로 〈두 성별 사이〉라는 뜻이다.*

앞에서 말한 사례, 즉 유전적 성별과 외부 생식기가 일치하지 않는 사례도 간성의 한 유형이다. 간성은 따라서 여러 유형일 수 있다. 외부 생식기와 유전적 성별이 일치하지 않는 유형일 수도 있고, 외부와 내부 생식기가 주어진 유전적 성별과는 다른 성별에 해당하는 유형일 수도 있고, 심지어 두 성별 모두에 해당하는 유형일 수도 있다.

간성으로 태어난 아이들은 출생 시에 수술을 받을 때가 많다. 이 대목에서 우리가 알아 둬야 할 슬픈 역사적 교훈이 있다. 과거에는 〈애매한〉 외부 생식기를 가지고 태어난 아기는 모두 여성으로 수술해 버렸다. 왜? 우선, 옛날 사람들은 성별이란 양육 과정에 따라 결정되기 마련이니까 쉽게 정해도 괜찮다고 여겼다. 부모가 아이를 여성으로 키우면 아이도 스스로를 여성으로 받아들이리라고 믿었다. 아이에게 인형과 분홍색 옷을 주면 그만이라는 식이었다. 본성이냐 양육이냐 하는 문제에서 양육을 믿었던 셈이다.

두 번째 이유로, 의사들은 음경과 음낭을 만드는 것보다 외음을 만

* 〈간성〉에 대한 해석은 여러 가지가 있다. 이 용어는 의학적 상태를 가리키는 뜻으로도 쓰이고 성 정체성을 가리키는 뜻으로도 쓰인다. 우리는 이 용어를 남성과 여성의 중간에 해당하는 발달 형태들을 가리키는 말로 썼지만, 그런 육체를 가진 사람들 중에서도 일부는 스스로를 다른 용어로 묘사하는 편을 더 좋아한다는 걸 안다 — 원주.

드는 편이 더 좋은 결과를 얻을 수 있다고 여겼다. 말할 필요도 없겠지만 대부분 남성이었던 그 의사들은 절반만 기능하는 작은 음경을 갖고서는 행복하게 살 수 없지만 절반만 기능하는 외음을 갖고서는 별 문제없이 살 수 있다고 믿었다. 섹스는 남자에게 더 중요한 일이라고 여겼기 때문이다. 의사들은 그래서 유전적 성별과 심리적 성별이 모두 남성인 아이를 육체적 성별이 여성인 아이로 바꿔놓았다. 그런 수술 때문에 인생을 망친 사람이 한둘이 아니었다.

하지만 차츰 의사들도 그런 관행의 문제점을 깨달았고, 이후에는 사정이 크게 바뀌었다. 요즘 의사들은 아이가 수술 후에 〈올바른 성별〉의 몸을 가질 수 있도록 아이의 성별을 과거보다 훨씬 더 깊게 조사한다. 출생 직후의 갓난아기를 수술하는 일은 없어졌다. 아이를 몇 년쯤 살펴본 뒤에 결정한다.

이런 조치에 대해서도 논란이 없지 않다. 어떤 사람들은 이런 아이들에게 수술을 아예 시키지 말아야 한다고 생각한다. 아이가 성인이 된 뒤 스스로 결정할 수 있도록 가만히 놔두어야 한다는 것이다. 이렇게 주장하는 사람들은 모든 인간을 남자나 여자의 몸 둘 중 하나에 욱여넣어야 한다는 생각 자체가 잘못이라고 본다. 그 중간의 무엇이 되면 왜 안 되는가? 아이가 그저 〈자기 자신〉으로 자라도록 내버려 두면 왜 안 되는가? 아이가 자신의 성 정체성을 차근차근 발견하도록 내버려 두면 왜 안 되는가? 이 대목에서 우리는 세 번째 유형의 성별인 심리적 성별로 넘어간다.

심리적 성별―정체성의 문제

이 문제는 생물학으로 설명하기가 좀 더 어렵다. 심리적 성별이란 우리가 스스로를 어떤 존재로 생각하는가 하는 정체성의 문제이기 때문이다. 그 답은 개인마다 다르고, 자신에게 맞는 답은 오직 자신만이 안다.

우리는 곧잘 이른바 〈정상〉에 너무 집착한 나머지 다른 중요한 것들을 간과한다. 전체 인구 중 다수의 경우, 성별을 결정하는 세 가지 요인이 모두 일정한 성별을 가리킨다. 스스로 여성이라고 느끼고, 여성 생식기를 가지고, 유전자도 여성인 경우다. 하지만 다수가 그렇다고 해서 모두가 그렇다는 법은 없다. 이것은 우리 인류가 몇 번이고 되새겨야 하는 교훈이다.

만약 당신의 아들이 스스로를 여자로 여긴다면 어떨까? 치마만 입겠다고 우기고, 장난감 기차와 축구공 대신 누나의 바비 인형을 더 좋아한다면? 당신은 이런 현상을 곧 지나갈 일시적인 시기로 여기기 쉽겠지만, 꼭 그러라는 법은 없다. 그리고 물론, 아이가 성격이 〈여성스럽거나〉 축구공보다 인형을 더 좋아해야만 여자아이가 될 수 있는 것도 아니다. 심리적 성별은 성격과는 다르고, 전통적 성 역할에 부합해야 할 필요도 없다. 그런 특징과는 무관한 차원에서도 심리적 성별이 그의 육체적, 유전적 성별과 다를 수 있다. 우리는 타고난 육체와 유전자가 지시하는 성별과는 다른 성별을 가진 사람들을 가리켜 〈트랜스젠더〉 혹은 〈잘못된 몸을 갖고 태어난 사람〉이라고 부른다.

이때 〈트랜스trans〉는 정확히 무슨 뜻일까? 이 단어는 라틴어로 〈통과하다〉, 〈건너다〉, 〈바뀌다〉를 뜻하는 단어에서 왔다. 오늘날 트랜스젠더라는 용어는 자신의 진정한 성별이 유전적 혹은 육체적 성별과는 다르다고 여기는 사람을 가리키는 뜻으로 쓰인다. 자신을 특정 성별과 동일시하지 않는 사람 중에서도 일부는 스스로를 트랜스라고 부르지만, 그런 사람들이 모두 이 용어를 쓰고 싶어 하는 건 또 아니다. 요즘은 〈트랜스*〉라고 별표를 붙여 적기도 하는데, 이것은 이 용어를 수많은 상태들을 아우르는 포괄적 의미로 쓴다는 뜻이다. 그러니 만약 당신이 트랜스젠더를 만난다면, 그에게 스스로를 남성으로 여기는지 여성으로 여기는지 아니면 전혀 다른 무엇으로 여기는지 물어보는 것도 괜찮은 방법이다. 당신이 제대로 알아낼 수 있다는 보장이 없기 때문이다. 궁금하다면 차라리 물어보라. 트랜스젠더가 아닌 사람들은 시스젠더라고 하는데, 이때 〈시스cis〉는 라틴어로 〈같은 편〉을 가리키는 말이다. 경계를 〈건너다〉의 반대인 것이다.

트랜스젠더 여성은 남성의 몸으로 태어났지만 스스로 여성으로 여기는 사람이다. 그런 이는 자신의 육체적 성별과 심리적 성별을 일치시키기 위해서 몸을 여성의 몸으로 바꾸고 싶어 할 수도 있다. 트랜스젠더 남성은 여성의 몸을 가지고 태어났지만 스스로 남성에 동일시하는 사람이다. 많은 트랜스젠더는 어릴 때부터 느끼는 성별이 자신의 몸과 맞지 않는다는 걸 인식한다. 부모에게는 이 상황이 겁나는 일일 수도 있다. 누구나 잘 알지 못하는 상황을 맞닥뜨리면 겁나기 마련이니까. 따라서 우리는 트랜스젠더에 대한 이야기를 더 많이 나눠야 하고, 사람들의 인식을 제고해야 한다. 만약 당신의 아이가 〈잘못된 몸을 갖고 태어난〉 경우라고 생각된다면, 아이를 소아과 의사에게 데려가 봐도 좋을 것이다. 아이는 나중에 커서 상황이 허락한

다면 호르몬과 수술의 힘을 빌려서 성별 확정 과정을 밟기로 선택할
수도 있다.

다행히 점점 더 많은 사람이 트랜스젠더의 존재에 익숙해지고 있
다. 여기에는 대중문화의 기여가 크다. 드라마「오렌지 이즈 더 뉴 블
랙Orange Is the New Black」에 출연한 배우 라번 콕스Laverne Cox, 그리고 유
명한 카다시안 집안의 아버지였던 케이틀린 제너Caitlyn Jenner는 최근
들어 트랜스젠더를 대중에게 알린 사람들이다. 노르웨이에서는 다
큐멘터리 시리즈「잘못된 몸을 갖고 태어나다Born in the Wrong Body」가
큰 관심을 끌었고, 여러 트랜스젠더들이 사회적 토론에 활발히 참여
하고 있다. 가령 의사이자 성 과학자인 에스벤 에스테르 피렐리 베네
스타Esben Esther Pirelli Benestad는 스스로를〈젠더 유동적〉존재로 규정하
고, 자신을〈그들〉이라는 복수 대명사로 지칭한다. 트랜스젠더 남성
인 루카 달렌 에숩세트Luca Dalen Espseth도 최근 유명해졌다. 이런 사람
들은 스스로를 트랜스젠더라고 느끼는 아이들에게 세상에 그런 사
람이 자기 혼자만은 아니라는 사실을 알려 준다.

결론

성별을 결정짓는 요인에는 (적어도) 세 가지가 있다. 우리는 이 책에
서 그 세 유형, 즉 유전적 성별과 육체적 성별과 심리적 성별을 살펴
보았다. 성별은 이분법적인 것이 아니다. 염색체 이상 때문에 전형적
인 성염색체 조합인 XX나 XY 외의 다른 조합이 탄생할 수도 있다.
유전자 오류 때문에 성기가 여성 성기도 아니고 남성 성기도 아닌 그
중간쯤의 형태로 발달할 수도 있다. 타고난 육체적 성별과 유전적 성

별이 스스로 느끼는 심리적 성별과 다를 수도 있다. 요컨대, 성별이란 언뜻 생각되는 것처럼 그렇게 단순한 문제가 아니다. 우리는 여러분이 이 간략한 설명에서 호기심을 느꼈기를 바란다. 그리고 사람의 성별이 취할 수 있는 다종다양한 가능성을 좀 더 열린 마음으로 바라보게 되기를 바란다.

2
냉, 생리, 그 밖의 분비물

우리 몸의 여느 구멍처럼, 질은 무언가를 집어넣는 공간만이 아니라 무언가가 나오는 출구이기도 하다. 질에서 응애응애 우는 아기가 나오고, 피가 나오고, 점액이 나오고, 그 밖의 물질도 나온다. 그래서 질은 우리에게 엄청난 즐거움을 주지만 부끄러움도 안기고, 생식기의 이상을 눈치챌 수 있는 단서도 준다. 호르몬도 빼놓을 수 없다. 호르몬이야말로 이 모든 일을 일으키는 신호 물질이다. 그러면 이제 여성의 성기 중에서도 눈에 덜 띄는 부분을 살펴보자.

두시백과 디스코 쥐

질 분비물. 이 단어를 천천히 발음해 보라. 배관계나 하수관 따위가 떠오를지도 모르겠다. 하지만 여성들에게 가장 친숙한 이 분비물은 사춘기 이후 매일 팬티에 묻어나는 미끄러운 우윳빛, 혹은 살짝 노리끼리한 냉이다. 팬티가 〈더러워지는〉 게 그 냉 때문이다. 냉이 인기 있는 대화 주제가 되지 못하는 것, 우리가 소리 높여 말하는 주제가 되지 못하는 것도 이해할 만하다. 좀 불쾌하게 느껴지니까. 하지만 대개의 이성애자 남성들은 촉촉해진 질을 떠올리기만 해도 눈이 반짝반짝 빛난다. 그런데 잠깐, 그게 바로 냉 덕분이 아닌가? 질을 촉촉하게 만드는 물질에도 여러 종류가 있는 걸까? 그리고 애초에 우리가 왜 냉에 관심을 두어야 할까?

먼저 분명히 밝혀 둘 사실은, 건강한 여성이라면 누구나 사춘기 이후 하루도 빠짐없이 팬티에 냉이 묻는다는 사실이다. 냉은 우리가 사춘기에 접어들어 에스트로겐이라는 호르몬의 영향을 받게 된 뒤로는 매일 성기에서 쉼 없이 흘러나오는 액체다. 냉의 일부는 자궁목에 있는 분비샘에서 나온다. 질 벽에는 따로 분비샘이 없지만, 체내에서 질 벽으로 스며드는 액체가 많기 때문에 그것이 자궁목에서 나온 분비물, 그리고 바르톨린샘(23면을 보라)을 비롯하여 질 입구에 있는 분비샘들에서 나온 물질과 섞인다.

여성이 하루에 흘리는 냉의 양은 티스푼으로 반 숟가락에서 한 숟가락 사이다. 하지만 이 양은 사람마다 다르고, 같은 사람이라도 생리 주기에서 어느 시점인가에 따라 달라진다.[1] 호르몬 피임제를 쓴 뒤 양이 느는 경우도 있고, 임신했을 때도 는다. 냉의 점성에도 차이가 크다. 묽은 액체 같을 때도 있고, 배란 직전에는 꼭 계란 흰자처럼 희고 미끈미끈하고 실처럼 늘어나는 형태가 된다.

냉은 정상적인 현상임은 물론이거니와 그 이상이다. 꼭 필요한 물질이다. 냉 덕분에 질이 스스로 청소하는 기능을 갖추기 때문이다. 냉은 곰팡이 균이나 세균 같은 달갑지 않은 손님뿐 아니라 질 점막의 죽은 세포까지 싹 씻어 냄으로써 질을 깨끗하게 지킨다. 게다가 냉에는 보통 젖산균(유산균)이라고 불리는 락토바실루스 속 세균이 들어 있는데, 쉽게 추측할 수 있듯이 이 세균들은 젖산을 만든다. 냉이 약간 시큼한 맛과 냄새를 내는 건 이 젖산 때문이다.

더 중요한 사실은 젖산이 질 내부의 산성도pH를 낮춘다는 점이다. 그래서 질은 산성 환경이 되는데, 질이 건강하려면 산성을 유지하는 것이 아주 중요하다. 질병을 일으키는 세균들은 대부분 산성 환경에서는 쉽게 번식하지 못하기 때문이다. 게다가 질에 젖산균이 있으면 자칫 유해할 수도 있는 다른 세균이 쉽게 발붙이지 못하는데, 모든 세균이 똑같은 공간과 영양소를 놓고 경쟁해야 하기 때문이다. 그 덕분에 감염이 예방된다. 한마디로, 냉은 질을 건강하게 지켜준다.

그뿐 아니다. 냉은 점막을 윤활하여 촉촉하게 유지한다. 건조한 점막은 쉽게 찢어지고, 일단 찢어지면 금세 다른 문제가 생긴다. 입안에 침이 없다면 어떻게 되겠는가? 마찬가지로, 질에 냉이 없다면 질벽의 점막이 찢어져서 작은 상처가 무수히 날 것이다. 섹스는 악몽이 될 테고, 제일선에서 몸을 지키는 장벽이 손상된 셈이므로 성 매개 감염병에 걸릴 위험이 커진다. 냉은 질에서 싹 씻어 내야 할 더러운 물질은커녕 우리의 중요한 동맹이다.

냉은 청결하지 않다는 뜻이 아니다

문제는 많은 사람이 냉을 더럽다고 여기고, 청결하지 않아서 나온다고 생각한다는 점이다. 냉이 묻은 팬티를 아무 데나 벗어 두거나 화장실에 버젓이 널어 두는 여성은 거의 없을 것이다. 어떤 환경에서는 이런 걱정이 지나쳐서, 여자라면 당연히 질에서 냉을 씻어 내야 한다고 믿는다. 여러분은 아마 〈두시백douchebag〉이라는 단어가 왜 모욕적인 말로 쓰이는지 이유를 잘 몰랐을 것이다.* 니나도 미국에 체류하던 시절에 뒤늦게 알았는데, 이런 일 때문이었다. 하루는 니나가 질 세정제를 한 통 사서 기숙사 공용 샤워실에 가져다 두었다. 얼마쯤 지났을까, 다른 학생 하나가 니나에게 히죽거리면서 두시백을 쓰는 노르웨이 여자애가 있다는 소문이 파다하니까 그 물건을 치우는 게 좋을 거라고 말해 주었다. 〈두시백?〉 니나는 어리둥절해서 되물었다. 그러자 돌아온 답은, 이제 모두가 니나가 둥근 주사기 같은 걸 써서 향기로운 비눗물을 질 속에 뿌린다고 생각한다는 것이었다. 그리고 그것은 아마 성 노동자 사이에 흔한 습관인 모양이었다. 니나는 이 물건은 질의 산성을 pH 3.5로 맞추기 위해서 정기적으로 세척해 주는 데 쓰일 뿐이라고 설명하기 시작했지만, 이내 설득을 포기했다. 그 동네에는 얌전한 여학생이라면 성기를 가끔 씻어 준다는 사실을 남에게 들키는 일은 하늘이 두 쪽 나도 피해야 한다는 불문율이 있는 것 같았다. 성기를 씻는다는 사실을 선선히 시인하는 것조차 금기 같았다. 그렇게 하면 자신에게서 냉이 나온다는 크나큰 비밀을 들키기라도 하는 것처럼. 니나는 세정제를 샤워실에 계속 놓아두었다.

우리 생식기는 따뜻한 물이나 순한 질 세정용 비누로 씻어 주는 걸 제일 좋아한다. 보통의 비누로 질 내부를 씻는 건 절대 금지다. 그러면 연약한 점막이 마르거나 자극받을 수 있다. 순하지 않은 제품을 쓰

---

* 두시백은 실제 질 세정용 물을 담는 작은 주머니를 뜻하지만, 〈얼간이〉라는 뜻의 멸칭으로도 쓰인다 — 옮긴이주.

거나 너무 자주 씻어도 가렵거나 화끈화끈해질 수 있다. 질을 철저히 씻어 내는 일은 절대 해서는 안 된다. 그러면 감염 위험이 높아진다.

여성들이 질을 씻어 내야 한다고 생각하는 이유는 뭘까? 대개는 냄새 때문일 것이다. 우리가 만난 여성 중 많은 수가 자신의 그곳에서 나는 냄새가 〈정상〉인지 아닌지 모르겠다며 걱정했다. 질에서 나는 냄새가 회의 자리에서 옆의 동료에게까지 풍길까 봐 걱정된다고 말했고, 그 냄새가 섹스 상대에게 불쾌감을 줄까 싶어서 절대 자신의 성기에 입을 가져다 대지 못하게 한다고도 말했다.

건강한 성기는 냄새가 난다

하지만 성기는 원래 냄새가 난다. 갓 나온 냉은 젖산이 포함되어 있기 때문에 살짝 시큼한 맛과 냄새가 난다. 게다가 외음과 사타구니에는 땀샘이 많다. 꽉 끼는 바지와 합성 섬유로 된 팬티를 입고 다리를 꼬고 앉아 있으면 자연히 가랑이 사이가 따스해진다. 그렇게 긴 하루를 보내면, 당연히 땀이 많이 흐를 것이다. 하루 종일 흘린 냉과 땀에다가 그곳에 남은 미량의 소변이 더해지면, 예의 독특한 냄새가 만들어진다. 노르웨이의 우리 여자 친구들은 그 냄새를 〈디스코무스〉, 즉 〈디스코 쥐〉라고 부른다. 노르웨이에서는 여성 성기를 가끔 〈쥐〉라고 부르는데, 그 쥐가 디스코장에서 밤새 춤추거나 체육관에서 땀 흘려 운동한 뒤 내는 냄새라는 뜻이다. 나쁜 냄새는 아니지만, 상당히 강렬한 냄새이기는 하다.

냉의 냄새와 양은 생리 주기에서 어느 시점인가에 따라 달라진다. 성호르몬은 우리 몸이 트라이메틸아민이라는 물질을 스스로 제거하

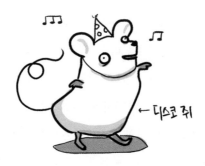

← 디스코 쥐

는 능력에 영향을 미치는 듯한데, 트라이메틸아민은 상한 생선의 악취를 일으키는 화합물이다. 연구에 따르면, 건강한 여성이라도 생리 직전과 도중에는 몸이 트라이메틸아민을 제거하는 능력이 평소보다 60~70퍼센트 낮아진다.[2] 건강한 여성이라도 생리 중에는 성기에서 생선 비린내 같은 냄새가 좀 날 수 있는 게 이 때문이다.

성기 냄새는 우리 몸이 내는 가장 은밀한 냄새 중 하나다. 이제 여러분도 이해했겠지만, 성기에서 냄새가 좀 나는 건 지극히 정상이다. 하루 종일 바쁘게 돌아다녔을 때는 더 그렇다. 하지만 그 냄새가 〈나쁜〉 냄새여서는 안 된다. 무슨 뜻인지 여러분도 알 것이다. 성기에서 나쁜 냄새가 나는 건 감염의 증후일 수 있으니, 의사를 찾는 게 좋다. 검진을 받았더니 감염은 아니라고 하면, 좀 더 헐렁한 바지와 치마를 입고 낮에도 속옷을 한 번 더 갈아입고 질 세정을 적당히 (하지만 지나쳐서는 안 된다!) 해보면 도움이 될지 모른다.

냉은 성기의 건강 상태와 밀접하게 연관되어 있으므로, 유심히 관찰하면 성기 상태에 대한 정보를 얻을 수 있다. 냉 상태가 갑자기 변하는 것은 질이 감염된 탓일 수도 있고 질 내 세균총의 균형이 깨진 탓일 수도 있다. 하지만 정상적인 상황이라도 생리 주기 중 어느 시점이냐에 따라 냉의 상태는 꽤 많이 달라진다.

그러니 정상적인 냉 상태가 어떤지를 알아 두는 게 중요하다. 냄새는 어떤지, 색깔은 어떤지, 점성은 어떤지. 냉이 거의 없는 여성이 있는가 하면, 팬티를 하루에 한 번 이상 갈아입어야 할 만큼 양이 많은 여성도 있다. 그래도 둘 다 정상일 수 있다. 중요한 건 자신의 평소 상태를 아는 것이다. 그러면 심각한 이상이 생겼을 때 금세 그 사실을 깨닫고 의사를 찾아가 볼 수 있고, 그게 아니라도 생리 주기에서 어느 지점쯤 왔는지 알아차릴 수 있다. 도움이 되기를 바라는 마음에서, 아래와 같이 냉 안내문을 작성해 보았다.

냉 안내문

의사에게 가봐야 하는 경우

• 회색을 띤 데다가 생선 비린내가 나는 묽은 냉이 흥건하게 나오는 것은 질 내 세균총의 정상적인 균형이 깨져서 생긴 세균성 질염의 증후일 수 있다.

• 냄새는 정상이지만 뻑뻑하고 덩어리진 흰 냉이 나오는 것은 칸디다균 감염의 증후일 수 있다.

• 보통 노리끼리한 냉이 갑자기 느는 것은 클라미디아균, 미코플라스마균, 임균 감염의 증후일 수 있다. 특히 임균에 감염되면 클라미디아균

이나 미코플라스마균에 감염되었을 때보다 냉이 유달리 더 누르스름한 초록빛을 띤다.

- 냉이 초록을 띤 누르스름한 색이고, 자잘한 거품이 일고, 묽고, 양이 많고, 나쁜 냄새가 나면 트리코모나스 질염의 증후일 수 있다.[*]

- 냄새는 정상이지만 허옇고 덩어리진 냉이 흥건하게 나오는 것은 젖산균이 과잉 증식한 탓일 수 있다. 사타구니가 가렵고 아프다면 특히 그럴 가능성이 높다.

- 생리 중이 아닌데도 냉에 피가 섞여 나오는 것은 — 팬티에 피가 짙게 혹은 옅게 묻어나는 것부터 냉에 검거나 붉은 피가 섞이는 것까지 — 성 매개 감염병에 걸린 탓일 수도 있고 자궁목에 이상 세포가 생긴 탓일 수도 있다. 영문 모를 피가 비치면 반드시 의사를 찾아가야 한다.

걱정하지 않아도 되는 정상적인 변화

- 계란 흰자처럼 희고 미끈거리며 손가락으로 꼬집어서 죽 늘였을 때 잘 늘어나는 냉은 배란이 임박했다는 뜻이다.

- 냄새, 색깔, 점성이 평소와 다르지 않지만 냉의 양만 늘어난 것은 호르몬 피임제나 임신 탓일 수 있다.

---

[*]   트리코모나스 질염은 질트리코모나스라는 기생원충 때문에 발생하는 질염이다. 노르웨이에서는 드물지만, 전 세계에서 가장 흔한 성 매개 감염병 중 하나다. 트리코모나스 질염에 걸리면 외음과 질이 몹시 가려울 수 있고, 악취 나는 냉이 나올 수도 있고, 소변을 볼 때 작열감이 느껴질 수도 있다. 하지만 아무 증상도 느끼지 않는 사람들도 있다. 감염되어도 위험하진 않고, 항원충제인 메트로니다졸로 치료된다 ― 원주.

생리(월경)는 대충 한 달에 한 번 돌아온다. 가끔은 아프고, 가끔은 불시에 찾아와서 당황스럽지만, 대체로는 매사가 그럭저럭 순조롭다. 물론 다달이 질에서 피를 흘리지 않아도 충분히 행복하게 살 수 있지만, 어떤 상황에서는 생리가 크나큰 안도감을 주기도 한다. 휴! 이번에도 임신을 피했네.

생리는 우리 인생에서 적잖은 시간을 차지한다. 한 달에 한 번 닷새씩 생리를 한다고 가정하면, 1년에 60일을 한다는 계산이 나온다. 생리를 40년 동안 한다면, 인생에서 2천4백 일(즉 6년 반)을 생리하면서 보낸다는 게 된다! 그러니 우리는 이 출혈에 관해서 이야기를 더 많이 나눌 필요가 있다. 특히 생리에는 PMS(생리 전 증후군premenstrual syndrome을 뜻하는데, 뒤에서 자세히 이야기하겠다), 당황스러운 상황, 심한 통증과 같은 거추장스러운 짐들이 수반되기에 더 그렇다.

이런 짐들은 물론 버겁다. 하지만 우리 현대 여성이 겪는 괴로움은 생리대, 탐폰, 생리컵, 진통제가 발명되지 않았던 과거의 여성이 겪었던 괴로움에 비하면 아무것도 아니다. 그 시절 여성들은 손수 짠 천으로 생리대를 만들어 썼고, 그것을 한 번 쓸 때마다 삶은 뒤 널어 말려야 했다. 요즘도 세계 여러 지역에서는 생리가 쉽지 않은 과제다. 다달이 하는 출혈 때문에 등교를 포기하는 여자아이들, 혹은 깨끗한 일회용 생리용품을 구할 수 없어서 더러운 천을 썼다가 감염되는 여자아이들 이야기를 들으면 PMS쯤은 사소한 문제로 느껴진다. 생리는 전 세계 여성이 진정으로 평등한 삶을 누리기 위해서 넘어야 할 장애물 중 하나이지만, 우리는 그 사실을 간과하기 쉽다. 여러분도 다음에 가게에서 탐폰을 살 때 이 사실을 한번쯤 떠올리기를 바란다.

하혈의 정체

생리혈이 생식력과 관계 있다는 사실은 거의 누구나 안다. 생리는 당신의 몸이 어떤 주기를 따르고 있다는 증거이자 아기를 낳을 능력이 있다는 증거이다. 하지만 생리혈은 정확히 무슨 피일까? 어디 있는 상처에서 나온 피일까? 생리혈은 왜 색깔이 갈색에서 붉은색으로 바뀔까? 그리고 왜 덩어리져 있을까?

생리혈이 나오는 것은 자궁이 수정란을 받아 낼 준비를 갖추고 있었으나 결국 수정란을 만나지 못했기 때문이다. 자궁이 임신을 준비하는 방법은 점막으로 이뤄진 내막을 더 두껍게 기르는 것이다. 만약 난자가 수정되어서 수정란이 생기면, 수정란은 자궁으로 들어온 뒤 바로 그 자궁 내막에 가서 붙는다. 자궁 내막은 그 작은 생명체에게 어머니의 피를 공급해 줌으로써 영양소를 제공한다. 하지만 수정란이 오지 않는다면, 몸이 두꺼운 점막을 계속 간직할 이유가 없다. 그래서 점막을 통째 내보내는데, 그게 바로 생리혈이다. 생리혈이 끈적끈적한 것은 그 때문이다. 덩어리진 생리혈 중 일부는 자궁에서 배출된 점막 찌꺼기다. 생리혈은 무슨 상처 같은 데서 흘러나온 순수한 피가 아니다.

생리혈의 색깔이나 점성이 평소에 비해 달라질 경우 걱정이 들기 마련이지만, 피가 선명한 붉은색이든 적갈색으로 엉긴 덩어리이든 둘 다 정상이다. 생리혈의 색깔과 점성은 생리 주기마다 달라지고, 한 생리 주기 내에서도 날마다 달라진다. 그것은 피가 워낙 쉽게 응고되기 때문이다. 피는 혈관 밖으로 나온 순간 색깔과 점성이 바뀐다. 갓 나온 피는 선명한 붉은색이고 묽다. 따라서 생리혈이 빨갛고 묽다면, 자궁에서 응고될 틈도 없이 금세 빠져나왔다는 뜻이다. 같은 이유에서, 적갈색으로 덩어리진 피는 좀 오래된 피다. 출혈량이 많을수록 갓 나온 피일 때가 많다. 그 경우 자궁이 내막을 쥐어짜서 내보내기가 더 쉽기 때문이다. 반면 출혈량이 아주 적다면, 피가 자궁 내에 오래 머물기 쉽고 그래서 응고되기도 쉽다. 어쨌든 몸은 그런 피도 알아서 내보낸다. 피가 몸속에 계속 쌓이는 일은 없다.

생리혈은 비위생적인 것도 아니고 위험한 것도 아니다. 그냥 피와 점막일 뿐이다. 생리혈을 어떻게 느끼는지는 당신의 자유다. 원한다면 생리 중에 섹스해도 문제될 게 전혀 없지만, 피임은 잊지 말아야 한다. 생리 중이라고 해서 임신이 안 되는 것은 아니고, 성 매개 감염병에 걸리지 않는 것도 아니다.

이제 생리의 정체를 알았으니, 임신하면 왜 생리가 멎는지도 이해했을 것이다. 생리혈은 자궁 내막을 구성하는 물질이므로, 임신했을 때는 당연히 그것을 몸에 간직하고 있어야 한다. 생리혈을 내보냈다가는 자궁 내막에 안착한 태아까지 함께 쓸려 나갈 테니까. 뒤에서 더 설명하겠지만, 임신 중에는 프로게스테론이라는 호르몬이 분비되어 자궁 내막이 제자리에 붙어 있도록 도와준다.

그러면 생리는 꼭 필요한 걸까?

하지만 잠깐. 이제 생리가 뭔지는 알겠지만, 우리에게 정말로 꼭 필요할까? 여러분도 아는지 모르겠지만, 다른 동물의 암컷은 매달 꼬박꼬박 피를 흘리지는 않는다. 암캐도 발정기가 되면 생리를 한다지만, 그 출혈은 사람의 생리와는 사뭇 다르다. 암캐는 배란해서 임신할 수 있는 시기에 질에서 피를 흘린다. 사람처럼 자궁에서 피를 흘리는 게 아니다. 생리는 우리가 인간을 닮은 두어 종의 유인원들, 그 밖에도 특이한 한 종의 박쥐를 비롯해 소수의 동물종과만 공유하는 드문 특징이다. 요컨대, 후손을 생산하기 위해서 꼭 필요한 건 아니다.

그렇다면 이 상황이 상당히 한심하게 느껴진다. 왜 인간만은 다달이 새롭게 자궁 내막을 길러 내는 데 잉여의 에너지를 쏟아야 한단 말인가? 결국에는 거의 매번 그것을 생리혈로 내보낼 텐데? 말해 봐요, 다윈, 대체 왜 이런 거죠?

여러분도 진화와 자연 선택이라는 말을 들어 본 적 있을 것이다. 이것은 모든 종들이 과거에 겪어 온 일인데, 한 종의 개체들 중 일부가 무작위적으로 어떤 유전적 특징을 갖게 되었을 때 그 특징이 우연히 생존에 유리하다면 그 개체들은 다른 개체들에 비해 유전자를 후대에 더 잘 전달한다. 그래서 그 특징은 후손 세대로 갈수록 종 전체로 퍼진다. 사람이든 동물이든, 모든 종은 과거 기나긴 세월 동안 이 과정을 거치면서 현재의 모습을 갖춰 왔다. 그리고 어쩐 일인지 인간은 이 과정에서 대부분의 다른 포유류와는 달리 생리를 하게 되었다. 하지만 그렇다고 해서 생리가 인간에게 유리한 특징이라고 말할 수 있을까? 미국 생물학자 디나 에머라Deena Emera는 그렇지 않다고 본다. 에머라는 생리가 그 자체로 적응에 유리한 이점은 아니라고 본다. 적응과는 무관한 결과물이라고 본다.[3]

에머라의 생각에 따르면, 생리는 다른 적응상의 이점에 딸려 온 대가다. 그리고 그 적응상의 이점이란 우리가 일상에서는 쉽게 눈치채지 못하는 특징, 이름하여 〈자발적 점막 성장〉이다.* 자궁 내막이 자라는 것은 수정란에게 숙식을 제공하기 위해서다. 그런데 생리가 없는 동물은 수정란이 몸에 있을 때만 자궁 내막을 두껍게 기른다. 달리 말해, 모체가 수정란이 내는 구조 요청을 듣고서야 반응하여 수정란이 살 수 있는 자궁 내막을 기른다. 하지만 인간은 다르다. 인간은 수정란이 없더라도 매달 자궁 내막을 기른다.

인간을 비롯하여 생리를 하는 다른 동물종은 수정란을 받지 못하면 기껏 길러 둔 자궁 내막을 몸 밖으로 내보낸다. 쓸데없는 여분의 조직을 간직하고 있으면 비용만 들기 때문이다. 그래서 우리는 또 한 번 생리를 맞는다. 요컨대, 생리는 점막 성장의 결과물이다. 점막 성장을 겪지 않는 동물은 다달이 내보낼 잉여의 조직이 없고, 따라서 생리도 하지 않는다. 그런 동물은 꼭 필요할 때만 자궁 내막을 기른다.

점막 성장의 이점은 무엇일까?

에머라의 가설에는 어머니와 태아의 이해관계가 일치하지 않는다는 가정이 깔려 있다. 실제로, 인간이 진화할 때 임신부와 태아는 일종

---

* 이 설명은 에머라가 실제로 논문에서 쓴 용어인 〈자발적 탈락막화spontaneous decidualization〉 현상을 단순화해서 소개한 것이다. 실제 탈락막화 과정에는 점막 성장 이외에도 다른 현상들이 더 포함된다 — 원주.

의 무기 경쟁 같은 걸 벌였을 수도 있다. 태아는 어머니의 몸에서 더 많은 자원을 가져가려고 애쓰고 임신부는 자신의 생존에 필요한 자원을 아껴 두려고 애쓰는 방향으로 줄다리기를 해왔다는 말이다. 그런 가정을 바탕에 깔고, 에머라는 인간에게 점막 성장이 이점이 될 수 있는 이유를 두 가지 제안했다.

첫 번째는 자궁 내막이 임신부를 공격적이고 침입적인 태아로부터 보호해 준다는 가설이다. 실제로 생리하는 종의 태아는 그렇지 않은 종의 태아에 비해 좀 더 공격적이다. 생리하는 종의 태아는 거리낌이 없고, 흡사 기생 생물처럼 어머니의 몸에 붙어서 에너지와 영양분을 방자하게 요구한다. 그런데 인간은 미리 점막층을 길러 두었으니, 침입해 들어오는 태아에 대해 잉여의 보호막을 갖춘 셈이다. 임신부가 어떤 자원을 태아에게 제공하고 어떤 자원을 자신을 위해서 간직할지를 더 잘 통제할 수 있도록 해주는 방패라고 생각하면 되겠다.

두 번째 가설은 수정란이 점막에 붙으면 임신부가 점막을 통해서 수정란의 상태를 가늠할지도 모른다는 생각이다. 뒤에서 더 이야기하겠지만, 모든 수정란이 아기로 발달하는 건 아니다. 많은 배아가 임신 초기에 자발적으로 유산된다. 보통은 배아의 유전자에 이상이 있기 때문이다. 끝내 살지도 못할 태아를 산달까지 품고 있으면서 에너지를 낭비해 봐야 어리석은 짓일 것이다. 따라서 만약 임신부가 자궁 내막을 통해서 배아의 문제를 미리 감지한다면, 이상이 있는 배아를 일찌감치 내보냄으로써 귀중한 에너지를 아낄 것이다.

그렇다면 생리는 그 자체로 이점이 아니라 점막 성장이라는 이점에 수반되는 결과일 뿐이다. 그리고 그 점막 성장은 임신을 잘하기 위한 것일 뿐, 임신하지 않을 거라면 꼭 필요한 일은 아니다. 다달이 꼬박꼬박 생리를 하는 게 몸에 좋다고 믿는 사람이 많지만, 그렇지 않다. 점막이 매달 성장하지 못하도록 미리 막는다면, 생리도 의미가 없다. 생리는 결과일 뿐, 생리 자체가 몸에 좋은 건 아니다. 생리는 그저 다달이 피를 좀 잃는 일일 뿐이다.

덴마크 기자 로네 프랑크Lone Frank가 에머라의 연구를 소개한 기사에서 말했듯이, 우리 현대인은 수십만 년 전에 생리라는 현상을 진화시켰던 선조 인류와는 다르다.[4] 현대 여성은 평생 생리를 5백 회쯤 하지만, 원시 여성은 1백 번쯤 했을 것이다. 왜냐고? 효과적인 피임법이 없던 시대라서 인생의 적잖은 시간을 임신한 상태나 수유하는 상태로 보냈기 때문이다.

우리가 피임법의 도움을 받아 생리를 중단하기로 결정하는 것은 아이를 한두 명 더 낳음으로써 생리를 중단하는 것보다 덜 자연스러울 것도 없는 일이다. 오늘날 우리는 아이를 낳을지 말지부터 선택하고, 낳는다면 얼마나 많이 낳을지도 통제한다. 이런 현대 여성에게는 생리가 무슨 본질적인 생물학적 가치를 가진 일은 아니다.

생리에 관한 낭설들

생리 중에 해도 되는 일이 있고 안 되는 일이 있다는 말들이 많다. 하지만 생리가 실제로 일상에 주는 영향은 무엇일까? 피해야 하는 일이 있을까? 예를 들어, 생리 중에는 물구나무서기 자세를 취하지 말라고 하는 요가 선생님의 조언은 타당할까?

우리는 한 요가 선생님에게 왜 생리 중에 물구나무서기를 하면 안 되느냐고 물어보았다. 그는 〈피가 거꾸로 흘러서 배로 들어가면 안 좋으니까요〉 하고 대답했는데, 일면 맞는 말이다. 소량의 생리혈이 거꾸로 흘러서 자궁관을 빠져나와 배안으로 들어가는 일은 실제로 이따금 발생한다. 많은 의사들이 생리 중인 여성을 수술하던 중 눈에 띄는 상처가 없는데도 배안에 피가 있는 걸 발견하고 당황한 경험이 있으니, 그들이 증언해 줄 것이다. 하지만 생리혈이 배로 들어간대도 위험하지는 않다. 몸은 그런 것쯤 거뜬히 청소해 낸다.

사람들은 또 물구나무서기 같은 활동이 출혈량을 늘일 수 있다고 믿지만, 그 역시 사실이 아니다. 앞에서 말했듯이, 생리는 자궁 내막이 배출되는 현상일 뿐이다. 물구나무를 서든, 섹스를 하든, 정신없이 쏘다니든 몸 밖으로 배출되는 자궁 내막의 양에는 차이가 없다. 한 번의 생리 기간 중 생리혈로 빠져나가는 것은 그때까지 자란 자궁 내막의 벽뿐이다. 하지만 그 벽의 두께는 때에 따라 조금씩 차이가 있고, 따라서 생리혈의 양도 차이가 있다.

그러니 아픈 일만 아니라면, 생리 중에도 하고 싶은 활동이라면 뭐든지 해도 좋다. 물구나무를 서도 좋고, 마라톤을 해도 좋고, 수영을 해도 좋고, 섹스를 해도 좋다. 당신 마음이다. 몸을 움직이면 오히려 생리통이 완화된다고 말하는 여성도 있다.

하지만 생리 중에 섹스하면 피가 더 많이 난다는 속설은 사실일까? 우리가 오슬로의 한 카페에서 이 글을 쓸 때, 둘 다 각자의 여자 친구들로부터 섹스하려고 말 그대로 바지를 내린 순간에 생리가 걷잡을 수 없이 터져서 드라마틱한 광경을 연출하고 말았다는 이야기를 들었던 게 기억났다. 그들은 그래서 사귄 지 얼마 되지 않는 상대의 품에서 평생 가장 많은 피를 흘렸다고 했다. 한 친구는 깜박 정신을 잃었다가 깨보니 자신이 피 웅덩이에 누워 있었다고 했고, 곁에 있는 연인은 친구가 죽었는지 살았는지 몰라서 겁에 질려 있었다고 했다. 눈떠 봐! 괜찮아? 구급차를 불러야 하나? 사건은 남자의 집에서 벌어졌고, 그 집의 침대보는, 아, 새하얗다고 한다. 또 다른 친구는 한창 섹스하던 중에 예기치 않게 생리가 터졌고, 그래서 마치 도살장이나 옛 슬래셔 무비를 연상시키는 광경이 펼쳐졌다고 했다. 어떻게 된 일이었을까? 답을 찾아봐야 했다.

우리가 찾아보니, 왜 그런 엄청난 출혈이 나는지에 대한 확실한 설명은 없었다. 다만 인체의 작동 방식에 비추어 타당성이 있다고 여겨지는 가설이 몇 있었다.

첫 번째는 우리가 경련 가설이라고 부르는 것이다. 여러분도 알다시피 생리혈이 나오는 것은 자궁 근육이 수축하기 때문인데, 그런 근육 수축은 다른 이유로도 벌어질 수 있다. 가끔은 자궁 수축이 아주 즐거운 일일 수 있다. 그렇다, 오르가슴 말이다. 우리가 성적으로 절정에 도달했을 때는 자궁을 포함한 성기 전체가 환상적인 리듬으로 수축한다. 그러니 어쩌면 오르가슴 때문에 안 그래도 임박한 생리에 시동이 걸렸을 수도 있다.

두 번째는 호르몬 가설이다. 섹스할 때는 몸에서 옥시토신이라는 호르몬이 분비되는데, 흔히 쾌락 호르몬이라고도 불리는 것이다. 옥시토신은 인체의 여러 과정에서 중요한 역할을 맡는다. 그중 하나가 자궁 수축을 부추겨서 분만을 촉진하는 일이다. 장난이 아닌 것이다.

오르가슴만으로는 부족하다는 듯 옥시토신까지 나서서 자궁을 수축시키니, 피가 쏟아지는 것도 당연할지 모른다.

세 번째 가설은 생리혈이 질에 고여 있다가 섹스 중 〈수문〉이 열리면서 흘러나오는 것이라는 설명이다. 기억하겠지만 질에는 구석구석 주름이 많아서, 피가 충분히 고여 있을 수 있다. 게다가 질은 우리가 긴장을 푼 상태에서도 앞뒤 벽이 착 붙어서 눌려 있다.

1970년대 초부터 퍼진 또 다른 낭설은 좀 귀여운 내용인데, 여자들이 오래 한 지붕 밑에서 살다 보면 생리 주기가 일치하게 된다는 생각이다. 몸들끼리 텔레파시가 통하는 듯, 생리통과 초콜릿에 대한 갈망을 통해서 서로 유대를 맺는다는 것이다. 이 생각은 한 하버드의 심리학자가 미국의 어느 대학교에서 같은 기숙사를 쓰는 여학생들의 생리 주기를 조사함으로써 증명했다고 주장한 것이 발단이었다.[5] 그 후 진화 연구자들이 이 주장을 냉큼 받아들여, 여성들이 똑같은 주기로 생리와 배란을 하면 유리한 점이 있다는 해석을 내놓았다. 그러면 남자들이 이 여자 저 여자로 옮기고 싶은 유혹이 줄 테고 그래서 안정적인 일대일 관계를 맺을 것이라는 설명이었다.[6] 요즘은 여성들 중 무려 80퍼센트가 생리 주기 동기화 가설을 사실로 믿는 것 같다.[7]

이 이야기가 귀엽기는 해도, 최근의 연구들에 따르면 우리가 속았던 것 같다. 레즈비언 커플들을 대상으로 한 연구,[8] 한 기숙사에서 사는 중국인 여성들을 대상으로 한 연구,[9] 생리 중에 이른바 〈생리 헛간〉에만 머물러야 하는 서아프리카 여성들을 대상으로 한 연구에서는[10] 주기 일치 현상이 확인되지 않았다. 우리가 몸소 느끼기에도 함께 지내는 여성들과 주기가 일치하는 것처럼 느껴질 수 있겠지만, 그것은 생리 주기가 상당히 들쭉날쭉하기 때문이다. 만약 당신과 절친한 친구의 생리 주기가 겹치더라도, 아쉽지만 그것은 두 사람이 특별한 유대감을 맺었다는 증거가 아닌, 단순한 우연이다.

소파에 피 묻히지 마! 생리대, 탐폰, 생리컵에 관하여

생리용품을 구할 수 있는 한, 다달이 피를 좀 흘린다고 해서 하고 싶은 활동을 중단할 이유는 없다. 그리고 무엇으로든 출혈을 막을 수 있다면, 친구 집 소파를 더럽힐 위험도 현저히 낮아진다.

가장 흔히 쓰이는 생리용품은 둘 다 일회용품으로, 생리대와 탐폰이다. 최근에는 많은 여성이 생리컵도 선호한다. 이유는 경제성, 환경 친화성, 편안함 등 여러 가지다. 어떤 방법을 쓰느냐는 전적으로 당신의 취향과 상황에 달린 선택이다.

생리대

인류가 문명의 요람에서 기어 나온 때부터 여성들은 각양각색의 생리대를 써왔다. 생리대에 관한 아주 오래된 (그리고 재미있는) 기록은 최초의 여성 수학자라고 알려진 히파티아Hypatia 이야기에 등장한다. 기원후 400년경 그리스에서 살았던 히파티아는 지나치게 추근거리는 어느 숭배자에게 질린 나머지 그에게 생리혈이 묻은 천을 내던져서 쫓아냈다고 한다.[11] 시도가 성공했는지 아닌지는 기록에 없다.

요즘 생리대는 아랫면에 접착제가 있어서 팬티에 붙일 수 있고, 그렇게 붙여 두면 질에서 흘러나오는 생리혈을 흡수해 준다. 크기는 끈

팬티에 붙일 수 있는 초소형부터 잘 때 쓸 수 있는 푹신한 초대형까지 다양하다. 생리대가 탐폰보다 나은 점은 질 속에서 세균이 증식할 위험이 없다는 것이다. 따라서 자궁 내 피임 장치를 삽입한 직후, 혹은 임신 중단이나 출산을 겪은 직후처럼 자궁이 평소보다 더 많이 열려 있어서 세균이 침투하기 쉬운 상황이라면 감염을 막기 위해서 생리대를 쓰는 편이 낫다.

탐폰

탐폰은 흡수성 물질로 만든 작은 총탄 모양의 물체로, 생리 중 질에 삽입하여 쓴다. 질 속에서 생리혈을 막는 방법의 이점은 운동하기가 편하다는 것, 특히 수영을 할 수 있다는 것이다. 탐폰이라는 단어는 프랑스어로 마개를 뜻하는 〈탐퐁tampon〉에서 왔지만, 실제 탐폰은 질을 막은 마개처럼 생리혈을 막아 두기만 하는 게 아니라 아예 흡수한다. 탐폰이 비닐 개별 포장된 형태로 시판된 지는 얼마 되지 않았지만, 그렇다고 해서 현대의 발명품은 아니다. 고대 이집트 여성들은 부드러운 파피루스를 질에 넣어서 생리혈을 막았다.

요즘 탐폰은 다양한 크기로 출시된다. 어플리케이터가 있는 것도 있고 없는 것도 있다. 출혈량을 가늠해서 그에 맞는 크기를 고르면 된다. 하지만 자주 갈지 않으려고 더 큰 탐폰을 쓰는 건 좋지 않다. 탐폰은 자주 갈도록 만들어진 물건이고, 권하기로는 최소 세 시간에서 여덟 시간마다, 혹은 그보다 더 자주 바꿔 줘야 한다. 세균 증식을 막기 위해서는 탐폰을 교체하기 전에도, 교체한 후에도 손을 깨끗이 씻어야 한다.

탐폰에 얽힌 황당한 이야기들이 꽤 많다. 고전적인 이야기로는 질에 탐폰이 있는 걸 모르고 하나 더 넣었다는 이야기, 혹은 질에서 탐폰을 〈잃어버렸다〉는 이야기가 있다. 탐폰이 몸속으로 사라질 것 같아요, 어쩌죠? 많은 여성이 걱정하지만, 탐폰이 배안으로 들어가서 사라진다는 이야기는 콘택트렌즈가 눈 뒤로 돌아가서 뇌 속으로 사라진다는 이야기 못지않게 말도 안 되는 낭설이다. 앞에서 보았듯이, 질은 거의 닫힌 관이다(47면을 보라). 자궁목에서 자궁으로 뚫린 통로는 워낙 좁기 때문에, 아무리 작은 탐폰도 절대 통과하지 못한다. 자궁목은 열린 통로가 아니고, 질을 통해서 배안으로 무언가가 사라질 일은 절대 없다. 하지만 희한하게도 질의 안쪽 구석진 틈에 물체가 숨어 버릴 수는 있다. 탐폰에 꺼낼 때 잡아당기라고 끈이 달려 있는 건 그 때문이다.

탐폰이 너무 깊숙이 들어간 것 같아 걱정된다면, 빼낼 방법이 있다. 쪼그려 앉은 뒤, 용변을 볼 때처럼 아랫배에 힘을 주라. 그러고는 손가락을 질에 넣어 더듬어 보라. 질은 길이가 7센티미터를 넘지 않으므로, 이러면 보통 스스로 탐폰을 꺼낼 수 있다. 하지만 실패한다면, 즉시 의사를 찾아가라. 질로 들어간 물건은 무엇이 되었든 반드시 도로 나와야 한다. 혹 이런 일로 의사를 찾아가는 사람은 당신밖에 없을 것 같아서 창피하다면, 절대 그렇지 않으니 안심하라.

생리컵

생리컵은 피를 흡수하는 게 아니라 받아 내는 생리용품이다. 말랑말랑한 실리콘으로 된 컵으로, 납작하게 접어서 질에 집어넣으면 된다.

질에 들어간 생리컵은 입구가 자궁목을 향하는 방향으로 펼쳐지고, 입구 테두리가 질 벽에 꽉 붙어서 움직이지 않도록 고정된 상태로 생리혈을 받는다. 생리컵은 일회용품이 아니므로 위생이 특히 중요하다. 최소한 12시간마다 꺼내어 피를 버리고 씻어야 한다. 순한 질 세정용 세정제로 헹궈도 좋다. 생리가 끝나면 생리컵을 삶아서 살균하는 것도 좋다.

생리컵의 주된 이점은 탐폰보다 한 번에 더 오래 착용할 수 있다는 점이다. 그리고 질 속에 있기 때문에 착용한 동안 운동을 하거나 수영을 해도 문제없다. 생리컵 하나로 몇 년을 쓸 수 있으니 싸게 먹히는 편이고, 환경에도 친화적이다. 생리컵 하나면 매립지에 묻힐 탐폰과 생리대 수천 개를 대신할 수 있다.

독성 쇼크 증후군이 위험하지 않나요?

여러분도 틀림없이 탐폰에 관한 경고를 들어 보았을 것이다. 모든 탐폰 상자에는 독성 쇼크 증후군toxic shock syndrome, TSS이라는 무서운 부작용을 경고하는 문구가 적혀 있다. 일명 〈탐폰 병〉이라고도 한다. 탐폰 때문에 정말 심각하게 아플 수도 있을까?

독성 쇼크 증후군은 세균 감염이 온몸에 퍼지는 드문 상황을 말한다. 따뜻한 질 속에서 피에 흠뻑 젖은 탐폰은 세균이 자라기에 알맞은 환경이기 때문에 탐폰은 위험 요소가 될 수 있다. 탐폰을 넣을 때 위생을 신경 쓰지 않았다가 너무 오래 내버려 두기까지 하면, 자칫 엄청 운이 나쁠 수도 있다. 탐폰을 삽입한 채 여덟 시간 이상 놔두지 말라고 말하는 데는 이 이유도 있다. 하지만 세균이 증식하여 온몸으로 퍼지는 데는 시간이 걸리기 때문에, 그런 불운한 경우는 탐폰을 질에 넣어 두고 잊어버릴 때만 발생한다. 탐폰을 정확하게만 사용한다면 독성 쇼크 증후군에 걸릴 위험은 없다.

독성 쇼크 증후군에 걸리면 몸에 이상이 느껴진다. 열이 나고, 발진이 나고, 목이 아프고, 구토가 나고, 설사가 나고, 착란이 일어날 수도 있다. 한마디로 정말로 아플 것이다. 이렇게 심각하고 예기치 못한 증상이 발생했을 때는 반드시 주의를 기울여야 한다. 혹 정말로 독성 쇼크 증후군에 걸린 것 같다면 즉시 의사를 찾아가야 한다. 감염은 시간이 갈수록 심해지고, 급속히 악화할 수도 있기 때문이다. 최악의 경우에는 목숨도 위험하다.

하지만 독성 쇼크 증후군이 탐폰과 관련되어 있다고 해서 탐폰이 위험하다는 뜻은 아니다. 독성 쇼크 증후군은 심각한 병이지만 극히 드물다. 그리고 흡수력이 지나치게 좋은 탐폰들이 시장에서 퇴출된 뒤로는 탐폰 때문에 독성 쇼크 증후군이 발생하는 사례가 크게 줄었다. 요즘은 전체 독성 쇼크 증후군 사례의 절반쯤만 생리에 관련된다. 독성 쇼크 증후군은 다른 부위의 상처가 심각하게 감염되었을 때나 수술을 받은 뒤에도 걸릴 수 있다. 요컨대 탐폰을 쓰지 않아도 독성 쇼크 증후군에 걸릴 수 있고 남자들도 걸릴 수 있으니, 〈탐폰 병〉이라는 표현은 적절하지 않은지도 모른다.[12]

생리컵과 독성 쇼크 증후군의 관계는 알려진 바가 적다. 생리컵은 최근에 유행하기 시작한 방법이라서, 아직 조사가 많지 않았다. 생리컵으로 독성 쇼크 증후군에 걸렸다고 보고된 경우는 전 세계를 통틀어 아직까지 한 건 있었다.[13] 그러니 독성 쇼크 증후군 문제에서 생리컵이 탐폰보다 나은지 아닌지는 아직 확실히 알 수 없다. 어쨌든 위생에 신경 쓰는 게 좋다.

PMS—통증과 짜증의 증후군

〈왜 그래, 생리라도 하는 거야?〉 남자들이 여자들에게 자주 이죽거리는 말이다. 세상에는 여성을 진지하게 상대하는 법을 몰라서 여성을 무능하고, 감정적이고, 부루퉁한 존재로 묘사함으로써 깎아내리려고 하는 이들이 있다. 생리를 들먹이는 이죽거림은 여성을 폄하하는 성차별적 발언일뿐 아니라 생리학적 관점에서 따져도 틀린 말이다. 우리는 대중 교육의 이름으로 저런 오류를 바로잡아야 한다. 그들이 계속 저런 말로 여성을 폄하하려고 든다면, 최소한 생리학적 사실이라도 정확하게 말하도록 가르쳐 주어야 한다. 여러분도 몸소 겪어서 알겠지만, 여성이 생리 주기로 심리적 영향을 가장 크게 받는 시기는 출혈하는 기간이 아니다. 생리가 시작되기 직전이 더 문제다. 그렇다. 우리는 지금 모든 여성이 잘 알지만 정의가 다소 막연한 문제, 즉 PMS(생리 전 증후군, 혹은 생리 전 긴장이라고도 한다)를 말하는 것이다.

PMS는 짜증나긴 하지만 대체로 견딜 만한 문제다. 그리고 비록 그 때문에 우리가 사소한 어려움을 겪기는 해도, PMS를 구실로 여성을 깎아내리는 건 절대 타당하지 않다. 여성은 생리 주기를 겪는다고 해서 더 부루퉁하거나, 무능하거나, 호르몬 탓에 더 감정적이거나 하지 않다. 물론 형편없고 프로답지 못한 사람은 성별을 가리지 않고 있지만, 그건 전혀 다른 얘기다.

PMS란 정확히 뭘까?

PMS는 생리 전에 발생할 수 있는 다양한 병증을 포괄적으로 지칭하는 용어다. 온갖 육체적, 심리적 증상이 여기 해당할 수 있다. 통증, 짜증, 우울, 더부룩함, 기분 변화, 눈물, 불안, 여드름 등등 목록이 길다. 기존에 있던 질환, 이를테면 편두통, 뇌전증(간질), 천식 등이 더 심해지기도 한다. 이런 문제는 생리 주기에서도 배란과 생리 사이의 기간, 즉 황체기에 발생한다. 그랬다가 마침내 생리가 시작되면 사태가 나아지고, 생리 며칠 뒤에는 증상이 사라진다.

PMS를 진단할 수 있는 구체적인 검사 기법은 없다. 의사가 가령 부인과 검사를 통해서 당신에게 PMS가 있는지 없는지 확인해 줄 수는 없다는 뜻이다. 따라서 진단을 정확히 내리기가 좀 까다롭다. 당신에게 PMS가 있는가 없는가는 오로지 당신이 겪는 증상에 따라서 결정된다. 다만 거의 모든 여성들이 겪는 사소한 증상만으로는 이 진단을 받을 수 없다. 여성의 몸을 가진다고 해서 다 이 진단이 내려지는 건 아니라는 말이다. 전체 여성의 최대 85~95퍼센트가 생리 전 며칠간은 PMS와 비슷한 가벼운 증상을 겪는다.[14]

공식적으로 PMS로 진단되려면, 육체적으로든 정신적으로든 증상이 너무 심해서 일상생활을 제대로 못 할 지경이 되어야 한다. 물론 증상이 얼마나 심해야 일상에 지장이 되는가도 사람마다 다른 문제다. 대부분의 여성은 증상을 겪기는 해도 심하지는 않다. 반면 어떤 여성은 아무 일도 못 할 만큼 무력해지는데, 이것은 결코 정상이라고 볼 수 없다. 이처럼 증상이 어느 수준 이상으로 심각해야 한다는 조건에 더해, 증상이 거의 매 주기마다 발생해야 한다는 조건도 있다. 거의 매달 겪어야 한다는 뜻이다. 그리고 증상이 시작되고 멎는 시점이 PMS의 전형적인 발생 시점에 부합해야 한다는 조건도 있다. 즉, 생리 전에 발생했다가 생리가 시작되면 멎어야 한다. 이런 조건에 모두 해당하여 약하거나 중간 정도의 PMS를 진단받을 만한 여성의 비율은 전체의 약 20~30퍼센트다.[15]

증세가 이보다 더 심한 여성은 — 관련된 증상들 자체는 같다 — PMS보다 더 엄격한 기준을 요구하는 다른 진단명을 받을 수도 있는데, 그런 경우는 생리 전 불쾌 장애premenstrual dysphoric disorder, PMDD 라고 한다. 생리 전 불쾌 장애는 감당 가능한 수준에서 확실히 견디기 힘든 수준으로 넘어간 상태로, 전체 여성의 3~8퍼센트가 겪는다.[16] 생리 전 우울증이라고 불리는 상태도 있다. 자살 충동 같은 심각한 우울증 증상들이 매 주기 반복되어 발생하는 상황으로, 당연히 위험할 수 있다. PMS, 생리 전 불쾌 장애, 생리 전 우울증은 조금씩 겹친다.

생리는 사춘기에서 폐경기까지 이어지지만, PMS를 겪는 기간은 그리 길지 않을 수도 있다. PMS 증상은 초경 이후 언제든 시작될 수 있으나, 대개는 초경 후 몇 년 간은 증상이 없다. 대부분의 여성들은 20대 초가 되어야 PMS를 겪고, 이후에는 보통 가임기 내내 증상이 지속된다. 일부는 나이가 들수록 더 심해지는데, 그래서 30대나 40대가 되어서야 의학적 도움을 구하기도 한다. 하지만 마침내 폐경기에 이르면, PMS는 옛말이 된다.[17]

PMS의 원인은 아직 알려지지 않았다. 호르몬 농도 변화에 대한 민감도, 신경학적 이유, 심지어 문화적 이유까지 가설은 많다.[18] 하지만 모든 여성이 생리 주기에 따라 호르몬 농도 변화를 겪는데도 왜 그중 일부는 PMS나 PMDD를 겪고 다른 일부는 겪지 않는지, 그 이유는 아직 수수께끼다. 어쩌면 미래에는 알게 될지도 모른다.

대부분은 PMS를 의학적으로 치료받을 필요까지는 없다. 아마 자연스러운 호르몬 변화에서 비롯하는 듯한 가벼운 곤란들을 질병으로 여겨서 좋을 건 없기 때문이다. 앞에서 말했듯이, 가벼운 문제라면 거의 누구나 겪는다. PMS는 기본적으로 충분히 감당할 만하다. 감당하기 어려운 수준인 경우는 따로 대처할 방법이 있다.

PMS가 심한 경우, 개개인이 겪는 증상에 따라 치료법이 달라진다. 우울증이나 불안 장애를 겪는 사람에게 맞는 치료법은 생리통이 심한 사람에게 맞는 치료법과는 다를 것이다. 어떤 여성에게는 에스트로겐이 함유된 호르몬 피임제를 처방하여 생리를 아예 거르도록 하는 방법이 효과가 있다. 주로 정신적 문제를 겪는 여성에게는 항우울제가 도움이 될 수 있다. 생리통이 심한 여성들에게는 진통제를 처방한다.

성차별적 발언으로 돌아가서

여성을 깔아뭉개려고 생리를 들먹이는 사람들 이야기로 돌아가자. 착각은 자유겠지만, PMS를 겪는 여성이라고 해서 생리 전에 정신이 나가거나 합리적 사고 능력이 저하되는 건 아니다. 사실이 그런데도 굳이 생리를 들먹여서 여성에게 면박을 주고 싶어 하는 멍청한 인간이 있다면, 적어도 〈왜 그래, 생리 중이야?〉라고는 말하지 말아야 한다. 그럴 바에야 차라리 〈왜 그래, 곧 생리할 예정이야?〉라고 말하라. 느낌이 사뭇 다르긴 하지만, 굳이 그런 말로 남을 모욕하고 싶다면 최소한 과학적으로 정확하게 하라.

영원의 바퀴―호르몬과 생리 주기

대부분의 가임기 여성은 호르몬의 영향을 받아 한 달 단위로 돌아가는 주기를 몸으로 겪는다. 생리 주기 말이다. 기본적인 사실은 다들 알 것이다. 생리 주기 중 어느 시점에 난자가 나온다는 것, 그래서 적절한 (혹은 잘못된) 시점에 섹스하면 임신할 수 있다는 것, 생리가 터진 것은 이번 달에는 임신하지 않았다는 뜻이라는 것.

이 이상 더 알아야 할 게 있을까? 의대생들도 교과서에서 생리 주기를 설명하는 대목이 나오면 책을 덮어 버리기 일쑤다. 하물며 의대생들이 그런데, 보통 사람이 왜 알아야 할까? 우선, 이 내용은 여러분에게 유용하다. 둘째, 막상 살펴보면 꽤 재밌다. 셋째, 우리는 보통의 교과서 저자들보다 훨씬 쉽게 설명하겠다고 약속하겠다.

호르몬이라는 작은 신호 물질들이 어떻게 우리의 생리 주기를 다스리는지 알면, 여성이라면 누구나 겪는 일상적인 문제도 더 잘 이해할 수 있다. 우리는 늘 이런 질문들을 받는다. 〈호르몬 피임제는 원리가 뭔가요?〉 〈임신할 수 있는 기간이 정확히 언제죠?〉 〈생리에 영향을 미치는 요인들은 뭐죠? 그리고 여성만이 겪는 질병은 왜 발생하는 거죠?〉

호르몬—몸을 조종하는 물질들

앞에서 내부 생식기를 설명할 때, 난소는 에스트로겐과 프로게스테론이라는 두 여성 호르몬을 낸다고 말했다. 이제 그 호르몬들을 자세히 살펴보자.

최근 에스트로겐에게는 부당한 악평이 따라붙었다. 에스트로겐이 혈전증, 심한 기분 변화, 유방암, 기타 무서운 병들을 일으킨다는 소문이 파다하다. 하지만 에스트로겐은 사실 환상적인 호르몬이다. 에스트로겐은 전통적으로 여성다움과 관련된 특징들, 이를테면 풍만한 유방, 엉덩이, 부드러운 골반 곡선 등을 만드는 호르몬이다. 질 벽을 촉촉하고 두껍게 만들어 섹스를 즐겁게 하는 것, 자궁이 아기를 품을 수 있도록 만드는 것도 에스트로겐이다. 또 수염과 여드름을 억제해 준다. 그래서 트랜스젠더 여성은 전형적인 남성 체형에서 전형적인 여성 체형으로 몸을 바꾸고 싶을 때 에스트로겐을 쓴다. 그러면 체지방이 분포되는 패턴이 바뀌어서 남성에게 흔한 올챙이배가 사라지고 여성에게 흔한 유방과 엉덩이가 발달한다. 호르몬 하나가 그런 일을 해낼 수 있다니 놀랍다.

만약 당신이 언어 감각이 있는 사람이라면, 프로게스테론progesterone이 무슨 일을 하는 호르몬인지 이름에서 추측할 수 있을 것이다. 〈프로pro〉는 무언가를 위한다는 뜻이고, 〈제스테이션gestation〉은 임신이라는 뜻이다. 따라서 프로게스테론은 〈임신을 위한〉이라는 뜻이다. 몸이 수정란을 받을 채비를 할 때는 프로게스테론이 엄청 많이 필요하다. 물론 한 달에 한 번 그런 시기가 온다. 프로게스테론은 자궁 수축을 막음으로써 자궁이 자칫 수정란을 내보내는 불상사를 일으키지 않도록 하고, 자궁 내막을 수정란이 살기 좋은 환경으로 바꾼다. 자궁 내막의 분비샘으로 피와 점막을 잔뜩 내보냄으로써 아기가 영양분을 공급받을 수 있도록 만들어 둔다.

이밖에도 생리 주기에 관여하는 호르몬이 두 가지 더 있다. 둘 다 뇌하수체라는 기관에서 분비된다. 뇌하수체는 뇌 아래쪽에 있는 콩알만 한 분비샘으로, 우리가 성에 관한 글을 쓰는 사람들이라 보는 것마다 다 성기처럼 보이는지는 몰라도 꼭 음낭처럼 생겼다.

뇌하수체는 난포 자극 호르몬follicle-stimulating hormone, FSH 과 황체 형성 호르몬luteotropic hormone, LH 이라는 두 가지 생식기 관련 호르몬을 낸다. 간단히 설명하자면, 난포 자극 호르몬은 난자를 성숙시킨다. 난포 자극 호르몬이라는 이름은 난자가 난포라는 세포 덩어리 속에 들어 있기 때문에 붙었다. 황체 형성 호르몬의 주된 역할은 배란을 일으키는 것이다. 남성의 뇌하수체에서도 두 호르몬이 다 나오지만, 어쩐 일인지 이번만큼은 호르몬들의 이름이 여성의 몸에서 수행하는 기능에 따라 지어졌다. 의학계에서는 이런 경우가 극히 드물기에, 우리는 이 이름들이 엄청 멋지다고 생각한다.

자, 지금까지 생리 주기라는 쇼의 주인공인 여러 호르몬들을 만나 보았다. 그러면 이제 쇼 자체로 넘어가자.

생리 주기—28일, 그다음 또 28일, 그다음 또 28일!

생리 주기를 쉽게 이해하려면, 원형 달력을 그려 보면 된다. 주기 길이는 사람마다 다르고 한 사람이라도 매번 조금씩 달라지지만, 여기서는 일단 주기가 28일이라고 가정하겠다. 별다른 이유는 없고, 그저 28일은 4주로 깔끔하게 나뉘어 떨어지기 때문이다. 하지만 실제 주기는 보통 23일에서 35일 사이로 다양하고, 모두 정상이다.

다음 그림 속 원의 맨 위는 새 주기가 시작되는 시점이자 앞선 주기가 끝나는 시점이다. 따라서 새로 시작되는 날이라는 뜻에서 0일째라고 적었지만 이전 주기의 마지막 날이라는 뜻에서 28일째라고도 적었다. 한 주기의 시작은 늘 이전 주기의 끝과 맞물린다. 생리 주기는 끝없이 돌아가는 영원의 바퀴다.

언뜻 이해하기 어려울 수도 있다. 어떻게 주기의 시작과 끝이 동시에 벌어지지? 그러면, 생리 주기를 우리가 익숙한 또 다른 주기에 비교해 보자. 이 상황은 시계가 하루를 마치고 이튿날로 넘어가는 것과 똑같은 상황이다. 자정이 된 순간, 디지털 시계는 하루의 끝이라는 뜻에서 24:00라고 알려 주지만 새로운 하루의 시작이라는 뜻에서 00:00이라고도 알려 준다. 시계는 하루를 마치고 그다음 날로 넘어가는데, 정확히 자정이 된 순간에는 두 날짜 모두에 걸쳐 있다고 볼 수 있다. 사이에 빈틈은 없다. 생리 주기도 마찬가지다.

생리 주기를 설명할 때는 편의상 두 단계로 나눈다. 새 주기가 시작되면, 우선 난포기라는 단계가 온다. 난자를 담고 있는 난포가 성숙하여 배란을 준비하는 시기다. 그러다가 원의 맨 밑에 해당하는 14일째 무렵에 배란이 일어난다. 그다음부터는 2단계인 황체기다. 주기의 절반이 흐른 셈이고, 이때부터 이후 두 주 동안은 (즉 28일째까지는) 별다른 사건이 없다. 그러다가 28일째가 되면, 다시 0일째로 돌아간다. 새 주기가 시작되는 것이다.

그러면 이제 상황을 좀 더 복잡하게 만들어 보자. 주기가 30일이

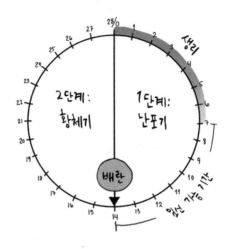

라면? 이 경우, 배란은 약 16일째에 벌어질 것이다. 아니, 왜 15일째가 아니죠? 30일을 반으로 나누면 15일째잖아요? 이렇게 묻는 사람이 있을지도 모르겠다. 왜냐하면, 배란 후 다음 생리가 터지기까지 걸리는 시간은 거의 변함없이 14일이기 때문이다. 몸이 스스로 임신했는지 안 했는지 알아내는 데 그만큼의 시간이 꼭 걸린다는 뜻이다. 생리 주기가 28일보다 더 길거나 짧다면, 달라지는 건 보통 배란 이전 기간의 길이다. 주기가 엄청나게 짧다면, 심지어 생리하는 도중에 배란할 수도 있다. 단 아무리 그래도 생리 첫날만큼은 배란하지 않는다. 그러니 만약 주기가 아주 들쭉날쭉하다면, 절대 배란하지 않았다고 확신할 수 있는 날은 생리 첫날뿐이다.

호르몬들의 춤

개요를 살펴보았으니, 진짜 흥미진진한 부분으로 넘어가자. 호르몬들이 생리 주기 중에 어떻게 활약하는가 하는 이야기다. 원의 꼭대기에서 시작하자. 생리가 터졌다. 당신은 1단계인 난포기의 첫날을 맞았다. 이때 자궁만 활약하는 건 아니다. 난소들과 (우리가 〈뇌의 음낭〉이라고 이름 붙인) 뇌하수체도 관여한다. 수정란을 받지 못한 자궁이 임신의 희망과 함께 자궁 내막을 쥐어짜서 몸 밖으로 내보내는 동안, 뇌하수체는 난포 자극 호르몬을 배출하기 시작한다. 뇌하수체는 포기를 모른다. 생리가 한창 진행 중인 와중에도 벌써 다음번에는 임신되기를 기대하면서 새 난자를 내보내려고 준비하니까. 앞에서 말했듯이 모든 난자는 난소에 있을 때 난포라는 주머니에 들어 있는데, 그 난포들은 난포 자극 호르몬을 접하면 성숙하기 시작한다. 생리 주기의 이 단계를 난포기라고 부르는 건 이 때문이다.

자, 뇌하수체가 분비한 난포 자극 호르몬의 자극을 받아서 난포들이 자라기 시작했다. 그런데 성숙하는 난포들은 스스로 에스트로겐을 생산한다. 그래서 난포들이 자라는 동안 혈중 에스트로겐 농도가 극적으로 높아진다. 게다가 난포가 크면 클수록 에스트로겐도 더 많이 생산된다. 그러면 자궁이 그 에스트로겐에 반응하여 자궁 내막을 키우기 시작한다. 자궁은 출혈을 멈추자마자 재건에 돌입하는 것이다. 자궁에게는 슬퍼하고 앉아 있을 시간이 없다. 자궁은 가련하게도 거의 매달 결국에는 실망하면서도 수정란을 받을 기회를 한 차례도 놓치지 않으려고 집착한다.

난포들과 자궁 내막이 성장하는 동안, 당신은 생리 주기에서 14일째를 맞는다. 배란이 일어나는 날이자 주기가 2단계로 넘어가는 날이다. 난포들은 속에 물이 꽉 찬 풍선처럼 불룩하게 부풀어, 금방이라도 터질 듯하다. 이 무렵의 난포는 에스트로겐을 엄청 많이 내놓기 때문에, 혈중 에스트로겐 농도는 하늘 높은 줄 모르고 솟구친다. 그리고 바로 이것이 뇌하수체가 기다려 온 신호다.

치솟은 에스트로겐 농도를 감지한 뇌하수체는 배란을 담당하는 호르몬인 황체 형성 호르몬을 분비하기 시작한다. 적은 양도 아니다. 황체 형성 호르몬이 갑자기 폭발적으로 쏟아진다. 만약 여러분이 임신하려고 애쓴 경험이 있다면, 황체 형성 호르몬 농도가 극적으로 높아지는 현상을 알 수도 있다. 시중에서 구할 수 있는 배란 검사기가 바로 이 황체 형성 호르몬의 농도를 소변에서 확인하는 원리이기 때문이다. 검사가 양성으로 나오면, 그것은 곧 황체 형성 호르몬 농도가 높아지기 시작했으니 금세 배란이 일어난다는 뜻이다. 다량 쏟아진 황체 형성 호르몬이 난포에 다다르면, 난포는 터져 버린다. 그래서 그 속에 아늑하게 담겨 있던 난자가 난포와 난소 밖으로 쫓겨난다. 난자는 한동안 난소 밖에서 자유롭게 떠 있지만, 곧 자궁관에 달린 손가락 같은 자궁관술들에게 잡아채여서 자궁관으로 들어간다. 그러고는 어쩌면 자궁관 속에서 기다리고 있을지도 모르는 정자들을 향해 헤엄쳐 간다. 당신은 이제 생리 주기의 절반을 마쳤다. 배란이 이뤄졌다.

이 대목에서 잠깐, 우리가 중학교 과학 수업에서는 배우지 못했던 난자에 관한 사실 두 가지를 살펴보고 넘어가자. 여러분도 정자들이 서로 치열하게 경주한다는 말은 들어 보았을 것이다. 정자들이 누가 누가 먼저 헤엄쳐 가서 얌전하게 기다리는 난자를 일등으로 수정시키는지 경쟁한다는 이야기다.

첫 번째 사실. 난자는 가만히 기다리고만 있지 않는 것이다. 언제 정자가 나타나려나 하고 파티장에서 초조하게 기다리고만 있지 않는다. 난자는 디바다. 그리고 대부분의 디바들이 그렇듯, 기다리는 이들의 애를 태우려고 일부러 파티장에 늦게 나타난다. 나중에 임신에 관한 대목에서 더 자세히 설명하겠지만, 임신하고 싶은 여성은 섹스를 배란 직전 며칠 내에 하는 게 좋다. 난자는 전혀 수동적이지 않다. 최소한 정자만큼은 적극적이다. 현실은 정자들이 난자를 향해 헤엄쳐 온다기보다는 난자가 자궁관에서 기다리는 정자들에게 천천히 다가간다는 편이 더 가깝다. 정자들은 자궁관에서 며칠째 오매불망 난자를 기다리고 있을 수도 있다.

두 번째 사실. 난자들 사이에서도 정자들처럼 치열한 경쟁이 벌어지지만, 어째서인지 학교는 그 사실을 가르쳐 주지 않았다. 난포 자극 호르몬은 매달 하나의 난포에만 영향을 미치는 게 아니다. 앞에서 말했듯이, 매달 1천 개 가까운 난포들이 동시에 성숙한다. 하지만 그 중에서도 가장 큰 것 하나만이 터져서 속에 든 난자를 내놓는 기쁨을 누린다. 나머지는 정자를 만날 기회를 누리지 못한 채 그냥 시들어 죽어 간다. 1천 개의 난포들이 경쟁한다니, 정자들의 경쟁에 비하면 시시하다고 느낄 수도 있다. 정자들은 수백만 개가 경합한다잖아! 하지만 남자는 하루에도 수백 개씩 새로 정자를 만드는 데 비해 여자는 태어날 때 평생 쓸 난자를 다 가지고 태어난다는 걸 명심하자. 그 귀한 걸 소진하는 것이다.

그러니 궁금하지 않을 수 없다. 대체 왜 (여성의) 난자는 수동적이고 (남성의) 정자는 적극적인 것처럼 묘사되지? 현실은 전혀 다른데? 그냥 푸념이다.

그만 생리 주기로 돌아가자. 당신은 이제 2단계에 접어들었다. 달력에서 15~28일째에 해당하는 기간, 즉 황체기다. 난자는 막 배란되었고, 자궁 내막은 난포들이 분비한 에스트로겐 덕분에 두껍게 자라 있다. 1단계를 통솔한 호르몬이 에스트로겐이었다면, 2단계의 스타는 프로게스테론이다. 프로게스테론은 배란된 난자가 그 전에 담겨 있었던 난포, 이제 터져서 너덜너덜해진 난포에서 분비된다. 난포는 형태와 색깔이 점차 바뀌어서 황체라고 불리는 작은 덩어리로 변하는데, 그냥 색깔이 노랗기 때문에 황체다. 가끔은 이렇게 단순한 작명도 있다.

앞에서 말했듯이, 프로게스테론은 〈임신을 위한〉 호르몬이다. 따라서 몸은 난자와 정자가 결합한 수정란을 받아 낼 준비에 막바지로 돌입한다. 프로게스테론은 자궁이 내막을 내보내지 못하도록 수축을 막고, 자궁 내막이 수정란이 살기에 아늑한 공간이 되도록 꾸민다. 황체가 내는 프로게스테론은 또 뇌하수체가 난포 자극 호르몬도 황체 형성 호르몬도 — 둘 다 새 난자가 성장하도록 자극하는 호르몬이다 — 분비하지 못하도록 막는다. 아직 수정란이 자궁으로 내려오고 있을지도 모른다는 희망이 살아 있는 기간이니, 새로 다른 난자를 준비시킬 필요는 없지 않겠는가.

황체에게는 안된 일이지만, 생리 주기의 2단계는 거의 대부분 황체의 비극적 자살로 끝맺는다. 방금 말했듯이, 황체가 프로게스테론을 내는 동안에는 뇌하수체가 난포 자극 호르몬도 황체 형성 호르몬도 내지 못한다. 문제는 황체가 계속 살려면 그 호르몬들이 둘 다 필요하다는 점이다. 한마디로 황체는 자신의 구명줄이 생산되는 것을 제 손으로 막고 있는 셈인데, 이 상황에서 황체가 구조될 방법은 수정이 일어나는 것밖에 없다. 따라서 대부분의 경우에 황체는 혹 수정란이 있으면 살려 줘야 한다는 이타적인 신념에서 자신을 희생하는 셈이다. 수정이 일어나지 않으면 황체는 결국 시들어서 죽고, 프로게스테론도 따라서 사라진다.

황체가 없으면 프로게스테론도 없으니, 이제 뇌하수체가 난포 자극 호르몬과 황체 형성 호르몬을 내지 못하도록 막는 장애물이 없다. 그래서 두 호르몬의 혈중 농도가 다시 높아진다. 난소에서는 난포들이 언젠가 터져서 제 속의 난자를 선택받은 정자에게 결합시킬 꿈을 꾸면서 성숙하기 시작한다. 한편 자궁은 프로게스테론이 없으면 두꺼운 자궁 내막을 유지할 수 없다. 수축이 저지되지도 않는다. 그 결과는 여러분도 알 것이다. 생리다. 생리 첫날이 돌아온 것이다. 주기의 맨 꼭대기로 돌아온 것이다. 이렇게 한 주기가 끝났지만, 이미 새 주기가 시작되었다.

그래서 정확히 언제 임신할 수 있죠?

여성이 자연적으로 임신하기 위해서는 반드시 섹스를 해야 하지만, 그 외에 나머지 조건들은 불확실한 면이 많다. 미국 리얼리티 TV 쇼 「패러다이스 호텔Paradise Hotel」에서, 한 번은 두 참가자가 피임 없이 섹스를 했다. 이튿날 아침 식사 자리에서 참가자들은 〈임신하면 어쩌지?〉 하는 주제로 활발한 토론을 벌였다. 그때 어떤 사람들은 여자가 생리를 막 끝낸 참이었기 때문에 괜찮다고 주장했고, 다른 사람들은 오히려 생리 직후에 임신할 가능성이 가장 높다고 주장했다. 혼란은 걷히지 않고, 결국 프로그램 제작진이 돈을 대어 응급 피임 조치를 마련해 주는 것으로 해결이 났다. 임신이란 어찌나 복잡한 일인지.

임신은 여성의 인생에서 분수령에 해당하는 사건이다. 임신될까 봐 두려워서 어떻게 하면 잘 피하나 고민하는 데 정신적 에너지를 쏟다가도 어느 시기가 되면 오히려 임신하고 싶어서 왜 이렇게 빨리 되지 않을까 하고 속을 끓인다. 임신은 인생에서 어느 단계에 있고 누구와 함께 있는가에 따라 우리에게 벌어지는 최악의 사건일 수도, 최고의 사건일 수도 있다. 그렇다면 목표가 서로 상반되는 두 집단에게 두루 유용한 말을 해주기가 어려울 것 같지만, 사실은 어렵지 않다. 당신이 임신을 막고 싶든 하고 싶든, 제일 좋은 방법은 어떻게 임신이 되는지를 정확히 아는 것이다. 그러면 우리는 정확히 어떻게 임신하게 되는가?

뻔한 사실부터 짚고 넘어가자. 당신이 애널 섹스(항문 성교)만 한 경우, 오럴 섹스(구강 성교)만 한 경우, 혹은 변기에 뿌려진 정액 위에 걸터앉은 경우(웩)에는 임신할 리가 없다. 반드시 질로 섹스해야 한다. 그건 확실하지만, 그다음은 좀 복잡하다.

남자가 오르가슴을 느끼면, 정자 수백만 개가 여성의 질로 분출된다. 하지만 대부분은 금방 죽는다. 섹스 후 질 밖으로 흘러나가는 것도 많고, 질 속의 구석진 곳으로 들어가는 것도 많다. 자궁 입구에 제대로 도달하는 정자는 극소수인 데다가, 타이밍도 좋아야 한다. 여느 때라면 자궁 입구는 높은 프로게스테론 농도에 반응하여 몸이 만들어 내는 젤라틴처럼 빽빽한 점액 마개로 막혀 있다. 그러다 배란이 다가올 즈음에야 점액 마개가 녹아서 자궁 안으로 들어가는 통로를 열어 준다. 여러분도 배란 며칠 전에 이 사실을 느낄지 모른다. 냉 형태가 좀 달라져서 찐득찐득한 점액이 섞여 나오기 때문이다. 달걀 흰자를 닮은 점액은 손가락으로 꼬집어서 죽 잡아 늘이면 엄청나게 길게 늘어난다. 궁금하면 직접 해보라.

배란이 다가오면, 프로게스테론 농도가 낮아지고 몸이 에스트로겐을 더 많이 생산하기 시작한다. 에스트로겐 농도가 높아지면 자궁 입구에서 젤라틴 같은 점액 대신 물처럼 묽은 액체가 만들어지고, 그래서 이제 정자들이 자궁 안으로 헤엄쳐 들어갈 수 있게 된다. 이 변화도 냉으로 알아차릴 수 있다. 배란일, 즉 임신 가능성이 가장 높은 시점에는 냉이 우유처럼 묽어진다.

그렇게 자궁이 열려서 정자 약 2백 개가 용케 자궁 안으로 들어갈 수 있는 기간, 즉 배란이 임박한 며칠 사이에 당신이 피임 없이 섹스했다고 하자. 정자들은 이후 2~7시간 동안 자궁 안을 헤엄쳐서 자궁관으로 올라간다. 자궁과 자궁관 속에서 잔잔한 파도처럼 이는 물결은 정자들이 헤엄쳐 올라가는 걸 도와준다. 이때 정자들이 두 자궁관 중 어느 쪽으로 가느냐도 중요하다. 거의 대부분의 배란에서는 난자가 한쪽 난소에서만 나오기 때문이다. 일단 자궁관으로 들어가는 데 성공한 정자들은 느긋하게 쉬면서 난자가 나타나기를 기다린다. 이제 여러분도 알겠지만, 난자가 파티의 주인공이라서 그렇다. 난자는 정자들이 기다리게 한다. 정자들은 자궁이나 자궁관 속에서 보통 48시간쯤 살 수 있다. 하지만 어떤 경우에는 성교 후 5~7일 뒤에 살아 있는 정자가 발견되기도 한다. 참 끈질긴 녀석들이다!

마침내 배란이 되면, 난자는 자궁관 속으로 까딱까딱 흘러와서 기다리는 정자들에게 다가온다. 이때 정자 하나가 난자와 결합하면 수정이 이뤄진 것이고, 배아의 전 단계인 접합자가 만들어진다. 간혹 한 번의 배란에 난자 두 개가 배출되는 경우가 있다. 그러면 이란성 쌍둥이가 만들어진다. 여성의 나이가 많을수록 이런 일이 더 자주 발생하고, 또한 이것은 유전적 특질이기 때문에 한 집안에 쌍둥이가 여러 쌍 있는 경우가 흔하다. 이보다 더 드물게 발생하는 일이지만, 가끔은 일란성 쌍둥이도 만들어진다. 이것은 접합자 하나가 수정 직후에 서로 똑같은 두 덩이로 갈라져서 생기는 일이다.

수정란은 수정 후 하루가 지난 뒤에도 아직 자궁관을 떠내려오고 있겠지만, 세포들은 이때부터 분열하기 시작한다. 그래도 아직은 당신이 꼭 임신한다는 보장은 없다. 임신이 이뤄지려면, 자라나는 세포 덩어리가 자궁까지 다 내려온 뒤 적절한 시점에 자궁벽 점막에 잘 붙어야 한다. 그리고 세포 덩어리가 잘 안착했다는 사실을 자궁이 사람 융모성 생식샘 자극 호르몬human chorionic gonadotropin, hCG이라는 호르몬으로 몸에게 알려 주어야 한다. 임신 검사기가 소변에서 감지하는 것이 바로 이 호르몬이다. 이 호르몬은 황체가 계속 살아서 프로게스테론을 계속 생산하도록 만든다. 만약 이런 신호가 제때 주어지지 않으면, 수정란은 다음 생리 때 생리혈과 함께 씻겨 나간다. 당신은 수정란이 있었다는 사실조차 모를 것이다.

수정란이 자궁 내막에 착상하기까지는 수정으로부터 7~10일이 걸린다. 그때서야 당신은 임신한 것이다. 이후 9개월에 걸친 임신 기간은 너무나 긴 여정이니, 우리는 그냥 넘어가겠다. 임신에 관한 책은 달리 많으니까, 필요하다면 찾아보라.

「패러다이스 호텔」 커플 이야기로 돌아가자. 여성이 생리를 막 끝냈을 때 섹스할 경우 임신 가능성이 있을까? 아기를 가지려고 애쓰는 커플을 대상으로 한 조사에 따르면, 배란 무렵의 엿새 동안 섹스한 커플만이 임신에 성공했다. 엿새란 배란 이전 닷새에 배란 당일을 더한 것이다.[19] 배란 전날이나 당일에 섹스한 커플 중에서는 30퍼센트가 임신했고, 배란 닷새 전에 섹스한 커플 중에서는 10퍼센트가 임신했다. 즉, 배란일로부터 한참 전에 섹스하더라도 그중 많은 수가 임신할 수 있다. 앞에서 말했듯이, 정자는 여성의 몸속에서 최장 일주일을 생존할 수 있다. 따라서 이론적으로는 배란 전 일주일과 배란 후 하루를 합하여 총 여드레 동안 임신할 수 있다. 요컨대, 생리 주기마다 8일씩 임신 가능 기간이 있다. 하지만 대부분의 여성은 자신이 언제 배란하는지 알지 못하므로, 문제의 「패러다이스 호텔」 출연자가 위험한지 아닌지 알려면 그의 생리 주기가 며칠인지 헤아려 보아야 한다.

앞에서 설명했듯이, 배란은 보통 다음번 생리 시작일로부터 14일 전에 일어난다. 만약 당신의 생리 주기가 늘 정확히 28일이라면, 배란은 늘 주기 한중간인 14일째, 즉 다음번 생리 시작일로부터 두 주 전에 벌어질 것이다. 그리고 임신 가능 기간이 8일이라고 했으니, 당신이 임신할 수 있는 기간은 생리 주기 중 8일째부터 15일째까지다.

「패러다이스 호텔」 출연자가 28일의 안정된 생리 주기를 가진다고 가정하자. 생리 기간은 1일째부터 7일째까지 총 7일이라고 가정하자. 그렇다면 그는 생리가 끝난 뒤 딱 하루만 지나도 임신할 가능성이 있다. 따라서 가령 생리 후 닷새째에 섹스했다면, 임신할 가능성이 상당히 높다. 이런 주기에서는 생리 직후에 피임 없이 섹스하는 것이 절대 안전하지 않다. 하지만 다음번 생리 시작일로부터 일주일 전의 기간이라면 — 21일째부터 28일째 사이라면 — 안전할 것이다. 결론적으로, 「패러다이스 호텔」 아기가 탄생하지 않았던 것은 응급 피임 조치 덕분이었거나 순전한 운 덕분이었을 것이다.

이처럼 우리가 매 생리 주기마다 여드레씩만 임신할 가능성이 있다고 하면, 안전한 기간을 계산하기가 식은 죽 먹기처럼 쉽지 않나 싶겠다. 문제는 생리 주기가 완벽하게 고정된 여성은 거의 없다는 점이다. 여러분도 생각해 보면 수긍할 것이다. 자신이 이번 달에 평소보다 더 일찍 배란할지 더 늦게 배란할지 미리 알 방법은 없으므로, 현실적으로는 임신 가능 기간을 8일보다 더 넓게 잡아야 한다. 배란이 앞이나 뒤로 이틀만 당겨지거나 밀리더라도, 안전하지 못한 기간은 12일로 늘어난다. 그런데 실제 많은 여성은 주기가 이보다 더 들쭉날쭉하다. 게다가 만약 당신이 생리 중에는 섹스하기 싫어하는 사람이라면, 피임 없이도 임신 위험이 없다고 확신하고 섹스할 수 있는 기간은 겨우 며칠로 줄어든다. 한마디로, 늘 피임하는 편이 분별 있는 판단이다.

3
섹스

세상이 시작된 시점부터 우리 인간들 모두가 공통적으로 해온 일이 하나 있다면, 그건 섹스다. 우리 중 대부분은 섹스를 했거나 할 것이다. 혼자서든 남들하고든. 섹스가 없다면 지상에는 더 이상 인간이 없을 것이고, 그나마 있는 인간도 훨씬 더 지루하게 살지 않을까. 섹스는 인간이 하는 가장 자연스러운 일 중 하나다. 우리가 섹스하는 방식조차도 — 동성애든 이성애든 — 다른 동물과 크게 다르지 않다.

차이라면 인간은 섹스를 부끄러워하는 유일한 종이라는 것이다. 우리는 섹스했다는 사실을 숨긴다. 최소한 보통은 그렇다. 이 비밀스러움 때문에, 섹스는 늘 불확실성의 안개에 가려져 있다. 우리는 남들이 어떻게 하는지 잘 모르고, 자신의 욕망이 정상인지 아닌지 모르고, 자신이 그럭저럭 잘하고 있는지 확신도 없다. 섹스는 둘이서 하는 일이지만, 얄궂게도 꽤 외로운 일이다. 성생활을 갓 시작한 사춘기에는 특히 그렇다.

요즘은 섹스에 대한 글이 사방에 있다. 젊은이들은 포르노를 많이 본다. 섹스 동영상이 소셜 미디어에 돌아다니고, 10대들은 발기한 음경과 도드라진 젖꼭지 사진을 사귀는 사람에게 보낸다. 우리는 역사상 가장 공공연히 성애화된 사회에서 산다고 말해도 과언이 아니다.

그런데 이 때문에 희한한 이중성이 생겼다. 우리는 성적 흥분, 성욕, 몸에 관해서 유례없이 많은 자극과 통찰을 쉽게 받는다. 마우스 클릭 한 번이면 지식이 쏟아진다. 하지만 이런 개방성이 우리를 더 자신감 있게 만들어 주지는 않는 듯하다. 오히려 그 반대인 것 같다.

문제는 우리가 접하는 건 죄다 꾸며진 모습이라는 점이다. 섹스에 대한 이상은 높아졌지만, 우리 마음에는 여전히 불안이 있다. 자신이 언제 흥분하는지 숨기고 싶지만, 환경은 우리에게 그런 것까지 낱낱이 공개해야 한다고 몰아 댄다. 그런 대비가 가끔은 버거울 지경이다. 그래서 많은 여성이 자신은 성욕이 너무 부족하다고 여기고, 흥미진진한 섹스를 못 하고 있다고 여기고, 오르가슴을 너무 적게 겪는다고 여긴다.

우리는 현실을 제대로 이해할 필요가 있다. 그래서 이번 장에서 〈보통의 성생활〉이 어떤 모습인지 이야기해 보고 싶다. 〈보통〉이라고 해서 그 외의 모습은 다 틀렸다거나 창피하게 여겨야 한다는 말은 아니다. 다만 가장 많은 사람이 행하는 방식이라는 말일 뿐이다. 성생활에는 무수한 형태가 있고, 그중 당신에게 알맞은 형태는 오직 당신만 안다. 우리는 그저 섹스에 대한 사람들의 생각을 약간 바꾸고 싶고, 여러분이 만족스럽고 편안한 성생활을 할 수 있도록 몇 가지 팁을 드리고 싶다.

첫 경험

인생에서 첫 경험, 즉 첫 섹스만큼 신화의 베일에 가려진 경험도 또 없을 것이다. 자신과 상대의 수행 능력에 대한 기대는 하늘을 찌를 듯하지만, 정확히 어떤 일이 벌어질지는 예상하기 어렵다.

그래서 어떤 사람은 첫 섹스를 한 뒤 자기 자신이나 파트너에게 실망한다. 당신은 오르가슴을 느끼지 못했는가? 어디서 읽었던 체위를 실제로 해내기가 어렵던가? 남자 친구의 음경이 10초 만에 축 늘어져 버렸는가? 그녀가 당신의 음핵을 만져 주지 않았는가?

용기를 내자! 섹스도 인생의 다른 일들과 다르지 않다

연습 없이 처음부터 잘할 수는 없고, 상대도 마찬가지다. 첫 경험이 완벽할 수 없다는 사실을 명심해야 하지만, 기대치를 좀 낮춘다면 그래도 꽤 긍정적인 경험이 될 수 있다. 누가 뭐래도 누구나 처음은 있는 법 아닌가. 여러분의 첫 섹스가 가급적 좋을 수 있도록, 우리가 첫 섹스에 관한 정보를 모아 보았다.

노르웨이 영화 「베아의 첫날밤 소동Bare Bea」에서는 오슬로에 사는 고등학교 1학년 아이들이 나온다. 베아는 친구들 중 유일하게 아직 〈해본 적〉 없는 아이다. 베아의 여자 친구들 사이에는 〈해본 애〉 반열에 마침내 끼게 되면 동네 제과점의 마지팬 케이크를 한 조각 사 먹는다는 의식이 있다. 베아는 열여섯 하고도 9개월이고, 섹스를 하느냐 못 하느냐에 인생이 달린 것처럼 느낀다. 제과점 쇼윈도의 마지팬 케이크가 베아를 부른다. 하지만 〈남들은 다 했는데〉 하는 생각으로 자신도 얼른 해치워야 한다고 초조해하는 아이가 베아만은 아니다.

여러분도 그런 경우라면, 통계를 좀 살펴보면 좋을 것이다.

유럽 여성은 평균적으로 17세 무렵에 첫 섹스를 한다. 하지만 이 것은 평균일 뿐, 데드라인은 아니다.[1] 어떤 사람들은 그보다 더 이르 게 시작하고, 어떤 사람들은 더 늦게 시작한다.* 노르웨이에서는 젊 은이의 20퍼센트만이 16세 이전에 섹스를 시작한다. 그러니 젊은이 5명 중 4명은 고등학교나 대학교에 입학할 때 섹스를 해보지 않았다 는 뜻이다. 달리 말해, 베아가 케이크 한 조각 때문에 서두를 필요는 없다.

평균 나이를 아는 건 좋지만, 당신의 첫 경험은 당신과 파트너 사 이의 일이라는 사실을 명심해야 한다. 둘 다 준비가 되었을 때 섹스 를 시작해야 한다. 당신이 만약 욕구를 느끼고(욕구는 머릿속 생각이 다), 성적으로 흥분한다면(흥분은 육체의 반응이다), 그때 당신은 준 비가 되었다고 할 수 있다. 이따금 생각과 몸이 따로 노는 경우가 있 는데, 그럴 때는 좀 더 기다리는 것도 좋은 생각이다. 우리가 언제 누 구 때문에 흥분하는가 하는 양상은 사람마다 다르다. 어떤 사람은 16세가 되기 전에 준비되었다고 느끼고, 어떤 사람은 고등학교 1학 년일 때 느끼고, 또 어떤 사람은 20세나 30세, 심지어 그보다 더 나이 들 때까지 기다린다.

많은 사람이 첫 경험을 보통 자신과 나이가 비슷한 또래와 하지만, 꼭 그래야 하는 건 아니다(성관계 동의 연령을 넘은 상대이기만 하다 면 괜찮다). 어떤 사람은 여성 혹은 남성 애인과 하고, 어떤 사람은 하

* 국내의 경우 남성은 평균적으로 21.8세, 여성은 23.9세에 처음 성관계를 경험한 것으로 조사된다. (출처: 2015 전국 성 의식 조사)

114

룻밤 상대와 하고, 어떤 사람은 남성 혹은 여성 친구와 한다. 어떤 사람은 침실에서 하고, 어떤 사람은 야외 페스티벌에 설치된 이동식 화장실 뒤에서 한다. 관련된 사람들 모두가 기꺼이 하고 싶어 하는 상황이기만 하다면, 어떤 상황이라도 틀린 건 아니다.

단 카르다몸 규칙을 잊지 말자.* 당신과 파트너가 아무리 몸이 달아서 지금 당장 하고 싶더라도, 남들을 방해하지 않는 때와 장소를 기다렸다가 하는 편이 좋다. 예를 들면, 비행기 좌석에서 섹스하는 커플 옆자리에 앉아 있는 건 즐거운 경험이 못 된다. 엘렌이 뉴욕행 비행기에서 몸소 겪어 본 일이기에 보장한다. 그 연인이 영어도 노르웨이어도 못하는 척했지만 누가 봐도 뻔히 크리스티안산(노르웨이 남부 도시) 출신이란 걸 알 수 있다는 사실이 인내의 한계를 넘게 만드는 결정타였다. 제발 남들을 존중하라.

그런데 어떤 행위를 해야 첫 경험을 했다고 할 수 있는지, 어떤 상황에 〈처녀〉라고 할 수 있는지 궁금해하는 사람이 많다. 뭔가 성적인 행동을 하고도 여전히 처녀일 수 있나요? 질을 안 쓰고 항문으로만 섹스했다면 여전히 처녀인가요? 입이나 손가락으로만 한 건 어떤가요? 어떤 게 진짜 섹스인가요? 답은 우리도 모르지만, 우리는 사람들이 이런 문제에 이름표를 붙이는 일에 지나치게 집착한다고 생각한다. 틀린 섹스나 옳은 섹스란 없다. 최소한 〈진짜〉 섹스와 〈덜 진짜〉 섹스란 건 없다. 당신의 성생활에 관련된 용어는 직접 정해야 한다.

* 카르다몸 규칙은 토르비에른 엥네르Thorbjørn Egner의 어린이책 『카르다몸에 도둑들이 왔을 때 *Folk og røvere i Kardemomme by*』에서 나온 말로, 대충 설명하자면 이렇다. 〈남들을 성가시게 만들지 말라. 당신이 하고 싶은 걸 제멋대로 다 하려 들지 말고, 반듯하고 친절한 태도를 지키라.〉 — 원주.

첫 섹스도 한 가지만이 아니다. 섹스에는 입으로 하는 섹스, 손가락으로 하는 섹스, 질로 하는 섹스, 항문으로 하는 섹스 등등이 있다. 전통적인 질 성교를 하지 않고도 환상적인 섹스를 할 수 있다. 생각해보라. 레즈비언을 가리켜서 남자와 질로 섹스하기 전에는 처녀라고 말하는 건 말도 안 되는 소리가 아닌가.

요즘 아이들은 대부분 섹스가 뭔지 대충이라도 안다. 학교의 성교육 덕분은 아니다. 대부분의 아이들은 포르노에서 섹스를 접한다.[2] 그럼에도 불구하고(어쩌면 그렇기 때문이라고 말하는 게 옳을 수도 있다), 많은 아이들은 첫 경험을 하기 전에 자신이 해낼 수 있을까 걱정한다.

섹스를 처음 할 때는 몸짓이 어색하게 느껴지리라는 걸 예상해야 한다. 아무리 애쓰더라도, 포르노 영화에서 본 것처럼 되지는 않을 것이다. 영화가 다 그렇듯이 일부 포르노 영화는 특수 효과를 쓴다. 따라서 화면에 보이는 건 현실과는 좀 다른 데다가, 아예 말도 안 되는 가짜 장면도 돌아다닌다. 그러니 비록 포르노가 현실에 바탕을 두고 만들어진 것이기는 해도 여러분이 포르노에서 봤던 일들을 다 해내는 건 애초에 불가능하다. 영화 「호빗The Hobbit」 시리즈와 비슷하다고 보면 된다. 혹 영화에 나오는 것 같은 산이 현실에도 있을지 모르지만, 그렇다고 해서 거기에 꼭 용이 살지는 않을 것이다. 만에 하나 용이 살더라도, 그 용이 꼭 베네딕트 컴버배치Benedict Cumberbatch의 목소리로 말하지는 않을 것이다.

포르노 배우는 일종의 극한 스포츠 선수로 봐야 한다는 점도 명심하자. 그들은 그런 일을 수없이 해본 사람들이다. 미국 스키 선수 린지 본Lindsey Vonn이 활강하는 모습을 보면 세상에 그렇게 쉬운 일이 또 없는 것 같지만, 여러분이 스키를 처음 신은 날 똑같이 하려고 들었다가는 목이 부러질 것이다.

당신이 미국의 유명 포르노 배우 스토야Stoya처럼 할 수 있을 거라고는 기대하지 말라. 첫 시도에서 『카마수트라Kamasutra』에 나오는 고급 체위를 해낼 수는 없다. 평생 가도 못할 수 있는데, 그래도 괜찮다. 그런 걸 할 줄 알아야만 좋은 섹스를 하는 건 아니다. 처음엔 무척 어색하겠지만, 처음은 원래 그렇다. 그게 첫 경험의 매력이다. 틀림없이 자신에게 팔이 하나 더 달린 것처럼 느끼거나 다리 두 개로는 모자란 것처럼 느끼겠지만, 연습하다 보면 차차 편해진다.

자신에 대한 기대를 낮추는 데 그쳐서는 안 된다. 상대도 좀 봐줘야 한다는 걸 잊지 말자. 두 사람이 처음 섹스할 때, 상대는 당신이 뭘 좋아하는지 모를 것이다. 그리고 당신만큼 초조할 것이다. 아무튼 끝내고 나서 함께 검토해 보는 것도 좋다. 어떻게 할 때 좋았지? 우리가 또 하게 될까? 또 한다면, 서로 어떻게 좀 다르게 해야 할까?

거기에 뭘 어떻게 집어넣죠?

섹스의 형태는 다양하다. 그런데도 질 성교만 지나치게 강조하는 것은 많은 사람을 배제시키는 일이다. 이성애가 규범인 우리 사회에서 섹스란 반드시 남녀가 하는 일로 보이겠지만, 사실은 전혀 그렇지 않다. 영국에서는 전체 여성 중 약 18퍼센트가 같은 젠더의 사람과 성적 경험을 나눈 적 있다고 한다.[3]* 그럼에도 불구하고, 질로 하는 첫

---

* 국내에서는 여성 청소년의 경우 1.1퍼센트가 동성과의 성적 접촉을 경험했다. (출처: 2015 전국 성 의식 조사)

섹스에 대해서 잠깐 이야기하고 넘어가겠다. 질 성교가 유일한 방법이라서가 아니고, 우리가 받는 질문 중 그 형태에 관한 것이 가장 많기 때문이다.

엄청나게 많은 여자아이들이 질 성교를 시작하기 전에 다음과 같은 질문을 스스로에게 던진다. 〈피가 날까? 아플까?〉 자신의 질이 너무 **빡빡**하면 어쩌나 걱정하는 사람도 많다. 〈거기에 뭘 어떻게 집어넣지? 나는 탐폰도 못 넣겠던데!〉

음경처럼 큰 물체를 질에 넣는다는 걸 놀랍게 여길 수도 있지만, 사실 공간은 충분하다. 질은 신축성이 어마어마하고, 흥분했을 때는 사방으로 확장한다. 어떤 사람은 섹스 경험이 없는 여성의 질은 경험이 있는 여성의 질보다 더 **빡빡**할 거라고 믿는다. 섹스를 많이 할수록 질이 더 헐거워진다는 이야기도 들어 보았을 것이다. 하지만 전혀 사실이 아니다.

질은 강력한 근육질 관이고, 조이는 정도는 당신 스스로 조절할 수 있다. 이전에 아무리 많은 음경이나 딜도를 집어넣었더라도 그것과는 무관하게 늘 가능하다. 긴장을 확 풀면 음경이 미끄러져 들어가기가 쉽지만, 질을 꽉 조이면 음경이 아니라 다른 무엇도 들어가기 어려울 수 있다. 섹스를 무수히 해본 사람이라도 여전히 질을 조여서 더 좁힐 수 있다. 섹스 중에 질 근육을 활용하면, 질과 음경이 마찰하는 정도를 조절할 수도 있다. 시험해 보라!

많은 여자아이들이 첫 섹스 전에 긴장한다. 기대의 압박이 워낙 크다 보니 당연한 일이다. 하지만 너무 긴장할 경우, 첫 경험이 불쾌해질 수도 있다. 긴장하면 무의식적으로 질 근육을 조이기가 쉽고,

그러면 그 속으로 무엇이든 들어가기가 어렵다. 심지어 아플 수도 있다.

여성이 흥분할 때는 성기가 반응하여 질 분비물을 더 많이 낸다. 미끄러운 분비물은 몸의 천연 윤활제로 기능한다.[*] 그런데 스트레스를 너무 많이 받으면, 몸이 잘 젖지 않는다. 섹스를 하고 싶더라도 그렇다. 하고 싶은 일임에도 긴장 때문에 당신의 몸이 협조해 주지 않는 상황이 되는 것이다.

질이 건조하거나 자신도 모르게 조이게 되면, 질 벽에 상처가 나서 피가 날 수 있다. 위험하진 않지만 불쾌하고 따갑다. 비법은 처음에는 느긋하게 시작하는 것이다. 키스와 전희에 시간을 충분히 쏟으면, 근육이 더 쉽게 풀어진다. 정말로 달아오를 때까지 시간을 들이면, 질이 더 촉촉해진다.

어떤 여자아이들은 아무리 긴장을 풀고 전희에 시간을 쏟고 진심으로 섹스를 하고 싶어도 잘 젖지 않는다. 반면에 어떤 여성들은 딱히 흥분하지 않았는데도 젖는다. 우리의 뇌와 성기가 늘 마음이 맞는 건 아니기 때문이다. 다행인 점은 질의 천연 윤활액을 대신할 대안이 있다는 것이다. 침을 발라도 좋고, 슈퍼마켓이나 약국에서 파는 윤활제를 발라도 좋다. 윤활제는 많은 사람들의 경험을 향상시켜 줄 수 있으니, 자신의 몸이 어떻게 반응할지 알 수 없는 첫 시도 때는 사전에 준비해 놓는 것도 좋다.

---

[*] 이것은 모든 여성에게 해당되는 말은 아니다. 흥분하는데도 젖지 않을 수 있고, 젖지 않는데도 흥분할 수도 있다. 성욕이 전혀 없는데 젖을 수도 있다. 이 이야기는 성욕을 다루는 부분에서 더 자세히 하겠다 — 원주.

그리고 질 막이 있다. 유감스럽게도 처녀막이라고도 불리는 막, 질에서 가장 좁은 부위에 해당하는 막이다(31면을 보라). 우리는 이미 질 막 이야기를 길게 나누었지만, 그래도 요점을 반복해 보겠다. 첫 섹스 때 반드시 질 막에서 피가 나는 건 아니다. 피가 날 확률과 나지 않을 확률이 대충 반반이다. 그리고 섹스 후 누가 당신의 성기만 보고 당신이 성 경험이 있는지 없는지 알아낼 수는 없다. 질을 다 막은 막 같은 건 애초에 없고, 따라서 뭔가 터질 일도 없다. 그냥 고리 모양의 탄력 있는 조직이 좀 붙어 있을 뿐이다. 그러니 질 막 걱정에 에너지를 낭비하지 말자. 잠을 설칠 가치도 없다. 그 대신 더 중요한 문제들, 가령 지구 온난화나 난민 문제나 학교의 부족한 성교육 문제 같은 걸 고민하자.

조언과 요령

이제 여러분은 여성이 섹스할 때 질이 어떻게 되는지 배웠다. 하지만 현실적인 관점에서, 대체 어떻게 행동해야 좋을까? 여러분이 남자와 처음 질 성교를 할 때 어떻게 하면 좋은지, 엄밀하게 기술적인 관점에서 두 가지 조언을 드릴까 한다. 하지만 이와는 다른 제3의 방법을 선택해도 괜찮다. 당신의 질이니까 당신 마음이다. 어떤 방법이라도 똑같이 좋을 것이다.

첫 번째 방법은 그야말로 전통적인 방식이지만 확실히 고려해 볼 만하다. 정상 체위(정상위)는 포르노에는 잘 나오지 않는다. 성기가 잘 안 보이기 때문이다(성기가 드러나지 않으면 포르노가 아니지 않겠는가). 하지만 현실에서 첫 경험을 할 때는 정상 체위야말로 제일 좋은 방식이다. 이렇게 하면 된다. 당신(여성)은 등을 대고 눕고, 남자는 당신의 다리 사이에 엎드려서 서로 가슴과 배를 마주한다. 남자가 음경을 당신의 질에 넣고, 당신의 몸 위에서 앞뒤로 움직인다. 당신의 처지에서는 그다지 활동적인 체위가 못 되지만, 정상 체위로 시작하는 게 좋은 데는 몇 가지 이유가 있다. 우선, 둘 다 상대의 몸을 전부 다 볼 수 있고 만질 수 있다. 섹스하면서 키스할 수도 있다. 또 중요한 점은 서로 반응을 관찰할 수 있으므로 상대가 즐기는지 확인할 수 있다. 둘 다 초조하기 쉬운 첫 경험에서는 이 점이 특히 중요하다. 눈이 자주 마주쳐서 어색하다면, 그냥 눈을 감으면 된다.

어떤 사람은 통제력을 남에게 넘기는 걸 두려워한다. 직접 통제하고 싶어 한다. 남이 모는 차를 타면 오히려 겁을 먹어서 뒷좌석에서 운전자에게 이래라저래라 훈수를 놓고야 마는 사람들이다. 당신도 그런 타입인가? 그렇다면 섹스도 당신이 통제력을 쥐는 편이 낫다. 우리는 당신을 위로 올려 주겠다. 남자가 등을 대고 눕고, 당신이 그의 몸 위에 앉는 것이다. 정상 체위를 뒤집은 것과 비슷하다. 당신은 남자의 엉덩이 양옆에 무릎을 대고, 그의 음경 위에 앉는다. 몸을 지탱하고 싶다면 팔뚝이나 손을 침대에 붙여도 된다. 사람들은 이 체위를 〈여자가 남자를 타는〉 체위 혹은 카우걸 체위라고 부르지만, 그렇다고 해서 당신이 꼭 말 타는 것처럼 상체를 똑바로 세우고 앉을 필요는 없다. 똑바로 앉을 경우 몸이 너무 많이 노출된다고 느낀다면, 상체를 앞으로 약간 기울이면 된다. 편한 상태를 찾았다면, 이제 말을 탈 차례다. 이때는 주로 당신이 움직여야 한다. 그러면 음경이 질에 어떤 각도로 얼마나 깊이 들어가는지, 얼마나 빠르게 할지를 통제할 수 있다. 이 점이 위에 앉는 것의 이점이다. 정상 체위처럼 이때도 서로 상대의 얼굴을 볼 수 있다. 이 점이 좀 두렵게 느껴질 수도 있겠지만, 서로 좋은지 나쁜지를 소통하기에는 훨씬 낫다.

모든 섹스가 반드시 오르가슴으로 끝나는 건 아니다. 포르노나 할리우드 영화를 보면 그런 인상을 받겠지만, 현실은 다르다. 이것은 남자도 여자도 마찬가지다. 오르가슴은 연습해서 얻게 되는 것이지, 당신이든 상대이든 첫 섹스에서 당연히 기대할 수 있는 건 아니다. 오르가슴을 느끼려면, 우선 자신의 몸을 잘 알아야 하고 안전하다고 느껴야 한다. 이런 이유 때문에, 어떤 여성들은 관계를 오래 유지해 온 상대와의 섹스에서 오르가슴을 더 쉽게 얻는다.

자신의 몸을 아는 방법으로 또 중요한 것은 자위다. 많은 여성이 파트너와 함께 섹스할 때는 몇 년이 걸려서야 오르가슴을 느끼지만, 혼자 할 때는 그보다 더 쉽게 절정에 오른다. 하지만 자위에서도 연습이 완벽을 만든다! 이 이야기는 뒤에서 다시 하겠다.

파트너와의 소통도 중요하다. 바라는 것이 있다면 꼭 상대에게 말하라. 하지만 상대가 당신에게 반드시 오르가슴을 안겨 주리라고 기대하지는 말자. 스스로 문제를 처리해도 전혀 이상할 것 없고, 완벽하게 괜찮은 일이다. 파트너와 함께하는 섹스라고 해서 자신에게 관심을 쏟는 일을 동시에 하지 말라는 법은 없다. 당신이 스스로 하는 모습을 상대에게 보여 줄 수도 있지 않은가. 물론 상대도 자신이 좋아하는 방식을 당신에게 보여 줄 수 있다.

피임을 잊지 말라

섹스는 재미있는 일이다. 하지만 재미있는 일들이 대개 그런 것처럼, 섹스에도 위험이 따른다. 안전벨트와 자전거 헬멧이 부상의 위험을 줄이듯이, 피임은 성 매개 감염병과 임신의 위험을 줄인다.

피임은 단연코 공동의 책임이다. 섹스가 두 사람이 하는 일이라면, 피임도 당연히 두 사람이 하는 일이다. 그래도 상대가 꼭 준비해 올 것이라고 예상하는 게 합리적이지 않을 때도 있다. 따라서 우리의 조언은 늘 당신이 스스로 준비하라는 것이다. 혹시 이 글을 읽는 남자들이 있다면, 그들에게도 똑같이 말하겠다. 당신뿐 아니라 상대도 준비해 온다면, 그건 좋은 징후다. 분별력이 있는 상대를 만났다는 뜻이니까.

피임에는 계획이 필요하다. 그러니 첫 경험을 하기 전에 일찌감치 공부해 두라. 의사나 간호사를 찾아가서 조언을 구하는 게 좋고, 이 책의 피임 부분도 읽어 보라. 여러분이 알아야 할 내용을 모두 적어 두었다. 우리는 임신 방지 효과가 뛰어난 다른 피임 장치와 콘돔을 함께 쓰기를 권한다. 지금으로서는 거의 모든 피임 방법이 여성이 시행하는 방식이지만, 다행히 남성이 시행하는 방법들도 한창 개발되고 있다. 현재로서는 성 매개 감염병을 예방해 주는 피임법은 콘돔뿐이다. 모쪼록 콘돔을 사용하되, 한창 하는 도중에 콘돔이 망가지지 않도록 이 책에 나오는 콘돔 사용법을 잘 읽어 두라(190면을 보라). 만일의 사태에 대비하여 사후 피임약을 마련해 두는 것도 좋다. 사후 피임약 이야기도 뒤에 나온다.

자, 당신이 섹스를 할 마음이 들었고 피임 도구도 마련해 두었다면, 한번 시도해 보라. 당신이 준비가 되었는지 안 되었는지는 세상에서 오직 당신만 안다. 하지만 우리가 줄 수 있는 조언이 있기는 하다. 첫 경험은 말 그대로 첫 경험으로 받아들이라는 것이다. 당신은 앞으로 더 많이 하게 될 것이다. 그러면서 차츰 능숙해질 것이고, 점점 더 좋아질 것이다.

애널 섹스

우리는 앞에서 〈또 다른 구멍〉을 이야기할 때 손에 땀을 쥐게 하는 조마조마한 대목에서 말을 뚝 끊었다. 항문 주변과 안쪽 가까운 곳에는 자극을 기다리는 신경 종말이 잔뜩 있다고 말했고, 어떤 사람들은 그 신경 종말들을 파티에 초대할 때 성생활의 지평이 넓어진다고 느낀다고 말했다(39면을 보라).

좋아, 항문에도 신경 종말이 잔뜩 있단 말이지. 하지만 그걸 어떻게 자극하지? 〈또 다른 구멍도 파티에 초대한다〉는 게 말이 좋지, 지나치게 낙천적인 소리가 아닌가 싶을 것이다. 많은 사람이 애널 섹스를 겁나고 좀 더러운 것으로 여긴다. 채찍과 눈가리개를 동원하는 섹스와 비슷한 범주라고 여기는 사람도 많다. 〈뭐? 똥이 나오는 구멍으로 섹스를 한단 말이야?〉

애널 섹스는 틀림없이 〈고차원〉 섹스다. 당신이 별로 내키지 않는데도 꼭 해야만 하는 섹스는 결코 아니다. 하지만 요즘은 이성애자 커플들 사이에서도 애널 섹스가 점점 흔해지고 있다. 영국의 16~24세 인구 5명 중 1명 가까이가 전해에 애널 섹스를 한 적 있다고 답했다.[4] 다른 나라 젊은이들도 크게 다를 것 같지 않다.

그러니 사람들이 애널 섹스를 한다는 건 분명한 사실이다. 하지만 잘못된 이유로 하는 경우도 많다. 안타깝게도 여자아이들이 억지로 애널 섹스를 하게 되는 경우가 많다고 하고, 그래서 불쾌하고 고통스러운 경험으로 느끼는 경우가 많다고 한다.[5] 요즘은 여자아이들이 애널 섹스를 〈즐기는 법을 배워야 한다〉는 통념도 퍼져 있지만, 그래서는 안 된다. 애널 섹스는 자발적으로 해야 하는 것이고, 즐거운 경험이 되어야만 하는 것이다. 만약 흥미가 없다면, 굳이 해보려고 들지 말라. 자신의 한계는 자신이 정하라.

호기심 많은 사람들을 위하여

당신은 호기심이 드는 편인가? 그렇다면 이 글을 읽어 보라. 많은 여성이 애널 섹스를 좋아한다. 그리고 애널 섹스도 형태가 다양하다. 항문에 자극을 주는 모든 행위를 가리키는 말이기 때문이다. 음경이나 딜도를 삽입하는 방식일 수도 있고, 손가락이나 혀로 하는 방식일 수도 있다. 항문 주변을 핥기만 할 수도 있는데, 그것을 보통 〈리밍〉이라고 부른다. 항문에 음경을 받아들이기 싫다고 해서 다른 방식으로 쾌락을 얻는 것까지 못할 건 없다.

우리가 줄 조언은 손가락으로든 음경으로든 다른 물체로든 항문에 삽입하는 방식에 관해서다. 애널 섹스는 질 성교와는 좀 다르기 때문에, 시도하기 전에 몇 가지 알아 둬야 할 점이 있다.

앞에서 읽었던 걸 기억할 텐데, 항문에는 두 개의 강력한 조임근이 나란히 있다. 하나는 우리가 아무것도 하지 않아도 알아서 작동하는 제대로근(불수의근)이고, 다른 하나는 우리가 통제할 수 있는 맘대로근(수의근)이다. 실용적인 구조다. 덕분에 우리가 쉴 새 없이 대변을 보려고 화장실을 들락날락하지 않아도 되기 때문이다. 두 항문 조임근이 꽉 조이고 있기 때문에, 항문은 실제 크기를 숨긴 채 주름치마처럼 쪼글쪼글 오므라져 있다.

어떤 사람들은 항문과 직장(곧창자)이 아주 좁다고 생각한다. 질보다 훨씬 더 좁다고 생각한다. 남자들이 유난히 애널 섹스에 환상을 품는 이유가 이것일 텐데, 사실 이것은 절반만 진실이다. 직장은 사실 풍선처럼 생겼다. 한쪽 끝이 매듭으로 꽉 묶여 있을 뿐이다. 두 항문 조임근이 바로 그 매듭으로, 엄청난 힘으로 창자의 끝부분을 모아주고 있다. 그러니 조임근 부분은 실제로 매우 좁지만, 일단 그 속으로 들어가면 공간이 넓다. 반면 질은 입구에서 자궁까지 전체가 근육으로 된 관이다. 그래서 질은 끝에서 끝까지 다 좁아질 수 있지만, 직장은 보통 끝부분만 좁다. 그리고 조임근 부분도 늘 좁기만 한 것은 아니다. 우리가 한참 살살 달래면 조임근이 이완하는데, 그러면 직장은 어느 지점에서도 그다지 좁지 않다.

두 항문 조임근이 풍선의 매듭처럼 죄고 있기 때문에, 애널 섹스는 만만찮은 과제가 된다. 질 성교의 경우에는 흔히 긴장을 풀라고 조언한다. 긴장을 풀면, 골반 근육들이 수축하지 않기 때문에 삽입이 한결 쉬워진다. 하지만 항문의 조임근들에게는 그 조언이 통하지 않는다. 우리가 긴장을 완벽하게 풀었을 때도, 심지어 잠을 자거나 깊은 명상에 빠져 있을 때도 항문은 꽉 닫힌 상태를 유지한다. 제대로근으로 된 고리가 알아서 붙잡고 있는 것이다. 긴장을 푼다고 해서 우리

뜻대로 더 넓어지진 않는다. 우리가 할 수 있는 일은 맘대로근까지 수축하는 걸 막는 것뿐이다. 제대로근에는 의식적인 통제력을 미칠 수 없지만, 앞에서 말했듯이 자극을 계속 주다 보면 그 근육도 서서히 느슨해진다.

따라서 가장 중요한 조언은 시간을 충분히 들여서 천천히 진행하라는 것이다. 이전에 항문에 뭘 넣어 본 경험이 없다면, 갑자기 딱딱한 음경이나 커다란 딜도를 넣으려고 해서는 안 된다. 조임근들이 이완하는 데는 시간이 걸린다. 우선, 당신이 통제할 수 있는 근육을 이완시키라. 그러면 제대로근인 조임근도 눈치를 채게 된다. 손가락이나 작은 섹스 토이처럼 작은 것부터 시작하여 그 느낌에 익숙해져야 한다. 대부분의 사람은 상당한 시간을 들여 준비해야만 삽입할 준비가 되었다고 느낀다.

너무 서두르면, 항문이 살짝 찢어질 수 있다. 그러면 다음 며칠 동안 끔찍하게 아플 수도 있다. 상대가 음경을 당신의 질에 삽입할 생각이었지만 잘못해서 그만 너무 깊이 꽂는 바람에 엉뚱한 구멍을 찌르는 일을 겪어 본 사람이라면 무슨 말인지 알 것이다. 정말 아프다. 그러니 애널 섹스를 할 거라면, 준비를 철저히 해야 한다. 이것은 곧 상대가 진득하게 참을성을 발휘해야 한다는 뜻이다. 무턱대고 해본다고 되는 게 아니다.

일단 착수했다면, 점차 쉬워질 것이다. 항문이 차츰 헐거워질 것이다. 이 대목에서 많은 사람이 겁내는 문제가 떠오른다. 일을 다 마쳤는데도 풍선 매듭이 곧장 다시 오므라들지 않으면 어쩌나 하는 걱정이다. 〈안 돼! 평생 거기가 풀린 채로 살아야 한단 말이야?〉 절대 그렇지 않으니 진정하라. 근육들은 천천히 다시 조여진다. 시간이 좀 걸릴 뿐이다.

물론 항문 조임근에 영구적인 손상을 입는 일도 있을 수 있다. 하지만 그건 몸의 다른 어떤 부위라도 마찬가지다. 정말로 세게 하지 않는 한, 그런 일은 없다. 항문은 평균적인 음경보다 더 큰 것을 내보내도록 설계된 부위임을 잊지 말자. 차분하게 시작하고, 조심스럽게 진행하고, 뭔가 조금이라도 이상하면 중단하라. 그러면 다 괜찮을 것이다.

애널 섹스에서 고려할 또 다른 문제는 윤활액이다. 질은 여성이 흥분하면 저절로 촉촉해지지만, 애널 섹스를 할 때는 윤활제로든 다른 무엇으로든 인공적으로 촉촉하게 만들어야 한다. 그러지 않으면 무엇이 되었든 집어넣기 힘들 테고, 더구나 건조하면 마찰이 심해지는데 그러면 찢어져서 피가 날 위험도 커진다.

직장에 있는 분비샘들에서 물기가 좀 나오기는 한다. 하지만 그건 흥분과는 무관하게 늘 나오는 물기다. 창자 내막도 질이나 입안처럼 점막으로 덮여 있으므로, 입안에서 침이 나오고 질에서 냉이 나오듯이 장의 점막에서도 물기가 나온다. 따라서 직장 내막을 가령 음경으로 문지르면 내막이 스스로를 보호하기 위해서 점액을 분비할 것이다. 그러니 섹스를 하면 저절로 좀 촉촉해지기는 하겠지만, 그 정도로는 충분하지 않다. 윤활제가 있어야 한다.

그러면 이제 가장 큰 질문으로 넘어가자. 대변 문제다. 다들 애널 섹스를 하던 중 본의 아니게 상대에게 똥을 싼 여성이 있다는 전설 같은 이야기를 들어 보았을 것이다. 혹 그럴지도 모른다는 가능성에

매력을 느끼는 여성은 거의 없겠지만, 직장에 대변이 들어 있다는 건 부인할 수 없는 사실이다. 애초에 창자가 그 용도로 만들어진 걸 어쩌겠는가. 화장실에 가고 싶지 않을 때라도, 대변은 창자에 들어 있다. 창자가 다 찰 때까지 차곡차곡 쌓인다. 직장은 똥이 바깥으로 빠져나가기 전에 마지막으로 머무는 장소다. 따라서 음경이나 섹스 토이나 손가락 끝에 똥이 좀 묻어날 수도 있는데, 사전에 이 가능성을 상상해 보지 않았다면 약간 충격일 수도 있다. 하지만 그런다고 해서 잘못된 것은 없다. 창피하게 여겨야 할 일도 절대 아니다. 창자를 섹스에 끌어들일 거라면, 이 또한 게임의 일부다.

하지만 대변이 묻어날 위험을 낮출 방법은 있다. 어떤 사람들은 약국에서 구입한 관장제로 미리 장을 싹 비워 둔다. 그러나 의사들은 이 방법을 권장하지 않는다. 그러면 관장 때문에 점막에 자극이 가해진 터라 성 매개 감염병에 더 취약해지기 때문이다. 어떤 사람들은 그 대신 사전에 화장실을 다녀온다.

애널 섹스로 임신할 일은 없지만, 성 매개 감염병은 똑같이 걸릴 수 있다. 많은 사람이 이 사실을 잊고, 심지어 항문으로 하면 덜 감염된다고 믿기도 한다. 하지만 오히려 그 반대다. 일부 성 매개 감염병들은 항문을 통해서 더 잘 전달된다. 그러니 만약 새로운 상대를 만났다면, 당신과 상대가 둘 다 성 매개 감염병에 걸리지 않았음을 확인받을 때까지는 콘돔을 써야 한다. 이 조언은 물론 다른 형태의 섹스에도 적용된다.

안전을 챙기자

당신과 상대가 둘 다 성 매개 감염병 검사를 받고 이상이 없는 것으로 나왔다면, 질 성교를 할 때 꼭 콘돔을 쓰지 않아도 무방하다. 하지만 항문에는 장 세균이 들어 있으니, 위생이 중요하다! 장 세균이 원래 있어야 할 자리가 아닌 질이나 요도로 옮아가서 좋을 게 없다. 그러면 자칫 감염될 수도 있다. 이건 남자도 마찬가지다. 그러니 손가락으로 하든 음경으로 하든, 애널 섹스를 하다가 질로 바꿀 때는 주의해야 한다. 콘돔을 써서 애널 섹스를 하다가 이어서 질로 하고 싶다면, 사용한 콘돔은 벗어서 버려야 한다. 섹스 토이를 항문에 썼다면, 그것도 질에 쓰기 전에 잘 닦아야 한다.

말이 나왔으니 말인데, 항문 용도로만 특별히 설계된 섹스 토이들이 있다. 그런 장난감에는 보통 끝에 마개가 붙어 있다. 장 속으로 사라져 버리는 걸 막기 위해서다. 질은 길이가 7~10센티미터를 넘지 않는 데다가 끝이 막혀 있기 때문에 그 속으로는 아무것도 사라질 수 없지만, 장은 사실상 끝이 없다고 봐도 된다. 병원 응급실로 달려가서 뒤에 박힌 물체를 꺼내 달라고 하는 건 정말 구차한 일이겠지만, 실제 그런 일이 발생한다. 의사들은 서로 사람들의 엉덩이에서 얼마나 희한한 것을 — 굵직한 양초, 장난감 자동차, 아이팟, 물병 등등을 — 꺼낸 적 있는가 하는 이야기를 나누면서 즐거워한다. 의사들에게도 그런 재미라도 있어야 하지 않겠는가.

이상은 애널 섹스를 시도해 보고 싶은 사람을 위한 조언이었다. 애널 섹스는 제대로 한다면 여자에게도 남자에게도 즐거운 경험이 될 수 있지만, 그러려면 여자가 남자를 위해서 억지로 하지는 말아야 한다. 모든 섹스가 그렇듯이, 애널 섹스도 둘 다 원할 때만 해야 한다.

너무 보통의 성생활

미국 TV 시리즈 「걸스Girls」가 노르웨이에 방송되었을 때, 많은 사람들은 마침내 TV에서 보통 여성이 보통 섹스를 하는 모습을 보게 되다니 감개무량한 일이라고 말했다. 보통의 섹스란 게 정확히 무엇이든 말이다. 그 드라마에서는 여러 번의 오르가슴이나 부엌 싱크대에서의 후끈한 섹스 대신 도중에 어색하고 민망하게 잠시 중단하는 모습이나 섹시한 속옷을 입고 남자 친구 집에 나타나려다가 실패하는 모습 등이 그려졌다. 드라마 속 여자아이들은 대중문화의 성적 이상을 따라잡으려고 무진장 애쓰지만, 다양한 수준으로 성공하거나 실패했다. 가령 음담패설과 엉덩이 때리기(스팽킹)가 최신 『엘르Elle』 기사에서는 섹시해 보였지만, 애덤과 레나가 현실에서 시도했을 때는 시청자가 차마 눈을 두지 못할 정도로 어색하고 그래서 웃긴 장면이 되어 버렸다. 「걸스」는 이상과 현실의 충돌을 그린 드라마였다.

「걸스」는 또 섹스가 공공재가 된 현실에 대한 반응이었다. 요즘 여성들은 레드 와인 한 병을 두고 앉아서 서로의 성생활에서 가장 은밀한 부분까지도 거침없이 이야기 나눈다. 여성들은 마침내 자신의 성생활의 주인이 되었다. 성욕을 느끼는 것도, 성적으로 무엇을 원하는지 아는 것도 멋진 일로 여긴다. 그리고 원하는 것을 이룰 수 있는 사람에게 이런 현실은 좋은 상황이다.

그러나 안타깝게도, 성생활에 대한 큰 기대는 부담이 될 수 있다.

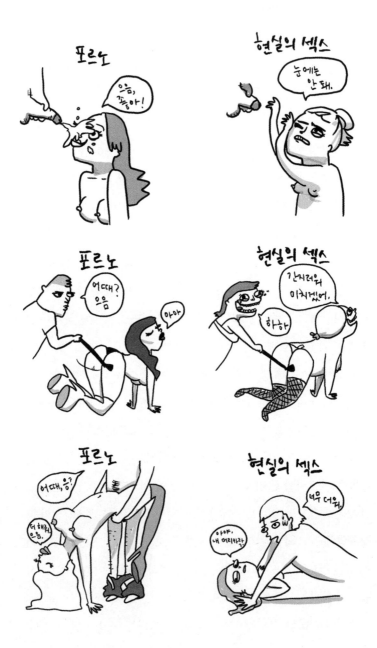

성생활이 우리가 훌륭한 수행 능력을 보여야 하는 또 하나의 버거운 영역이 된 것이다. 우리는 절친한 동성 친구와 사적으로 대화할 때만 좀 창피한 질문을 꺼내 본다. 〈2주에 한 번 섹스하는 게 정상일까?〉 〈넌 섹스할 때마다 매번 거기를 빨아 줘?〉 〈난 섹스 중에도 내 손으로 만 오르가슴을 느낄 수 있는데, 이거 비정상일까?〉

보통의 성생활이란 정확히 어떤 걸까?

그래서 우리는 표준적인 성생활을 알아보기로 했다. 자신의 성생활을 평가할 때, 남들과 비교하기에 가장 쉬운 것은 일반적으로 섹스의 양이다. 질은 누가 뭐래도 주관적인 문제이지만 횟수는 셀 수 있으니까. 이성애자들에게 섹스를 얼마나 자주 하느냐고 물어보면, 서구 사회에서는 답이 대체로 비슷하다. 이성애자 커플들은 일주일에 한 번 혹은 두 번 섹스한다. 결혼하지 않고 동거만 하는 커플들이 결혼한 커플들보다 더 많이 한다. 싱글들이 가장 적게 한다.[6] 동성애자들에 대한 자료는 드물지만, 그나마 있는 자료를 보면 적어도 레즈비언 커플들은 이성애자 커플들과 거의 비슷한 횟수로 한다.[7] 한 노르웨이 조사에서는 23~67세 커플에게 물었는데, 그중 약 40퍼센트는 전달에 주 1회 혹은 2회 섹스했다고 답했다.[8] 주 3~4회 이상 했다고 말한 열렬한 응답자는 10퍼센트였고, 전달에 한 번도 안 했다고 답한 비율도 10퍼센트였다. 나머지는 2주에 한 번 혹은 그보다 더 적게 했다고 답했다.*

---

* 국내 18~70세 성인을 대상으로 조사한 결과 지난 4주간 평균 3회 섹스했다고 답했다. (출처: 2015 전국 성 의식 조사)

역시 그 조사에서 밝혀진 점은, 어쩌면 놀라운 결과일 수도 있는데, 응답자의 연령과 섹스 빈도 사이에 큰 관계가 없다는 것이다. 커플들은 50세가 되어서야 예전보다 덜하게 되었다. 50대가 되어서도 40퍼센트 이상은 여전히 주 1~2회 이상 섹스를 했다. 그렇기는 해도, 안정된 관계를 맺고 있는 사람들의 섹스 빈도에 가장 큰 영향을 미치는 요소가 나이라는 것은 여러 연구에서 이미 사실로 확인된 바다. 이유야 여럿이지만, 나이가 들면 우선 인체의 성 기능이 나빠진다. 성욕이 줄고, 남자는 발기 부전을 겪고, 여자는 에스트로겐 수치가 낮아짐에 따라 질 점막이 약해지고 얇아져서 섹스 중 불편을 느끼기 쉽다. 하지만 섹스 빈도는 나이 외에 다른 요소에 따라서도 달라진다. 그중 한 요소는 사랑에 빠져 있는가 하는 점이다.

연애 초기에는 꼭 둘만의 세상에서 사는 것처럼 느낀다. 뇌에 쾌락, 만족, 욕망을 느끼게 하는 신경 전달 물질이 흘러넘친다. 사랑에 빠졌다는 느낌에 빠져서 세상에 둘만 있는 것 같다. 섹스가 잠, 음식, 친구보다 중요해진다. 섹스는 두 사람이 아직 말로는 소통하지 못하는 감정을 고스란히 전달해 주는 공통의 언어다. 당신과 나, 두 사람이 세상에서 제일 중요하다.

하지만 결국에는 일상이 슬금슬금 돌아온다. 어느 날 밤 뜨거운 손길이 당신의 팬티를 파고들 때, 자신도 모르게 시계를 보고는 미안한 얼굴로 웃으면서 말한다. 〈그냥 껴안고 있기만 하면 안 될까? 내일 일찍 일어나야 해.〉 하루 24시간 섹스하고 싶던 욕망이 느닷없이 사라졌다면, 관계에 문제가 생긴 걸까? 아니면 그냥 관계가 발전하다 보면 겪기 마련인 자연스러운 변화일까?

독일의 한 연구진은 안정된 관계를 맺고 있는 20대 학생 1천9백 명에게 성생활을 물었다.[9] 그 결과, 커플이 함께한 시간과 섹스 빈도 사이에 분명한 연관 관계가 드러났다. 갓 사랑에 빠진 커플은 평균적으로 한 달에 10회, 즉 한 주에 2.5회 섹스했다. 70퍼센트는 한 달에 7회 이상 했다. 그러나 첫해가 지나면 섹스 횟수가 줄기 시작했다. 관계가 1년에서 3년 사이일 때, 주 2회 이상 섹스한다고 말한 응답자는 절반 미만이었다. 5년이 넘으면 섹스 횟수가 바닥을 쳤다. 그즈음에는 빈도가 절반으로 줄어, 한 달에 10회였던 것이 5회로 낮아졌다. 다른 조사들에서도 비슷한 결과가 나왔고,[10] 레즈비언 커플들을 조사한 결과도 비슷했다.[11]

요컨대, 당신이 예전보다 섹스를 덜하는 것 같더라도 당신만 그런 건 아니다. 그렇다면 어찌 된 일일까? 독일 조사에서는 몇 가지 흥미로운 점이 관찰되었다. 관계 초기에는 남녀의 성욕 수준이 비슷했고, 친밀감을 느끼고 싶어 하는 욕구도 비슷했다. 하지만 이후에는 달라졌다. 남자들은 3년 동안 성욕이 계속 높게 유지되었지만, 여자들은 첫해가 지나면 성욕이 급격히 줄었다. 첫해에는 여성 4명 중 3명이 더 자주 섹스하고 싶다고 답했으나, 3년 뒤에는 그렇게 응답한 사람이 4명 중 1명으로 줄었다. 그리고 그보다 두 배나 많은 17퍼센트의 여성들이 종종 성욕 결핍을 겪는다고 답했는데, 관계 초기에는 그렇게 답한 비율이 9퍼센트에 불과했다.

이런 경향을 잘 보여 주는 한 가지 현상은 안정된 관계를 맺고 있는 남녀가 섹스하고 싶을 때 상대로부터 얼마나 자주 거절당하는가 하는 것이다. 앞에서 언급한 노르웨이 조사에서, 남성의 절반은 가끔

거절당한다고 응답했고 10명 중 1명은 자주 거절당한다고 응답했다. 반면 여성의 경우는 수치가 뒤집혔다. 여성의 90퍼센트는 남자 파트너로부터 거절당한 적이 한 번도 없거나 거의 없다고 응답했다.[12]

시간이 흘러도 줄지 않고 오히려 느는 것도 하나 있었다. 바로 친밀감에 대한 여성의 욕구였다. 그런데 남성의 경우에는 친밀하게 껴안고 있기만 하는 행위에 대한 욕구가 시간이 흐를수록 오히려 줄었다. 어쩌면 여자는 포옹을 바라고 남자는 섹스를 바란다는 진부한 말이, 설령 우리는 믿고 싶지 않을지라도 조금은 사실인지도 모른다. 왜 그럴까? 이유는 알 수 없다. 다만 앞에서 말한 조사를 실시했던 독일 연구진은 진화적 설명이 가장 그럴듯하다고 보았다. 여자는 남자를 자신에게 묶어 두는 수단으로 무의식중에 섹스를 활용하는데, 일단 그 목표를 달성해서 남자의 헌신을 받아 내면 섹스에 흥미를 잃는다는 것이다. 또 다른 연구자들은 남녀가 생물학적으로 성적 추동(충동)의 양상이 다른 데 이유가 있다고 본다(섹스가 어느 정도 추동에 따르는 일인지는 뒤에서 자세히 이야기하겠다). 또 어떤 연구자들은 우리 사회가 남녀에게 서로 다른 성적 〈각본〉을 따를 것을 요구한다는 점을 지적한다. 남성의 성욕은 남자다운 일로 여겨지지만 여성이 똑같은 정도로 성욕을 표현하는 것은 여자답지 못한 일로 여겨진다는 것이다. 그래서 여성은 남성보다 무성애적 패턴에 빠져들기가 더 쉬울 수도 있다. 한편 남성 중에도 섹스에 흥미가 적은 사람들은 역시 이런 사회적 기대 때문에 그 사실을 부끄럽게 여기기 쉽다.

지금까지의 조사에 따르면, 커플이 함께한 시간이 길수록 섹스를 덜하게 되는 건 사실이다. 하지만 그중에서도 행복한 커플일수록 섹스를 더 많이 한다는 것도 사실이다. 위안이라면, 행복에도 상한선이 있는 듯하다는 점이다. 캐나다에서 3만 명을 조사한 결과, 섹스를 주 1회보다 더 많이 하더라도 행복 수준이 그에 비례하여 더 높아지지는 않았다.[13] 어쩌면 사람들은 주 1회 혹은 2회가 많지도 적지도 않고 딱 좋은 수준이라는 걸 저절로 터득하는 것일지도 모른다!

그렇다면, 성생활 만족도를 결정짓는 요인으로 섹스 빈도 외에 또 무엇이 있을까? 이번에도 답은 명백한 듯하다. 관계의 질이다.[14] 관계 만족도와 성생활 만족도 사이에는 밀접한 연관 관계가 있다. 한마디로, 좋은 관계가 곧 좋은 성생활이다. 섹스가 좋아서 관계에 만족하는 것인지, 아니면 관계가 좋아서 섹스에 만족하는 것인지, 그건 알수 없다. 아마 두 가지의 조합일 것이다.

대화는 도움이 된다

좋은 관계는 소통으로 만들어진다. 따라서 당신과 당신의 파트너는 섹스와 섹스에 얽힌 감정에 대해서도 대화를 나눠야 한다. 〈맙소사, 너무 시시하잖아요! 섹스를 왜 말로 하나요? 그거야말로 관계가 성적으로 끝났다는 증거 아니에요?〉 어떤 사람들은 하룻밤 섹스나 새로운 관계에서 가장 섹시한 점이 바로 이러쿵저러쿵 말할 필요가 없다는 점이라고 여긴다. 또 어떤 사람들은 대화를 어찌나 겁내는지, 콘돔을 쓰자는 말을 건네어 분위기를 죽이느니 차라리 콘돔을 안 쓰는 편을 택하고 만다. 그런 사람들은 말 몇 마디만으로도 미스터리와 흥분이라는 연약한 상태가 깨진다고 느끼는 듯하다.

하지만 서로의 감정, 욕구, 기대를 이야기함으로써 감정적으로 친밀해진 커플들이 관계에서도 성생활에서도 장기적으로 더 만족한다는 것은 엄연한 사실이다.[15] 자신의 성적인 바람과 욕구를 터놓고 말하면 안전함을 느낄 수 있고, 그러면 만족감이 뒤따른다. 보너스로, 섹스에 대해 대화하는 커플은 만족도만 더 높은 게 아니라 섹스도 더 자주 한다.[16]

관계에서 성욕을 죽이는 요소는 한둘이 아니다. 스트레스, 함께할 시간의 부족, 만족스러운 성생활을 하지 못한다는 느낌, 부정적인 자아상, 자기 몸에 대한 나쁜 인식……. 만약 당신과 상대의 성적 욕구가 어긋난다고 느끼면, 늘 둘 중 한쪽이 먼저 접근하고 다른 쪽은 종종 거절하는 악순환에 빠지기 쉽다. 물론 거절당하는 것은 속상한 일이겠지만, 상대를 거절하는 것도 전혀 기분 좋은 일이 못 된다. 자신이 상대의 기대에 부응하지 못한다는 죄책감이 들뿐더러 이러다 상대가 지쳐서 떠날지도 모른다는 걱정마저 든다. 그리고 이런 걱정을 하면 할수록 성욕은 더 준다. 결국에는 그냥 껴안고 있거나 입 맞추는 것마저 거부하게 되는데, 그랬다가 상대가 그 이상을 기대하게 되면 어쩌나 걱정되기 때문이다.

많은 커플들이 이런 과정을 겪다가 끝내 정기적인 섹스를 아예 그만둔다. 그런데 서로 대화를 나누지 않고서도 이런 상황을 극복할 수 있으리라고 믿는 것은 순진한 짓이다. 만약 커플들이 이상을 감지하자마자 용기 있게 터놓고 대화한다면, 많은 문제를 미연에 방지할 수 있다. 그러니 파트너와 마주 앉아서, 휴대 전화는 잠시 치우고, 제대로 이야기를 나눠 보라. 그 덕분에 더 나은 섹스를 더 많이 하게 될 수도 있다.

여러분 중에는 횟수가 전부는 아니라고 생각하는 사람도 있을 것이다. 우리도 적극 동의한다. 일주일에 두 번씩 섹스하는 건 좋다 쳐도, 중요한 건 결국 내용이다. 사람들은 실제로 어떻게 섹스할까? 섹스에도 여러 종류가 있으니 하는 말이다. 빨거나 핥는 것도 섹스고, 질로 하는 것도 항문으로 하는 것도 섹스다. 오르가슴을 느낄 수도 못 느낄 수도 있고, 더블베드에서 하거나 소파에서 하거나 호텔 엘리베이터에서 할 수도 있다. 어떤 사람들은 틀에 박힌 섹스를 싫어한다. 싱글일 때나 관계 초기에 하던 짜릿하고 예측 불가능한 섹스를 그리워한다.

2006년에 호주의 한 연구진은 남녀 1만 9천 명에게 최근 어떤 조합의 섹스를 했는지 물었다.[17] 그 결과 응답자 중 12퍼센트는 질 성교만 했다고 답했다. 절반은 질 성교에 더하여 손으로 서로의 성기를 자극해 주었다고 답했다. 3분의 1은 오럴 섹스도 했다고 답했다. 어쩌면 당연한 결과일 텐데, 손과 혀를 동원하는 사람들일수록 여성이 오르가슴을 느낄 확률이 높았다.

좋은 성생활에 대한 이상에는 갖가지 기대가 딸려 있기 마련이다. 하지만 현실은 다르다. 현실에서 벌어지는 보통의 성생활은 지극히 보통이다. 토끼처럼 시도 때도 없이 하는 사람은 몇 되지 않는다. 대부분의 사람은 처음의 열정이 사그라들고 성생활이 일상에 잠식되기 시작하면 으레 좀 따분해진다. 섹스할 때마다 상대에게 오럴 섹스를 해주는 커플은 소수에 불과하다. 그래도 대부분은 자신의 성생활에 만족한다. 그리고 만약 사태를 개선하고 싶다면, 당신이 할 수 있는 일은 하나뿐이다. 서로 대화를 나누는 것이다.

사라진 성욕

여성의 성욕은 더 이상 금기가 아니다. 젊은 여성들 사이에서는 이상이 되다시피 했다. 여성이 섹스를 즐기고, 먼저 제안하고, 여러 실험을 해보는 것은 자신을 완성하는 일이라는 생각이 널리 퍼졌다. 하지만 성욕이 갑자기 사라지면 어쩌지? 혹은 처음부터 들지도 않으면 어쩌지? 그런 여성들은 심각한 소외감을 느낄 수도 있다.

2015년 겨울, 나나는 아주 특별하고 멋진 여성을 만나는 기쁨을 누렸다. 미국의 성 치료사 셜리 저스먼Shirley Zussman 박사는 (당시 1백 세였다) 등이 살짝 굽었지만 도톰한 입술과 반짝이는 눈동자를 지닌 분이다. 그는 우리가 그동안 겪어 온 성 혁명의 전 과정을 맨 앞줄에서 관람해 온 산증인이다. 그는 여성 오르가슴을 〈발견〉한 업적으로 유명하고 나중에 SHO 채널의 드라마 「섹스의 대가들Masters of Sex」의 모델이 되었던 연구자 윌리엄 매스터스William Masters와 버지니아 E. 존슨Virginia E. Johnson을 사사했다. 1960년대부터 뉴욕에서 성 치료사로 일하기 시작했고, 50년이 흐른 지금도 꽃이 장식되어 있고 서가에 다양한 체위의 나무 인형들이 진열되어 있는 어퍼이스트사이드의 진료실에서 환자를 받는다. 그런 연륜 덕분에, 그는 우리의 성 문제가 시대에 따라 어떻게 변천했는지를 말해 줄 수 있는 입장이다. 그는 이렇게 말한다. 〈예전에는 환자들이 주로 오르가슴 문제로 찾아왔어요. 조기 사정을 한다든가, 절정을 못 느낀다거나 하는 문제였죠. 반면 요즘은 욕망 자체가 사라진 게 문제랍니다.〉 그는 요즘 사람들이 예전보다 더 나은 성생활을 즐기는 건 분명하지만 애초에 할 마음이 안 드는 상황이라면 그것도 소용이 없다고 말한다. 그리고 이 현상을 첨단 기술과 직장 생활의 심한 압박 탓으로 돌린다. 〈나를 찾아오는 여성들은 매일 너무 피곤하기 때문에 파트너와 친밀감을 나누느니 그 시간에 그 망할 아이폰이나 들여다보겠다고 말해요. 우리는 서로를 만지고 서로의 눈을 들여다보는 방법을 잊어 가고 있습니다.〉

저스먼 박사가 옳을지도 모른다. 성욕 결핍은 새로운 여성 질환인 듯하다. 2013년 조사에 따르면, 영국 여성 3명 중 1명은 전해에 성욕 결핍을 겪었다.[18] 16~24세 여성들 중에서도 4명 중 1명은 섹스에 흥미가 없다고 답했다. 슬픈 일이다.

여성들은 어떤 잣대에 따라 자신을 성욕 결핍으로 평가할까?

1960년대 이래, 성적 반응을 네 단계로 나누어 그 단계들이 도미노처럼 진행된다고 보는 모형이 사용되었다. 네 단계는 〈성적 욕구 - 흥분(고조) - 절정(오르가슴) - 해소(쇠퇴)〉다. 이때 욕구는 성적 몽상에 빠진다든지 하는 식으로 성행위하고 싶은 마음이 드는 걸 뜻한다. 욕구는 순전히 정신적인 현상이다. 〈나는 지금 섹스하고 싶어!〉 하는 생각이 드는 것이다. 반면 흥분은 쾌락을 느끼는 감정이기도 하지만 육체적 반응이기도 하다. 성기에 피가 몰리고, 질이 더 촉촉해지고 넓어지고, 맥박이 빨라지고, 혈압이 높아지고, 호흡이 거칠어지는 것 등을 포함하는 현상이다.

연구자들은 최근에서야 이 모형을 의심하기 시작했다. 여성들을 조사해 보면 최대 3명 중 1명은 자신이 성적 욕구를 느끼지 못하며 느끼더라도 아주 드물게만 느낀다고 대답하기 때문이다. 전문 용어

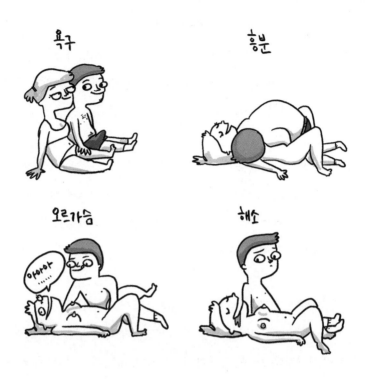

로 말하자면, 그들은 〈자발적 욕구〉를 느끼지 않는다. 그래도 그중 대부분은 육체적 흥분을 느끼고, 섹스를 즐긴다. 이 현상이 좀 이상하게 보일 수도 있겠다. 그렇게 많은 여성들에게 성욕 문제가 있다는 게 사실일까?[19]

점점 더 많은 사람이 〈그렇지 않다〉고 대답한다. 많은 여성에게 욕구는 사실 반응적이다. 달리 말해, 은밀한 접촉이나 성적인 상황을 접했을 때 그 결과로 생겨나는 욕구라는 뜻이다.[20] 육체적 흥분이 욕구에 선행한다고 말할 수도 있다. 이런 여성들은 그래서 전희에 시간을 더 들여야만 스위치가 켜진다. 반응적 욕구를 지닌 여성들은 섹스에 흥미가 적고 침대에서 주도하는 경우가 드물지만, 일단 시작하면 문제없이 멋진 섹스를 즐긴다. 그냥 욕구를 좀 더 세심하게 북돋울 필요가 있을 뿐이다.

미국 성 연구자 에밀리 나고스키Emily Nagoski는 여성들에게 반응적 욕구를 가르치는 일에 앞장서고 나섰다. 『있는 그대로 와요Come as You Are』라는 책에서, 나고스키는 전체 여성의 3분의 1 가까이가 반응적 성욕을 가진다고 주장한다.* 그 반대편에는 〈고전적〉 욕구, 즉 자발적 욕구를 지닌 여성들이 약 15퍼센트 있다. 나머지 여성들은 양극단 사이에 해당한다.[21] 이들은 가끔은 별 이유 없이 불쑥 섹스하고 싶고, 또 어떤 때는 섹스가 지겹게만 느껴지다가도 몸이 반응하기 시작하면 머리도 서서히 파티에 참가한다. 자발적 욕구이든 반응적 욕구이든 성욕이 전혀 없는 여성은 소수로, 약 5퍼센트에 불과하다.

반응적 욕구 모형은 오늘날 대중문화가 섹스를 그리는 모습과는 명백히 다르다. 하지만 실제로는 많은 여성이 대중문화가 그리는 모습에 자신을 동일시하지 못한다. 이들은 자신이 〈남들처럼〉 섹스에 흥미가 많지 않은 게 비정상이 아닐까 하고 걱정한다. 남자 친구가 자신을 따분한 사람으로 여길 거라고 믿고, 자신이 섹스에서 주도권을 쥐지 않는 데 대해 남몰래 죄책감을 느낀다. 이런 여성들에게 또 다른 설명 모형이 있다는 사실은 숨통 트이는 일일 수 있다. 반응적 욕구도 여성의 정상적인 섹슈얼리티 형태이며 결코 흠이나 병이 아

---

* 책 제목 〈Come as You Are〉는 보통 〈편한 차림으로 오라〉는 뜻이지만 〈come〉에 〈절정에 오르다〉는 뜻도 있기 때문에 여기서는 〈당신의 모습 그대로 오르가슴을 느껴요〉라는 뜻도 된다 — 옮긴이주.

니라는 가설을 지지하는 근거는 많다.*

우리가 자발적 욕구를 정상으로 여기는 한 이유는 그것이 남성들 사이에서는 지배적인 성욕 형태이기 때문이다. 나고스키에 따르면, 전체 남성 4명 중 약 3명은 자발적 성욕을 느끼는 듯하다. 그리고 우리는 왜인지 남성과 여성의 성욕이 똑같은 방식으로 작동할 거라고 가정해 왔는데, 현실은 다를 수도 있다.

또 다른 혼란의 이유는 인간이라면 누구나 성 추동(혹은 충동, 욕동), 즉 섹스하고 싶어 하는 욕구를 타고난다는 신화다.[22] 추동이란 인간의 생존에 필요한 본능을 뜻한다. 우리에게 갈증, 허기, 피로 등을 느끼게 하는 것이 추동이다. 추동이 무의식적으로 보낸 신호를 뇌가 받아들이면, 우리는 몸을 유지하기 위해서 해야 하는 활동을 하고 싶어진다. 잠을 자고 싶다든지, 먹고 싶다든지, 마시고 싶다든지. 그런데 만약 성 추동이라는 것도 있다면, 인간이 음식이나 잠이나 따뜻한 옷을 필요로 하는 것처럼 섹스를 필요로 한다는 뜻이 될 것이다. 요컨대 섹스가 인간 생존에 꼭 필요한 활동이라는 뜻이 될 것이다. 그리고 섹스를 그렇게 정의하면, 우리가 성욕 부족을 심각하게 걱정하는 것이 일리 있는 일이다.** 하지만 여러분이 혹 헷갈릴까 봐 말씀

* 욕구를 이렇게 두 가지로 나눈 것은 물론 남성에게도 해당된다. 남자들도 반응적 욕구를 느낄 수 있다. 다만 그런 성욕이 주된 형태인 경우가 남자들에게는 드물 뿐이다. 나고스키에 따르면, 자발적 욕구를 주된 형태로 느끼는 비율은 여성은 15퍼센트이지만 남성은 약 75퍼센트다. 반응적 욕구를 주된 형태로 느끼는 비율은 여성은 30퍼센트이지만 남성은 5퍼센트에 불과하다 —원주.
** 성욕 부진 혹은 결핍은 실제로 국제 질병 분류의 하위 항목인 정신 행동 이상(ICD-10)에 포함되는 진단명이다. 육체적으로 성적 쾌락과 각성을 느낄 수 있는 사람이라도 정신적 성욕이 문제가 된다면 이 진단을 받을 수 있다 — 원주.

드리는데, 세상에 섹스를 못 해서 죽은 사람은 한 명도 없다. 섹스는 추동이 아니다. 보상이다.[23]

섹스가 우리에게 즐겁게 느껴지는 한, 그것은 뇌에 마약처럼 작용한다. 우리는 자연히 더 많은 섹스를 원하게 된다. 성욕이 자극되고, 우리는 섹스할 수 있는 상황을 추구한다. 나고스키는 바로 이 대목에서 중요한 지적을 한다. 하지만 만약 섹스가 보상으로 느껴지지 않는다면, 가령 아프거나 과거에 겪었던 성폭력이 떠오르거나, 그냥 단순히 지루하다면 욕구가 감소한다는 것이다. 뇌가 섹스를 보상으로 인식할 때만 성적 반응 체계가 제대로 돌아가는 것이다. 한마디로, 우리는 성욕을 가지고 태어난 것이 아니라 성욕을 차츰 느낄 줄 알게 되는 것이다.

두 가지 교훈

우리가 이 사실에서 배울 수 있는 첫 번째 교훈은 성욕이 적은 여성은 (남성도 마찬가지다) — 전반적으로 적든, 반응적 욕구만 갖고 있기 때문에 적어 보이든 — 비정상이 아니고 아픈 것도 아니라는 것이다. 세상에 초콜릿을 좋아하는 사람이 있고 안 좋아하는 사람도 있는 것과 비슷하다. 물론 대부분의 뇌는 코코아와 지방과 설탕의 감미로운 조합에 긍정적으로 반응하지만, 그렇다고 해서 초콜릿을 좋아하지 않는 사람에게 문제가 있다고는 아무도 여기지 않는다. 그런데 우리가 일부 사람들에게 문제가 있다는 딱지를 붙이느냐 마느냐가 그렇게 중요한 일일까? 중요하다. 자신이 비정상이라는 느낌을 받으면, 그나마 남아 있던 성욕마저도 싹 죽어 버리기 때문이다.

두 번째 교훈은 성욕이 기본 값이 아닐지도 모른다는 것이다. 우리는 누구나 성욕을 느낄 잠재력을 갖고 태어나지만, 실제로 얼마나 느끼는가는 각자 섹스에서 쾌락과 만족을 얼마나 느끼는지 전반적인 생활은 어떤지에 따라 달라진다. 과거의 성 경험도 현재의 욕구에 영향을 미친다.

이렇게 생각하면, 성욕이 왜 인생의 시기에 따라서 혹은 우리가 맺는 관계에 따라서 늘기도 하고 줄기도 하는지 이해할 수 있다. 게다가 그렇다면 우리는 성욕에 영향을 미칠 방법도 알게 되는 셈이다. 뇌의 보상 체계가 작동하는 방식을 이해하여 그것을 조작하면 될 테니까. 이 대목에서 우리는 남녀의 가장 큰 차이로 넘어간다.

성 연구자들이 떠올린 희한한 실험

성 연구자들은 이런 희한한 실험을 해보았다. 남녀 피험자들의 음경과 질에 측정 장치를 부착하여 성기에 흘러드는 혈류량을 재본 것이다. 혈류량은 피험자가 육체적으로 얼마나 흥분했는지를 알려 주는 데이터이고, 피험자가 의식적으로 통제할 수 없는 자동적인 반응이다. 연구자들은 그 후 피험자들에게 포르노를 보여 주었다. 이성애 섹스, 동성애 섹스, 부드러운 섹스, 거친 섹스, 심지어 유인원들의 섹스까지, 어떤 취향이든 만족시킬 수 있도록 온갖 걸 다 보여 주었다. 그러고는 피험자들에게 각각의 영상을 보는 동안 얼마나 흥분했는지 물어보았다. 그런데 그 결과가 참 흥미로웠다.[24]

남성 피험자들의 경우, 음경이 발기한 정도와 스스로 흥분했다고 응답한 정도 사이에 65퍼센트의 상관관계가 있었다.[25] 머릿속 생각과 성기의 자동 반응이 대체로 손발이 맞는 셈이다. 아하, 발기한 걸 보니 나 섹스하고 싶나 봐, 남자들은 이렇게 생각한다. (물론 이것은 단순화한 설명이다. 남자도 섹스하고 싶은 욕구를 전혀 느끼지 않는 데도 발기할 수 있다. 아침마다 하는 자동적인 발기가 그렇고, 10대 남자아이들이 칠판 앞으로 나가서 수학 문제를 풀어야 할 때 자신도 모르게 발기하는 경우가 그렇다.) 이처럼 남성의 성욕은 음경 상태와 밀접하게 연관되어 있으므로, 〈세우는 데〉 문제가 있을 때 비아그라 같은 약을 먹으면 아주 잘 듣는 게 당연하다. 비아그라는 뇌에 작용하지 않는다. 음경 밖으로 피를 내보내는 정맥을 수축시킴으로써 음경에서 피가 빠져나가지 않고 그래서 딱딱해지도록 만들 뿐이다. 그러면 충분하다. 일단 음경이 서면, 일은 거의 다 된 거나 마찬가지다.

여성 피험자들은 달랐다. 여성의 경우에는 머리와 성기의 상태가 겹치는 비율이 25퍼센트에 불과했다.[26] 상관관계가 이 정도로 낮다면, 여성 성기가 젖거나 충혈한 걸 갖고서 여성이 성욕을 느낀다고 말하기가 어려울 정도다. 여성 피험자들은 남자들끼리 섹스하는 모습이나 유인원들끼리 섹스하는 모습을 보고 성기가 촉촉하게 부풀었지만, 그렇다고 해서 스스로도 꼭 흥분하지는 않았다. 여성 성기는 레즈비언들의 섹스에도 강하게 반응했다. 이성애 섹스보다 더 강하게 반응하는 경우도 많았다. 게다가 심란하게도 여성들은 성폭력을 당하는 와중에도 육체적으로 흥분하거나 오르가슴을 느낄 수도 있다.[27] 이것이 무슨 뜻일까? 여자들이 유인원 섹스를 좋아한다는 뜻일까? 어떤 여자들은 심지어 강간을 즐긴다는 뜻일까?

아니아니, 절대 아니다! 이것은 그저 여성은 남성과는 달리 성 연구자들이 〈흥분 불일치〉 혹은 〈의식 – 생식기 불일치〉라고 부르는 상태를 더 심하게 겪는다는 뜻일 뿐이다. 용어가 어렵게 들리지만, 뜻은 간단히 말해서 성욕에 관한 문제에서 뇌와 아랫도리의 의견이 일치하지 않는 상태라는 것이다. 두 인체 부위가 같은 언어로 소통하지 않는다는 뜻이다. 그리고 성욕이 아주 적은 여성일수록 그 불일치 점수가 높게 나온다. 한마디로, 그런 여성들의 뇌는 자기 성기가 보내는 신호를 금방 알아차리는 능력이 없는 듯하다.[28]

여성의 성욕은 무엇보다도 먼저 머릿속에 있다. 남자들과는 달라서, 매력적인 사람이 옆에 누워 있거나 성기가 젖은 것만으로는 안 되는 것이다. 우리는 그 이상이 필요하다. 우리는 성기가 아니라 뇌에 자극을 받아야 한다. 여성에게 비아그라를 써보려는 노력이 많이 이뤄졌음에도 실제 효과를 본 사례가 없다시피 한 것도 이 때문이다.[29] 약으로 여성 성욕에 영향을 미치려면, 성기가 아니라 뇌의 복잡한 회로를 만지작거려야 한다. 그것은 전혀 다른 차원의 약이다.

효과 있는 약이 있기는 할까?

그동안 많은 제약 회사들이 여성 성욕을 증진시키는 이른바 〈분홍약〉을 개발하려고 노력했다. 한 방법은 성욕에 핵심적인 역할을 한다고 알려진 성호르몬인 테스토스테론을 주입하는 것이었다. 문제는 테스토스테론을 맞은 여성이 임신할 경우 태아에게 악영향이 미칠 위험이 있기 때문에 가임기 여성에게는 쓰기 어렵다는 것이다. 그래서 대부분의 연구는 암 수술을 받았거나 폐경기에 이르렀기 때문에 혈중 테스토스테론이 거의 없는 여성들을 대상으로 진행되었다. 그 경우, 테스토스테론 농도를 높여 주면 성욕 증진에 대체로 아주 약간 효과가 있는 것으로 밝혀졌다.[30] 연령대가 그나마 낮은 편인 35~46세 여성들을 대상으로 한 가장 훌륭한 연구에서는 성욕 증진 효과가 드러나지 않았다.[31] 하지만 미량도 다량도 아닌 중간 정도 양의 테스토스테론을 받은 여성들은 위약(혹은 속임약, 가짜 약, 플라세보)을 받은 여성들에 비해 한 달 중 0.8회의 〈만족스러운 성적 경험〉을 더 누리는 것으로 확인되었다.

이런 결과를 볼 때, 혈중 테스토스테론 농도가 어느 최저선을 넘기만 하면 그 이상 주입해 봐야 별 효과가 없는 듯하다. 테스토스테론이 성욕에 미치는 영향을 살펴본 연구들에서도 이렇다 할 결과가 나오지 않았다. 혈중 테스토스테론 농도가 성욕 수준을 예측하는 데 별 소용이 없었다는 뜻이다.[32] 지금까지의 통념과는 달리, 여성의 경우에는 성호르몬 농도와 성욕 수준이 단순히 비례하지는 않는 듯하다.[33]

그 밖에도 시도된 약들이 없진 않다. 그중 일명 〈바비약〉이라고도 불리는 멜라노탄2가 노르웨이 언론의 주목을 끈 일이 있었다. 유명 블로거 소피 엘리세Sophie Elise의 주동에 따라 10대 여성들이 인터넷으로 그 약을 사들인 사건 때문이었다. 멜라노탄은 피부색을 짙게 하고 주근깨를 만드는 자연 색소 호르몬인 멜라닌을 모방한 합성 호르몬이다. 멜라노탄은 원래 일광욕 없이 선탠한 피부를 얻도록 해주는 약으로 개발되었지만, 그 부작용으로 식욕 감퇴, 그리고 분명하지는 않지만 성욕 증진이 있는 듯하다는 사실이 알려졌다. 황금색으로 그은 피부, 마른 몸, 높은 성욕이라니. 완벽한 여성에의 꿈을 이뤄 주는 약이 아닌가! 제약 회사들은 돈 냄새를 맡았다.

문제는 멜라노탄에 생명을 위협할지도 모르는 부작용이 있다는 사실이 밝혀진 것이었다. 실험은 모두 중단되었다. 하지만 제약 회사는 그보다 덜 위험한 변종인 브레멜라노타이드라는 화합물을 발견했고, 몇 년의 실험 끝에 현재 마지막 단계를 거치고 있으며 아마 판매 승인을 받을 수 있을 것으로 보인다. 문제는 이 약이 비싼 데다가 섹스 전에 주사기로 스스로 주입해야 하고 그러고도 효과가 그다지 크지 않다는 점이다. 이 약을 주입한 여성들은 위약을 주입한 여성들에 비해 평균적으로 〈만족스러운 성적 경험〉을 한 달에 0.5회 더 누렸다고 보고했다.[34] 별로 대단치 않은 셈이다.

플리반세린이라는 약도 있다. 이 약은 원래 항우울제로 개발되었지만, 2015년에 성욕 감퇴로 진단받은 사람들에게 판매해도 좋다는 승인을 받았다. 하지만 이 약도 엄청 비싼 데다가 — 한 달에 수백 파운드가 든다 — 매일 먹어야 한다. 그리고 약을 먹는 도중에는 술을 마셔선 안 되는데, 함께 복용하면 생명이 위험할 수도 있는 수준으로 혈압이 떨어질 위험이 있다. 메스꺼움, 현기증, 피로 같은 부작용도 흔하다. 게다가 이 약 또한 효과가 그다지 크지 않다. 사용자들은 〈만족스러운 성적 경험〉을 한 달에 0.4~1회 더 누렸다고 한다.[35]

정리하자면, 아직까지는 약이 우리가 바라는 만큼의 기적적인 효과를 내지 못한다. 부작용, 가격, 결과를 모두 감안하자면 위의 약들은 다 별로다. 하지만 이런 연구가 거둔 뜻밖의 소득이 있으니, 여성의 감정이 성욕과 만족감에 큰 영향을 미친다는 사실이 확인된 것이다. 일부 연구에서 엄청나게 높은 위약 효과가 관찰되었기 때문인데,

심지어 다른 어떤 〈약〉보다 높은 수준이었다. 가령 비아그라 연구에서는 위약을 받은 여성들 중 40퍼센트가 성욕 개선을 경험했다고 답했다.[36] 이 여성들은 비록 가짜 약이지만 약을 먹음으로써 스스로를 섹스를 즐기지 않는 사람으로 규정했던 종래의 고착된 틀에서 벗어나 새로운 설정과 역할로 기꺼이 진입했던 것이다.

위약 효과는 여성의 성욕이 머릿속에 있으며 우리가 그것을 조종할 수도 있다는 걸 잘 보여 준다. 하지만 어떻게? 에밀리 나고스키는 다음과 같이 설명했다.[37] 우리 뇌가 흡사 예민한 지휘자처럼 몸을 다스린다고 상상하자. 이 지휘자는 온몸과 바깥 환경에서 들어오는 신호를 끊임없이 받아들인 뒤 그것을 나름대로 해석하여 세심하게 조율된 하나의 이미지로 조합해 낸다. 우리 몸의 신경계가 뇌로 보내는 신호는 아주 단순한 형태다. 컴퓨터에서 쓰이는 이진 부호처럼, 0 혹은 1 둘 중 하나다. 하나는 우리에게 〈달려라〉 하고 말하는 자극 신호이고, 다른 하나는 〈멈춰라〉 하고 말하는 억제 신호다. 뇌는 자극 신호와 억제 신호의 균형이 어떤가에 따라 그 순간에 몸을 어떻게 움직일지를 정한다. 만약 우리가 브레이크를 세게 밟더라도, 그와 동시에 가속 페달도 세게 밟는다면 결과에는 차이가 없을 것이다. 중요한 것은 두 신호를 합한 효과다.

당신이 섹스를 꺼리게 만드는 의식적, 무의식적 이유 하나하나가 브레이크 신호라고 상상하자. 그런 이유야 스트레스, 우울증, 나쁜 신체상, 오르가슴을 못 느끼는 데 대한 죄책감과 두려움 등등 다양하다. 각각은 사소한 압박이라도, 그것들이 모두 합해지면 브레이크를 바닥까지 밟는 꼴이 되어서 차가 딱 멎을 수도 있다. 그렇게 브레이크에 가해진 압박을 풀어내려면, 뇌가 〈달려라〉 신호를 — 즉, 사랑과 쾌락의 신호를 — 그보다 더 세게 받아야 한다. 들이는 노력보다 얻는 보상이 더 커야 하는 것이다. 가끔은 저절로 그런 일이 벌어진다. 사랑에 빠졌을 때가 그렇다. 하지만 그렇지 않다면, 우리가 스스로 〈달려라〉 신호를 우세하고 브레이크가 최대한 적게 걸리도록 만들어야 한다. 막연한 소리로 들리겠지만, 실제로는 전혀 막연하지 않다. 첫 단계는 성욕이 저절로 생겨나는 것도, 모두가 타고나는 영속적 특질도 아님을 이해하는 것이다. 그다음에는 시간을 내어 자신이 어떤 때 흥분하고 어떤 때 식는지를 찬찬히 톺아보아야 한다. 나고스키는 목록을 써보라고 제안한다. 옆의 박스와 같은 식이다.

목록을 다 작성했다면, 진짜 노력은 그때부터 시작된다. 이제 당신은 신호의 균형이 〈달려라〉 쪽으로 기울도록 조치를 취해야 한다. 브레이크 요소를 최대한 제거하고, 가속 신호가 최대한 많이 켜질 환경을 마련해야 한다.

안정된 관계를 맺고 있는 사람이라면, 이 일을 혼자서 하기란 거의 불가능하다. 상대도 끌어들여야 한다. 당신이 무엇에 흥분하는지, 무엇이 필요한지를 상대에게 말해야 한다. 성 치료사들은 관계가 수렁에 빠진 커플에게는 한동안 섹스를 하지 말라고 조언할 때가 있다. 아니면 특정 날짜와 시각에 섹스하기로 미리 정해 두고 그에 따라 일정을 비워 두는 식으로 섹스에 규칙을 만들어서 지켜 보라고 조언한다. 이렇게 섹시하지 않은 조언이 있나 싶겠지만, 사실은 일리 있는 말이다. 섹스를 잠시 중단하기로 결정하면, 섹스에 대한 온갖 기대에서 벗어나서 욕구가 저절로 돌아올 때까지 맘 편히 쉴 수 있다. 성욕

내 오르가슴을 찾기 위한 목록

나는 어떤 때 식을까?

잠자기 직전에 섹스할 때, 왜냐하면 이튿날 피곤할까 봐 걱정되기 때문에. 기분이 가라앉거나 슬플 때. 내키지 않는데 상대가 섹스하고 싶어 해서 내가 또 거절해야 할까 봐 걱정될 때. 관계가 불안할 때. 질투할 때. 어떻게 진행될지 뻔히 아는 판에 박은 섹스를 할 때. 상대가 스스로를 좋은 연인이라고 느끼도록 내가 반드시 오르가슴을 느껴야 한다는 압박을 느낄 때. 뭔가 처리할 일이 있었는데 마치지 못해서 스트레스를 받거나 걱정이 들 때. 내가 못생겼다고 느낄 때. 샤워를 못 해서 몸이 더럽다고 느낄 때. 우리가 침대에서 휴대 전화를 확인할 때.

나는 어떤 때 흥분할까?

시간이 엄청 많아서, 빨리 끝내려고 서두를 필요가 없을 때. 말없이 얼른 하는 섹스. 오르가슴을 떠올릴 때. 내 몸에 만족할 때. 야한 책이나 영화나 포르노를 볼 때. 운동 직후라서 엔돌핀이 흐르고 몸이 뜨거울 때 섹스하는 것. 환한 대낮에 섹스하는 것. 캄캄하고 아늑한 어둠. 깨끗한 침구. 사랑받는다는 느낌. 칭찬. 새로운 환경. 익숙한 환경. 상대가 본연의 모습으로 편하게 행동하는 걸 볼 때. 내 본연의 모습으로 편할 때. 상대가 등을 간질거려 줄 때. 침대에서 새로운 행위를 과감하게 시도할 때. 내가 침대에서 늘 하는 행동이 상대가 바라는 최선의 일임을 확신할 때.

을 강제로 되살릴 방법은 없다. 성욕을 꼭 느껴야 한다는 생각 자체가 하나의 브레이크다.

그렇다고 해서 몸을 맞대고 친밀감을 나누는 행위까지 중단하라는 말은 아니다. 오히려 많은 사람들은 그런 행위를 더 많이 하게 된다. 준비가 덜 된 섹스에 대한 압박을 느끼지 않은 채 그저 서로 껴안고 친밀감을 나눌 수 있기 때문이다. 당신은 스스로에게 너그러워야 하고, 참을성을 가져야 한다. 만약 상대가 이런 시도를 대수롭지 않게 여긴다면, 그것이 문제의 근원인지도 모른다.

1백 년의 경험을 가진 저스먼 박사의 말에는 중요한 통찰이 담겨 있다. 성욕은 진공 상태에서 생겨나지 않는다. 성욕은 파트너와 맺는 관계와 밀접하게 얽힌 문제이고, 우리가 자기 자신과 맺는 관계와도 밀접하게 얽혀 있다. 이 문제를 단숨에 해결할 방법은 없다. 하지만 대부분의 여성에게 성욕을 느낄 능력이 있다는 것만큼은 확실하다.

오르가슴

오르가슴은 경이롭고 멋진 현상이다. 우리 몸이 살아 있기 위해서 매일 수행하는 평이한 일들과는 확연히 구별되는 일이다. 심장은 온몸에 피를 펌프질하기 위해서 뛰고, 장은 영양소를 흡수하기 위해서 꾸르륵거리며 꿈틀거리고, 뇌는 몸을 움직이고 계획을 세우기 위해서 신경 신호를 내보내지만, 오르가슴은 전혀 다르다. 오르가슴은 그저 발가락이 옴츠러들고, 닭살이 일고, 신음이 흘러나오는 황홀경이다. 오르가슴은 우리가 얻는 작은 보상이다.

오르가슴이 정확히 무엇인가를 두고 그동안 여러 정의가 제안되었지만, 연구자들은 아직 완벽한 합의에 이르지 못했다. 전통적이고 의학적인 정의는 오르가슴을 골반 부위 근육계의 리드미컬한 수축이 동반되는 강렬한 성적 쾌락의 짧은 절정으로 본다.[38]

현대의 성 연구자들은 이 정의가 너무 협소하다고 본다. 여성마다 제각기 경험이 다를 수 있는 데다가, 불쾌한 오르가슴 혹은 성적이지 않은 오르가슴을 느끼는 것도 물리적으로 가능하기 때문이다. 가령 성폭력을 당하는 중이나 자는 동안 느끼는 오르가슴이 그렇다. 실제로 여성 3명 중 1명은 잘 때 오르가슴을 겪는다.[39] 따라서 연구자들은 오르가슴을 성적 긴장이 비자발적으로 갑자기 해소되는 현상, 즉 팽팽하게 당겨졌던 활시위가 툭 놓여나는 것과 비슷한 현상으로 정의하는 편이 더 낫다고 여긴다.[40]

실제로 여성들은 쾌락이 없어도 오르가슴을 느낄 수 있고, 성기에 물리적 접촉이 없어도 느낄 수 있고, 질이 수축하지 않고도 느낄 수 있다. 어떤 여성들은 그냥 따뜻하고 찌릿찌릿한 감각이 온몸으로 퍼져 나간다고 말하고, 그런 뒤에는 확실히 〈끝났다〉는 느낌이 든다고 말한다. 어떤 형태이든 공통점은 오르가슴을 겪으면 그게 오르가슴이라는 걸 분명히 알 수 있다는 것이다. 만약 당신이 오르가슴을 겪은 적 있는지 없는지 잘 모르겠다면, 겪지 못한 것이다. 그러니 오르가슴은 막연하지만 아주 단순하기도 하다.

하지만 일단은 오르가슴을 성적 반응의 절정기로 본 고전적 정의를 따르자. 그것이 가장 표준적인 경우이기는 하니까. 여성이 육체적으로 흥분하면, 남성의 음경이 충혈되어 딱딱해지는 것처럼 소음순과 음핵 안쪽 부위에 피가 몰린다. 흥분한 음핵 복합체는 크기가 평소의 두 배로 커진다. 성기가 자극을 받은 지 10~30초가 지나면, 질도 젖기 시작한다. 질의 지름과 길이도 1센티미터 이상 커진다. 여성이 절정에 다가가면 맥박이 빨라지고, 호흡이 빨라지고, 혈압이 높아진다. 온몸의 근육이 긴장된다는 사람도 많고, 손발 가락이 저절로 오그라들어 침대보를 움켜쥐게 된다는 사람도 많다. 손발연축이라고, 이 현상을 가리키는 멋진 용어도 있다.

그러다가 오르가슴이 온다. 기분 좋은 감각이 머리끝에서 발끝까지 훑고 지나간다. 성기가 폭발하는 것처럼 느껴지고, 골반 부위 근육계가 리드미컬하게 수축하여 단단해진다. 수축은 질 아래쪽에서 시작되어 차츰 위쪽으로 퍼지면서 질 전체와 자궁을 휩쓴다. 요도와 항문 근육들까지 관여할 때도 많다. 여성의 오르가슴은 평균적으로 약 17초 지속된다.[41] 그러다가 끝나면, 남성의 음경이 사정 후 축 늘어지는 것처럼 여성의 성기에서도 피가 빠져나간다. 이렇게 해서 모든 것이 서서히 평소의 상태로 돌아가는 해소기가 끝난다.

남자와 달리, 여자는 계속 자극을 받을 경우 오르가슴을 연달아 여러 번 느낄 수도 있다. 여성의 연속 오르가슴 횟수의 세계 기록이 얼마인지는 알 수 없다. 〈기네스 세계 기록〉에는 〈가장 잦은 섹스 횟수〉 같은 짓궂고 흥미진진한 기록들이 수록되어 있는데도, 어째서인지 여성 오르가슴 횟수 항목은 없다. 혹 궁금해하는 분이 있을까 봐 말씀드리면, 가장 잦은 섹스 횟수 기록은 오르네비우스 아페르타라는 호주 귀뚜라미 종이 보유하고 있다. 이 귀뚜라미들은 성행위를 서너 시간에 걸쳐서 50회나 한다고 한다. 작은 고추가 맵다더니.

비공식이지만 우리가 아는 연속 오르가슴 횟수 기록은 놀랍게도 자선 기금을 모으기 위한 자위 경쟁인 이른바 〈마스터베이터톤〉에 서 나왔다.[42] 최고 기록은 2009년 덴마크의 마스터베이터톤에서 나 왔는데, 우승자는 아마 아주아주 길게 이어졌을 한 번의 자위 과정에 서 총 222회의 오르가슴을 느꼈다고 한다. 우리 같은 보통 사람에게 도 목표가 생긴 셈일까.

아무튼, 여러분은 우리가 지금 그냥 오르가슴이라고 뭉뚱그려서 말하는 것을 의아하게 여길지도 모른다. 오르가슴에도 음핵 오르가 슴, 질 오르가슴, 지스팟 오르가슴, 탄트라 오르가슴, 분출 오르가 슴, 상대가 발가락을 빨아 줄 때 느끼는 오르가슴 등등 여러 종류가 있는 것 아닌가?

아니다. 사실은 모든 오르가슴이 다 같은 오르가슴이다. 어떤 오르 가슴이든 육체적, 정신적 반응은 다 같다. 다만 어떤 자극에서 오르 가슴이 발생하는가 하는 점이 다를 뿐이다. 우리 몸은 전체가 성감대 다. 어디나 신경 종말이 있기 때문에, 자극을 받으면 쾌락을 느낄 수 있다. 누가 당신의 목덜미에 입 맞출 때, 머리카락을 만지작거릴 때, 허벅지 안쪽을 쓰다듬을 때 기분이 얼마나 좋은지 떠올려 보라. 우리 는 또 하루 종일 수시로, 그것도 매일, 더구나 아무런 물리적 자극이 없는데도 자동적으로 오르가슴을 느낀다는 여성들도 만나 보았다. 숨 쉬듯이 쉽게 오르가슴을 느낀다는 여성들도 만나 보았다.

질 오르가슴과 음핵 오르가슴이라는 두 용어가 특히 유명하기는 하지만, 사실 둘 사이에는 아무 차이가 없다.[43] 우리는 이제 음핵이 외음부 앞쪽에 튀어나온 작은 돌기만이 아니라 그보다 훨씬 더 큰 기관이라는 걸 안다. 음핵에서 몸속에 숨은 부분은 요도와 질을 감싸고 있으므로, 외음부와 질이 자극받을 때 대개 간접적으로 덩달아 자극을 받는다. 모든 질 성교에는 늘 음핵이 관여하므로, 〈음핵 오르가슴〉과 〈질 오르가슴〉을 구별해서 말하는 건 정확하지 않다. 질 자체는 사실 그다지 민감하지 않다. 뒤에서 더 살펴보겠지만, 음핵 귀두의 위치는 사람마다 좀 다르다. 그 위치가 여성이 질 성교로 오르가슴을 느끼기 어려운가 쉬운가를 결정한다고 보는 사람들도 있다.[44]

여성이 사정하는 현상을 뜻하는 분출 오르가슴은 2천 년 전 고대 그리스 철학자 아리스토텔레스Aristoteles 시대부터 문헌에 묘사되었지만, 아직도 신비에 싸인 현상이다.[45] 요도가 음핵 귀두와 질 사이에 있기는 해도, 대부분의 경우 요도는 성생활에 딱히 관여하지 않는다. 하지만 일부 여성들은 오르가슴을 느낄 때 요도에서 특별한 일이 벌어진다. 연구자들뿐 아니라 여성들 자신도 영문을 몰라서 어리둥절하는 일인데, 여성이 절정에 오를 때 요도구에서 투명하거나 우윳빛을 띠는 액체가 분출되는 것이다. 몇 밀리리터쯤 나온다는 여성도 있고, 컵 하나를 채울 만큼 많이 나온다는 여성도 있다. 이런 오르가슴은 정체가 뭘까?

얼마나 많은 여성이 분출 오르가슴을 겪는지는 알 수 없지만, 그런 일이 실제 발생한다는 것만큼은 분명한 사실이다. 어쩌면 여러분도 인터넷으로는 더러 구경했을 것이다. 2014년에 영국은 포르노에서 여성 사정 장면을 보여 주지 못하도록 금지했다.[46] 여성 사정이 다른 형태의 포르노보다 — 이를테면 남성이 사정하는 포르노보다 — 더 나쁜 이유가 뭔지는 모르겠지만, 아무튼 어떤 사람들은 여성 사정이 특히 불쾌하다고 여기는 모양이다. 혹 여성 사정에서 분출되는 물질이 오줌이라고 믿어서 그런 걸까?

그 액체의 정체는 아직 확실히 밝혀지지 않았다. 어떤 연구자들은 그 분출물이 질 벽 앞쪽, 요도 아래쪽에 있는 분비샘인 스킨샘에서 나온다고 본다. 스킨샘은 모든 여성에게 다 있는 건 아닌 듯하고, 크기도 사람마다 다르다. 어쩌면 이 사실로 왜 여성 중 일부만이 분출 오르가슴을 겪는가 하는 의문을 설명할 수 있을지도 모르겠다. 스킨샘은 남성의 전립샘에 해당한다고 여겨지는데, 여러분도 알겠지만 전립샘은 정액을 구성하는 액체를 생산하여 오르가슴 중에 그 액체를 요도로 내보내는 기관이다.[47] 사정하는 여성들 중 일부의 분출액에서 전립샘 물질이 발견되었다는 사실은 이 가설을 지지한다.[48] 하지만 2015년에 여성 7명이 자위하는 모습을 초음파로 조사했던 한 연구진은 그 액체에 전립샘 물질이 소량 섞여 있긴 하지만 대체로는 오줌으로 이뤄진다고 결론 내렸다.[49] 그래서 일부 연구자들은 우리가 서로 다른 두 현상을 관찰하는 것일지도 모른다고 본다. 스킨샘에서 분비된 소량의 물질을 사정으로 내놓는 경우도 있지만, 방광에 담겨 있던 투명한 액체를 그보다 더 다량 내놓는 경우도 있다는 것이다.[50] 어느 쪽이든, 여성 사정의 분비물이 어떤 물질로 구성되어 있는가는 그다지 중요한 문제가 아닐 것이다. 아무튼 이 현상은 여성들이 오르가슴 중에 더러 겪는 자연스러운 현상이다.

음핵 오르가슴과 질 오르가슴을 구별하는 문제로 돌아가서
여성들은 오르가슴에도 위계가 있다는 생각에 오래 시달려 왔다. 위계의 꼭대기에는 질 삽입으로 느끼는 질 오르가슴이 있다고 했다. 그래서 우리는 『시계 태엽 오렌지*A Clockwork Orange*』의 주인공 알렉스 드라지의 말마따나 〈전통의 들락날락 행위〉만으로 오르가슴을 느끼지 못한다면 자신에게 문제가 있는 게 아닐까 하고 고민한다. 손가락이나 혀의 도움을 받아야만 오르가슴을 느낄 수 있다면 그건 제대로 된 오르가슴이 아닌 게 아닐까 하고 말이다.

이것은 희한한 상황이다. 오르가슴은 다 같은 오르가슴이라서 그렇기도 하지만, 질로만 오르가슴에 도달하는 것은 현실에서는 오히려 드문 경우이기 때문에 더 그렇다. 여성의 오르가슴에 순위를 매긴다는 희한한 생각은 어디서 나왔을까?* 이런 생각이 까마득한 과거의 잔재인가 하면, 그렇지 않다. 18세기 계몽시대 이전 사람들은 여성이 임신하려면 오르가슴을 느껴야만 한다고 믿었고, 정말로 확실하게 임신하기를 바란다면 남녀가 동시에 절정에 올라야 한다고 믿었다.[51] 과거에는 영아 사망률이 매우 높았기 때문에 아이를 많이 낳는 것이 중요한 일이었다. 따라서 남자가 후손을 보고 싶다면 당연히 여성에게 오르가슴을 안기는 기술을 연마해야 한다고 했다. 그리고 여성에게서 오르가슴을 끌어내는 열쇠는 음핵 귀두를 자극하는 것이라고 했다.

그런 통념이 있었기 때문에, 1740년에 오스트리아 여왕의 주치의는 여왕에게 〈성교 전에 여왕 폐하의 외음부를 살살 만져서 쾌감을 주면 임신이 잘될 것〉이라고 조언하기까지 했다.[52] 요즘 의사들도 저

* 아래의 역사적 서술은 리브 스트룀키스트Liv Strömquist의 환상적인 그래픽 노블 『이브 프로젝트*Kunskapens frukt*』를 참고했다 — 원주.

조언에서 영감을 얻는다면 좋을 것이다. 의사들이 우리에게 좀 더 건전하게 생활하라고 잔소리하는 대신 성기를 좀 더 자주 만져 주라고 조언하는 모습을 상상해 보라. 그거야말로 진정한 대중 의학이 아닐까! 아무튼, 1700년대 남자들은 비록 지구상의 다른 수많은 문제들을 오해했어도 여성의 몸만큼은 제대로 알았다. 이른바 음핵 오르가슴이 질 오르가슴보다 열등하다고 보는 시각은 훨씬 더 나중에 생겨났다. 그 시초를 보려면 1900년대로 건너뛰어야 한다.

질 오르가슴과 음핵 오르가슴을 나누고 전자를 진짜 오르가슴으로 격상시킨 것은 꽤 최근에 웬 남자가 저지른 짓이었다. 1905년에 음핵 오르가슴은 미성숙한 어린 여성이 겪는 오르가슴이라고 처음 주장한 사람은 정신 분석학의 아버지 지그문트 프로이트Sigmund Freud였다.[53] 그는 음핵 오르가슴을 어린 여자아이의 침실에서만 벌어지는 일로 간주했다. 또 여자아이가 남자에 흥미를 품는 순간 음핵에 대한 관심은 사라지고 대신 삽입에의 강렬한 욕망을 느끼게 된다고 했다. 남녀의 결합만이 건전한 섹스이고, 여성은 그런 섹스에서만 쾌락을 느낄 수 있다고 했다. 진정한 여성은 질 오르가슴을 느낀다고 했다.[54]

프로이트는 그런 생각을 어디서 얻었을까? 자기 머릿속에서였다! 그는 자신의 이론에 부합하지 않는 여자들이 수두룩하다는 사실에 개의치 않았고, 그런 여자들은 그냥 아픈 거라고 치부했다. 프로이트는 그런 여자들이 불감증이라는 병을 앓고 있다고 주장했는데, 그 병의 제일가는 특징은 남성 성기에서 쾌락을 느끼지 못하는 것이라고 했다. 이것은 궁극의 통제 수법이었다. 그의 의견에 동의하지 않으면

미친 사람이라고 모는 격이었으니까.[55]

　프로이트는 여성이 음핵을 만질 때 기분이 좋거나 — 그가 볼 때 그런 일은 없어야 하겠지만 만에 하나 — 남편과의 질 성교에서 오르가슴을 느끼지 못한다면 당장 정신 분석가를 찾아가야 한다고 말했다. 남자들에게는 이런 이론이 물론 반가운 일이었다. 여자가 절정에 오르지 못한다면, 그것은 연인으로서 남자의 능력에 문제가 있다는 뜻이 아니라 여자가 스스로 처리할 문제가 있다는 뜻이니까. 남자들은 상대를 신경 쓰지 않은 채 섹스하고, 사정하고, 끝나면 불을 탁 끄고 만족스럽게 등을 돌려도 좋다는 허락을 받은 셈이었다. 여성의 쾌락은 여성 자신의 책임이었다.

　프로이트는 결코 무명이 아니었기 때문에, 그의 이론은 널리 퍼졌다. 그래서 과거 수천 년 동안 쌓여 온 여성들의 경험은 처녀들이 겪는 신경증일 뿐이라고 폄하되었다. 오래전부터 여성의 성적 쾌락에서 핵심이라고 알려져 있던 음핵은 망각의 늪에 내던져졌고, 해부학 교과서에서도 사라졌다. 프로이트의 이론에 감히 도전하는 사람이 나타난 건 그로부터 거의 60년이 지나서였다.

　1960년대, 미국 워싱턴 대학 병원에서 조용한 혁명이 시작되었다. 부인과 전문의 윌리엄 매스터스와 연구 파트너 버지니아 E. 존슨이 여성의 성에 흥미를 품고 오늘날의 기준으로는 미친 짓처럼 보이는 일련의 시험을 실시했던 것이다. 그들은 커플들을 실험실로 불러서 몸에 각종 측정 장치를 매단 채 섹스하게 한 뒤 그 모습을 관찰했다. 여성이 절정에 오를 때 질 속에서 무슨 일이 벌어지는지 알기 위해서 끝트머리에 카메라를 붙인 진동 플라스틱 음경까지 제작했다. 그런 시험의 결과는 의학계에 충격으로 다가왔다. 음핵이 여성 오르가슴에 꼭 필요한 요소라고 밝혀졌던 것이다. 폭탄 같은 소식이었을까? 물론이다.

이제 우리는 전체 여성 중에서 질 성교만으로 오르가슴을 느끼는 비율은 3분의 1도 안 된다는 걸 안다. 질 성교로 느끼는 경우에도 음핵이 결정적인 역할을 한다는 증거가 많다. 어떤 연구자들은 이런 여성들은 해부학적 복권에 당첨된 것이나 다름없다고 본다. 이 여성들은 음핵의 크기와 위치 면에서 유리한 것 같기 때문이다. 이 분야에서 최초로 과학적 연구를 수행했던 사람은 정신 분석학자이자 작가였던 프랑스의 마리 보나파르트 공주Marie Bonaparte였는데, 그는 ─ 섹스와 연인에 흥미가 지대했음에도 불구하고 ─ 질 성교로는 오르가슴을 느끼지 못했기 때문에 성생활에 만족하지 못했다.[56] 그런데 보나파르트와 현대 연구자들의 의견이 일치하는 대목이 하나 있다. 음핵이 크고 질과의 거리가 짧을수록 오르가슴을 느끼기가 더 쉽다는 생각이다.[57] 그러면 음핵이 겉에서든 안쪽에서든 삽입 중에 훨씬 더 큰 간접적 자극을 받기 때문이다. 그래서 보나파르트는 수술로 자신의 음핵을 좀 더 밑으로 옮기는 극단적 조치까지 취했으나, 안타깝게도 결과는 좋지 못했다.[58]

보나파르트가 남자와의 질 성교로 오르가슴을 느끼지 못하는 게 비정상이 아님을 알았다면 얼마나 좋았을까. 비정상은커녕 오히려 그런 경우가 보통이다. 하지만 그동안 여성의 성 연구와 대중적 섹스 담론을 남자들이 장악해 왔기 때문에, 이 사실은 아직 널리 알려지지 않았다. 섹스는 대개 남자에게만 일방적으로 절정을 약속하는 행위,

즉 질에 음경을 삽입하는 행위와 동의어가 되었다. 사람들은 실제로 남자가 사정해야만 성교가 〈완성된다〉고 말하곤 한다. 남자가 사정하지 않는 경우는 〈중단된 성교〉라고 부른다. 그렇다면 여성만 절정을 느낀 경우는 이론적으로 불완전한 성교인 셈이다. 성교를 이렇게 보는 시각에서는 여자의 만족은 안중에 없다.

공평하게 따지자면, 일상의 섹스는 두 사람 모두가 쾌락과 오르가슴을 느끼는 일이어야 한다. 그러니 차라리 이성애자들의 섹스를 가령 핥기와 삽입을 50 대 50으로 하는 일로 정의하는 편이 더 낫지 않을까? 레즈비언들은 이성애자 여성들보다 오르가슴을 더 자주 느낀다고 하니, 우리가 레퍼토리를 넓혀 볼 만한 이유가 충분하다.[59] 여성의 오르가슴을 없어도 괜찮지만 있으면 좋은 보너스로 여기는 건 잘못된 생각이다. 오르가슴은 여성에게도 당연한 일이 되어야 한다.

여성이 남성보다 오르가슴을 느끼기가 더 어렵다는 사실

그래도, 전체 여성의 5~10퍼센트가 무오르가슴증이라는 사실은 — 혼자서든 다른 사람하고든 오르가슴을 한 번도 느끼지 못했다는 뜻이다 — 부정할 수 없는 일이다.[60] 남자는 오히려 반대로, 너무 빨리 절정에 오르는 것이 문제다. 영국의 조사에 따르면, 16~24세 여성 중 21퍼센트가 섹스에서 오르가슴을 느끼기 어렵다고 답했다.[61] 응답자 중 다수는 자신이 〈이따금 오르가슴을 느끼는〉 부류에 속한다고 답했다.

소수의 운 좋은 여성들은 이것이 무슨 말인지 모른다. 여러분도 친구 중에 자신은 매번 오르가슴을 느끼는 데다가 한 번의 섹스에서 서너 번씩 느낀다고 말하는 짜증 나는 인간이 한 명쯤 있을 것이다. 그 친구에게 비법을 물어보고 싶겠지만, 아쉽게도 그도 도움되는 대답을 해주기는 어려울 것이다. 모종의 비법이 약간 기여할 수는 있겠지만, 오르가슴을 쉽게 느끼는 정도에는 사람마다 근본적인 차이가 있는 데다가 그 차이는 우리가 어떻게 할 수 있는 문제가 아니다. 차이를 낳는 요인은 무엇보다 유전자다. 자기 부모의 섹스를 상상해 보고 싶은 사람은 거의 없겠지만, 아무튼 당신의 성생활은 부모의 성생활과 비슷할 확률이 높다. 만약 당신이 오르가슴 여왕이라면, 부모님에게 감사해야 할 일인지도 모른다.

쌍둥이들을 조사한 연구에 따르면, 섹스 중 오르가슴을 느끼는 정도에서 개인별 편차의 최대 3분의 1은 유전자로 설명된다.[62] 그다지 큰 비중이 아닌 듯 보일 수도 있겠지만, 유전자의 맥락에서는 결코 코웃음 칠 만한 정도가 아니다. 연구자들은 또 자위 중 오르가슴을 느끼는 정도도 살펴보았는데, 여기에는 유전이 더 큰 영향을 미치는 것으로 드러났다. 자위 중 오르가슴을 느끼는 정도의 개인별 편차는 절반쯤이 유전자로 설명된다. 언뜻 유전자가 섹스에 영향을 미치는 정도와 자위에 영향을 미치는 정도가 다르다는 사실이 이상하게 보일 수도 있다. 하지만 자위는 몸이 오르가슴을 느낄 수 있는 역량을 좀 더 제대로 반영한 결과라고 할 수 있다. 자위는 심리적 불안이나 파트너와의 성적 상호 작용 같은 다른 요소들이 대체로 제거된 상태이기 때문이다.

여성의 오르가슴 능력에 큰 영향을 미치는 또 다른 요소는 섹스의 상황이다. 하룻밤 상대와의 섹스에서 오르가슴을 느끼는 여성은 거의 없다. 미국 대학생들을 조사한 결과, 새로운 상대와 처음 잤을 때 오르가슴을 느낀다고 답한 사람은 10명 중 1명 꼴에 불과했지만 6개월 이상 지속된 관계에서 오르가슴을 느낀다고 답한 사람은 70퍼센트 가까이 되었다.[63]

여성이 오르가슴을 쉽게 느끼는 정도에는 유전적 차이가 있는 게 사실이다. 하지만 고무적인 소식은 대부분의 여성들이 원한다면 얼마든지 느낄 수 있다는 것이다. 그러려면 먼저 혼자서 오르가슴을 느낄 수 있도록 해보아야 한다. 그다음에는 섹스 중 가끔 느끼도록 해보고, 마지막으로 거의 매번 느끼도록 해보자. 물론 쉬운 일은 아니다. 그리고 모든 여성들이 꼭 오르가슴을 느껴야만 하는 것도 아니다. 우리는 단지 만약 당신이 노력을 기울일 의향이 있다면 얼마든지 가능하다고 말하고 싶을 뿐이다. 자, 그래서 우리가 여러분을 위해 오르가슴 지침서를 작성해 보았다. 성 치료사들이 오르가슴을 느끼지 못하는 여성들에게 해주는 조언을 참고한 내용이다.

오르가슴 지침

1. 연습이 완벽을 낳는다

만약 당신이 자위를 해본 적이 한 번도 없다면, 이제 따로 시간을 내어 연습해 볼 때다.[64] 조사에 따르면, 이전에 오르가슴을 느끼지 못했던 여성들 중 60~90퍼센트는 5~6주 동안 정기적으로 연습한 뒤 혼자서는 물론이고 파트너와 섹스할 때도 오르가슴을 느끼게 되었다고 한다.[65] 우리가 장담하는데, 이것은 의사가 권하는 운동 중에서 가장 재미있는 운동일 것이다. 손가락을 써도 좋고, 바이브레이터를 장만해도 좋다. 그다음에는 당신이 분위기에 빠질 수 있는 일이라면 뭐든 좋으니 해보라. 에로틱한 소설이 좋은가, 포르노가 좋은가, 그냥 몽상하는 게 좋은가? 중요한 점은 처음부터 오르가슴을 목표로 떠올려서는 안 된다는 것이다. 그보다는 어떤 방식으로 하는 편이 느낌이 좋은지 알아내는 데 집중하라. 다양한 방식을 시험하여 언제 쾌락이 느껴지는지 알아보고, 마음에 드는 방식을 찾았으면 더 추구해 보라. 두툼한 뱃살 생각이든 곧 치를 시험 생각이든, 잡생각은 싹 비우라. 스스로 오르가슴을 느끼는 데 능숙해질수록 파트너와 섹스할 때도 느낄 가능성이 높아진다. 하지만 파트너와 섹스할 때라도 당신의 손으로 직접 오르가슴을 얻는 건 잘못이 아니다. 두 사람 다 화끈한 시간을 즐기는 한, 정확히 누가 무엇을 해주는가 하는 건 그다지 중요한 문제가 아니다.

2. 당신의 권리를 요구하라

〈오르가슴 프로젝트〉에 당신의 파트너도 참여시켜야 한다. 단 누구의 감정도 상하지 않도록 노력하라. 이것은 두 사람 모두에게 즐거운 프로젝트가 되어야 한다. 상대가 당신을 만족시키기 위한 노력을 조금도 기울이지 않겠다고 딱 잘라 거절하는 상황이 아닌 한, 당신이 오르가슴을 느끼지 못하는 것이 상대의 잘못은 아니다. 사실은 당신이 사전 작업을 많이 해두어야 한다. 당신의 성기에는 사용 매뉴얼이 딸려 있지 않으므로, 당신이 이끌어 주지 않는다면 상대는 당신에게 오르가슴을 느끼도록 만드는 방법을 알아내는 데 1년이 넘을지도 모른다. 그보다는 당신이 처음부터 알려 주는 편이 더 간단하다. 당신이 섹스 중에 스스로를 만져서 보여 줄 수도 있고, 함께 자위를 해볼 수도 있다. 그다음에는 상대에게 구체적인 방법을 가르쳐 줄 수도 있다. 많은 여성들이 이 대목을 부끄럽게 여기지만, 정말이지 이 방법이 최선이다. 하지만 단번에 제대로 되리라고 기대하지 말라. 참을성을 가지고, 상대가 제대로 할 때마다 칭찬해 주라. 그러면 결국 최고의 연인을 만들어 낼 수 있다.

3. CAT 체위를 연습하라

세상에는 수많은 체위가 있지만, 여러분도 알다시피 그중에서 여성에게 오르가슴을 안겨 주는 데 알맞은 체위는 많지 않다. 하지만 개중 특별한 체위가 하나 있다. CAT(성교 체위 정렬 기법coital alignment technique)이라고 불리는 체위다. 정상 체위의 변형 형태라고 할 수 있는 CAT 체위에서는 여성이 오르가슴을 쉽게 느낀다는 사실이 밝혀져 있다.[66] CAT 체위를 하려면 연습과 조율이 좀 필요하겠지만, 틀림없이 노력의 대가를 거둘 것이다.

CAT 체위에서, 남자는 침대에 손바닥 대신 팔뚝을 대어 자신의 몸과 당신의 몸이 가급적 바짝 붙을 수 있도록 한다. 그다음에는 보통의 경우처럼 위아래로 피스톤 운동을 하는 게 아니라 당신의 몸과 평행을 유지하여 수평으로 몸을 미끄러뜨리면서 자기 성기가 당신의 성기 바로 위에 오도록 삽입한다. 이때 당신은 두 다리를 살짝 오므렸다 벌렸다 해서, 마치 해변에 밀려드는 파도처럼 (진부한 표현이지만 좋은 묘사다) 리듬감 있게 조인다. 남자는 골반을 아래로 살

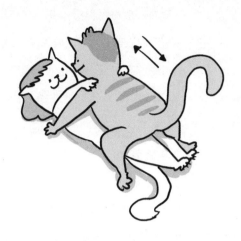

짝 기울여, 자신의 두덩뼈와 음경 뿌리 부분이 당신의 음핵에 닿도록
해야 한다. 당신은 그가 어떻게 하는 게 제대로 하는 것인지를 금세
알 수 있을 것이다. 당신은 두 다리를 가급적 곧게 편 채 붙이고 있는
게 좋다. 당신의 다리로 남자의 다리를 감싸서 당신의 발목이 남자의
종아리 위에 오도록 얹어 두는 것도 좋다. 정상 체위에서는 보통 빠
른 피스톤 운동이 벌어지지만, CAT 체위에서는 그보다 한결 부드럽
게 비비게 된다. 음경이 질에 아주 깊숙이 들어가지는 않겠지만, 대
부분의 신경 종말이 모여 있는 질 입구 몇 센티미터 부분에 자극이
최대로 집중될 테고 음핵도 계속 접촉될 것이다.

　요령을 터득했다면, 당신이 위로 올라가서 뒤집힌 CAT 체위를 시
도해 봐도 좋다. 그러면 당신이 통제력을 쥐고서 당신이 원하는 빠르
기와 압력으로 음핵을 자극할 수 있다.

4. 긴장을 풀지 말라!

긴장 풀어, 긴장 풀어. 이렇게 조언하는 사람이 많다. 이것은 좋은 조언이기도 하지만 나쁜 조언이기도 하다. 우리가 머릿속에서 긴장을 풀어야 하는 건 맞다. 하지만 그렇다고 해서 온몸의 긴장을 풀고 꼼짝 않고 누워서 마른 하늘의 날벼락처럼 오르가슴이 떨어지기를 기다리는 건 잘못된 방식이다. 몸은 긴장해야 한다. 엉덩이를 꽉 조이고, 성기 근육도 조여 보라. 오르가슴이나 호흡의 리듬에 맞추어 수축했다가 이완했다가 할 수 있으면 더 좋다.

그러면 일단 성기에 피가 더 많이 쏠린다. 스스로 흥분을 유도하는 셈이다. 그리고 한창 활동이 벌어지는 부위로 주의를 집중시킬 수도 있다. 여러분도 시도해 보면 알 텐데, 골반 근육을 조이려고 애쓰는 동안 저녁으로 먹을 스테이크 생각을 동시에 떠올리기는 정말 어렵다.

처음에는 그 근육들을 움직이기가 어려울 수도 있다. 동네 체육관에 〈몸 만들기-질 편〉 같은 프로그램이 있는 것도 아니니까. 하지만 그런 프로그램이 있어야 하는지도 모른다. 골반 근육 운동을 자주 하는 여성은 오르가슴을 더 쉽고 강하게 느끼고, 성기 부위를 뜻대로 더 잘 움직이게 된다. 게다가 그 근육을 운동시키면 요실금과 골반 장기 탈출증이 예방되고, 성교통을 없애는 데도 도움이 된다.[67] 골반 근육 운동은 어디서든 할 수 있다. 버스에서도, 자기 전에도, 언제 어디서든 가능하다. 질 운동용 공을 써도 되지만, 꼭 필요한 건 절대 아니다.*

---

* 골반 근육 운동은 1940년대에 요실금 등의 치료법으로 제안했던 미국 의사 아널드 케겔Arnold Kegel의 이름을 따서 케겔 운동이라고도 부른다 — 옮긴이주.

5. 달리기를 하라

운동, 특히 섹스 직전에 하는 운동은 흥분을 촉진한다. 오르가슴도 더 쉽게 느낀다고 말하는 여성이 많다.[68]

6. 양말을 신고 있어라

이 조언은 농담 반 진담 반이다. 우리가 하고 싶은 말은, 우리 뇌는 몸으로부터 끊임없이 신호를 받기 때문에 그 신호와 그로 인해 떠오른 생각이 섹스에 집중되어야 할 주의력을 흩뜨릴 수 있다는 것이다. 한창 성기에 벌어지고 있는 일 대신 다른 일에, 이를테면 발이 차다는 생각에 신경이 쓰여서야 오르가슴을 느끼기 어렵다. 특히 여자들은 이런 딴생각이나 주변 환경으로부터 오는 신호에 남자들보다 더 쉽게 정신이 팔린다. 성 과학자 앨프리드 킨제이Alfred Kinsey의 관찰에 따르면, 수컷 쥐들과는 달리 암컷 쥐들은 성행위 중에도 유혹적인 치즈 조각이 눈에 들어오면 곧잘 집중력을 잃었다.[69]

우리가 이 사실에서 배워야 할 교훈은, 화끈한 시간을 즐기는 데만 집중할 수 있는 환경을 만들기 위해서 필요한 조치는 뭐든 취하라는 것이다. 불을 다 끄는 게 좋겠는가? 티셔츠를 입은 채 섹스하는 게 좋겠는가? 양말을 신은 채 하는 게 좋겠는가? 무엇이 되었든 당신 내면의 목소리에 귀 기울여라. 자신이 바라는 걸 들어주라. 오르가슴은 당신이 육체적으로도 정신적으로도 더없이 편안하여 다른 일은 다 잊을 수 있을 때만 온다. 어쩌면 이것이 가장 따르기 어려운 교훈이자 많은 사람이 자주 잊는 문제일 것이다.

4
피임

여자와 남자가 섹스하면, 아기가 만들어질 수 있다. 충격적인 일은
아니다. 원래 그런 거니까. 설마 정말로 황새가 아기를 배달해 준다
고 믿었던 사람은 없겠지? 섹스는 멋진 일이고, 그래서 대부분은 계
획하는 자녀 수보다 더 자주 섹스하고 싶어 한다. 만약 당신이 이성
애자이고 질로 섹스하는데 아기를 원하지 않는다면, 어떤 방식으로
든 피임을 해야 한다.

우리는 피임이라는 용어를 성교가 임신으로 이어질 가능성을 줄
이는 모든 조치를 가리키는 뜻으로 쓴다. 이런 정의에서는 성교 중단
이라고도 부르는 질외 사정 또한 피임법이다. 우리가 추천하는 방법
은 아니지만.

피임은 오래전부터 시행되어 온 일이지만, 의학이 발달하면서 점
차 세련된 기법이 시장에 선보이게 되었다. 그래도 현재 쓰이는 방법
들은 대개 역사가 깊다. 콘돔도 현대의 발명품이 아니다. 다만 과거
에는 라텍스 대신 동물 가죽으로 만들었다. 4천 년 전 고대 그리스 여
성들은 자궁에서 정자를 몰아내기 위해서 꿀과 나뭇잎 이긴 것을 질

에 넣어 두었다고 한다. 이것은 요즘의 질 격막(다이어프램), 즉 정자가 통과하지 못하도록 자궁목에 덮어 두는 실리콘 원반을 연상시킨다. 그리고 시대마다 피임법에도 유행이 있다. 질외 사정은 과거에 더 많이 쓰였다. 심지어 성경의 창세기에도 관련된 이야기가 나온다(오난이라는 남자 이야기다). 그리고 오늘 밤에도, 어쩌면 바로 이 순간도 세계 어딘가에서 어느 커플은 틀림없이 그 방법을 쓰고 있을 것이다.

인류는 그동안 별의별 방법을 다 시험해 보았다. 현대의 좋은 점은 우리가 그중에서 고를 수 있다는 것이다. 세월의 시험을 거치면서 효과가 확인된 방법이 여럿 있기 때문이다. 그중 당신의 건강과 생활 방식에 가장 잘 맞고 믿음직한 방법을 고르면 된다.

어쩌면 여러분은 피임을 당연시하겠지만, 사실 피임은 놀라운 일이다. 덕분에 우리는 성생활에 지장을 주지 않고도 아이를 가질지 말지 선택할 수 있다. 아이를 갖기로 하더라도, 언제 누구와 몇 명이나 가질지 선택할 수 있다. 질외 사정, 질 격막, 나뭇잎과 꿀 이긴 것을 질에 넣어 두는 방법 등도 어느 정도 효과가 있었겠지만, 가장 큰 차이를 가져온 것은 1950년대에 등장한 경구 피임약이었다.

경구 피임약은 혁명이었다. 당시 여성들에게 효과적인 피임법이 되어 주었고, 이후 오랫동안 시험을 거쳤기 때문에 지금은 효과가 더 좋다. 피임약은 여성이 어떤 관계를 맺고 싶은지 스스로 선택할 수 있도록 도와주었다. 여성이 자신의 성생활을 직접 통제하고 경력과 경제 상황에 맞게 가족 계획을 짤 수 있도록 해주었다. 이후 피임용 임플란트나 자궁 내 피임 장치 intrauterine device, IUD처럼 효과가 오래 지속되는 방법을 포함하여 여러 새로운 피임법들이 개발되었다.

피임에 관한 사실들은 아주 무미건조하다

역사적 배경을 설명했으니, 오늘날의 상황을 이야기할 차례다. 이 대목에서 우리는 아주 솔직해져야겠다. 우리는 이 장에서 여러 피임법들의 차이를 설명할 것이다. 각각의 사용법을 소개한 뒤, 보너스로 몇 가지 조언을 줄 것이다. 하지만 이 내용은 아주 건조하다. 미안한 말이지만, 일부 독자에게는 이 장의 초반부가 이 책에서 가장 지루한 부분일 수도 있다. 그래도 우리는 빠짐없이 적기로 결정했는데, 왜냐하면 이것이 우리가 해야 할 말들 중에서도 가장 중요한 내용이기 때문이다.

우리는 젊은 여성들이 무엇을 궁금해하는지 안다. 많은 여성이 피임에 관해서 복잡한 질문을 가진다. 놀랄 일도 아니다. 피임은 정말 복잡한 일인 데다가, 이유는 모르겠지만 세상은 어쩐지 모든 여성들이 아무런 안내 없이도 피임법을 직관적으로 알아야 한다고 여기는 것 같기 때문이다. 우리는 또 피임에 관한 수많은 낭설이 있다는 것을 안다. 그리고 정보 부족으로 피임법을 부정확하게 사용하는 바람에, 혹은 믿고 사용해도 될지 불안해하는 바람에 겪지 않아도 될 부작용을 겪는 여성이 많다. 이것이 피임법을 처방해 주는 의료인들이 정보를 잘못 전달하거나 부족하게 전달하기 때문인지, 아니면 그냥 이 내용이 누구든 단숨에 소화하기에는 너무 복잡한 내용이기 때문인지는 모르겠다. 다음의 표에 호르몬 피임법, 비호르몬 피임법, 응급 피임법의 주요 형태들을 정리해 보았다.

피임법의 주요 형태

에스트로겐과 프로게스틴을 섞은 복합 피임법	프로게스틴만 쓰고 에스트로겐은 쓰지 않는 피임법	호르몬을 쓰지 않는 피임법	응급 피임법
경구 피임약	피임용 주사	콘돔	구리 IUD
피임용 패치	피임용 임플란트	구리 IUD	응급 피임약 1: 레보노게스트렐 (레보넬™)
피임 링	자궁 내 피임 장치 (IUD)	임신 가능 기간 추적 방법	응급 피임약 2: 울리프리스탈 아세테이트 (엘라원™)
	미니 피임약		
	비에스트로겐 피임약		

우리 목표는 여러분에게 피임에 관한 기본적인 정보를 제공하여 스스로 알맞은 방법을 고를 수 있도록 돕는 것이다. 피임 기술은 계속 발전하고 있으므로, 우리는 여러분이 의료인의 조언을 구해 볼 것을 권한다. 전문가들은 여러분이 관심 있는 방법에 대해서 최신 지식을 더 자세히 알 것이다.

호르몬 피임법

호르몬을 활용하는 피임법들은 어떻게 임신을 방지할까? 우리가 매일 아침 피임약을 삼킬 때, 3주마다 피임 링을 삽입할 때, 팔에 피임용 임플란트를 이식받을 때, 우리 몸에서 실제 어떤 일이 벌어질까?

호르몬 피임제에는 원래 난소에서 자연적으로 생산되어 생리 주기 제어에 관여하는 호르몬들이 극소량 들어 있다. 모든 호르몬 피임제에는 인체에서 생산되는 호르몬인 프로게스테론의 합성 형태인 프로게스틴이 들어 있고, 일부에는 에스트로겐도 들어 있다. 에스트로겐까지 들어 있는 피임제는 복합 피임제라고 부르고, 프로게스틴만 든 피임제는 비에스트로겐 피임제 혹은 프로게스틴 피임제라고 부른다.

에스트로겐을 함유한 호르몬 피임제

복합 피임제에는 복합 경구 피임약, 피임 링, 피임용 패치의 세 형태가 있다. 복합 피임제의 장점은 에스트로겐이 들어 있기 때문에 사용자가 출혈을 통제할 수 있다는 것이다. 단점은 에스트로겐이 몸에 받

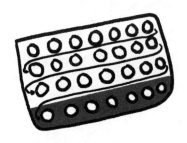

지 않는 여성도 있다는 것인데, 이 이야기는 뒤에서 다시 하겠다.

복합 경구 피임약은 가장 흔히 쓰이는 복합 피임제다. 종류도 많은데, 각각 약간씩 차이가 있다. 첫째, 약마다 서로 다른 형태의 에스트로겐과 프로게스틴을 쓴다. 둘째, 약마다 에스트로겐과 프로게스틴 함량이 조금씩 다르다. 호르몬의 형태와 함량에 따라 긍정적인 부작용이든 부정적인 부작용이든 사용자가 겪을 부작용이 달라지지만, 자신에게 특정 제품이 잘 맞는지 아닌지 써보기 전에는 미리 알 수 없다. 시행착오를 거쳐서 잘 맞는 제품을 발견해야 한다.

복합 경구 피임약은 크게 단상성과 다상성의 두 부류로 나뉜다. 이 용어는 무슨 뜻일까?

대부분의 피임약은 단상성이다. 이 타입을 쓰면, 약 포장에서 어느 낱알부터 꺼내 먹든 상관없다. 어차피 모든 낱알의 호르몬 함량이 다 같기 때문이다. 대부분의 단상성 피임약은 정해진 날짜 단위로 일종의 인위적 생리 주기를 일으키도록 설계되었다. 대부분은 28일 주기다. 이 경우 21일 동안 약을 먹어야 하고, 그동안에는 출혈이 없다. 마지막 7일은 호르몬을 복용하지 않는 시간인데, 이때는 약 포장에 든 가짜 약을 먹어도 되고 아예 안 먹어도 된다. 호르몬을 복용하지 않는 이 시기에 보통 자궁 내막이 떨어져 나와서 출혈이 발생한다. 21+7일 주기를 쓰는 단상성 피임약 브랜드는 마이크로기논Microgynon, 야스민Yasmin 등이 있다.* 또 어떤 브랜드들은 24일 연속으로 약을 먹은 뒤 4일을 쉬도록 설계되었다. 24+4일 주기를 쓰는 브랜드는 엘로인Eloine, 졸리Zoely 등이 있다.** 만약 출혈을 아예 건너뛰고 싶다면, 쉬는 기간을 두지 말고 곧장 새 포장을 뜯어서 계속 약을 먹으면 된다. 뒤에서 더 자세히 설명하겠다.

다상성 피임약은 낱알마다 호르몬 함량이 다르다. 그리고 브랜드마다 약을 며칠 먹어야 하고 며칠 쉬면서 출혈해야 하는가 하는 주기도 다 다르다. 따라서 다상성 피임약은 포장에서 아무거나 뜯어 먹어서는 안 되고 지시에 따라 정해진 순서대로 먹어야 한다. 이 타입을 쓸 때는 동봉된 안내문을 특히 꼼꼼히 읽어야 하고 그 내용을 정확히 지켜야 한다. 생리를 아예 거르고 싶을 때는 더 그렇다. 영국에는 신파제Synfase, 로기논Logynon, 클래라Qlaira 같은 다상성 브랜드들이 있지만 이 타입에 그다지 큰 이점이 있는 건 아니기 때문에 인기가 높지는 않다.***

복합 피임약을 쓸 때는 복용 기간 내내, 심지어 약을 먹지 않는 기간에도 피임 기능이 지속된다. 따라서 임신 예방만이 목적이라면 추가의 피임법 없이 섹스해도 좋다. 하지만 실수로 약 먹는 걸 빠뜨리면 피임 기능이 상실될지도 모른다. 정확히 몇 알을 빠뜨려야 임신

* 국내에는 〈미니보라〉, 〈쎄스콘〉 등이 있다.
** 〈엘로인〉은 〈야즈〉라는 이름으로 국내에 나와 있고 〈졸리〉는 출시되지 않았다.
*** 〈신파제〉와 〈로기논〉은 국내에 출시되지 않았고, 〈클래라〉는 같은 이름으로 나와 있다.

가능성이 있는가 하는 것은 브랜드마다 다르므로, 안내문을 참고하거나 의료인의 조언을 구하라. 이런 경우를 우리는 피임 실패라고 부른다.[1]

피임 링*은 질에 삽입하는 부드러운 플라스틱 고리다. 스파게티 면처럼 가늘고 말랑말랑한 끈으로 만들어졌으며 도넛 모양이다. 피임 링은 두 손가락으로 납작하게 누른 뒤 질에 깊숙이 집어넣으면 된다. 질 속에서 손가락을 놓으면, 링이 펴져서 원래 모양이 되면서 질 내벽에 붙어 고정된다. 링을 제거하려면 가운뎃손가락을 걸어서 살살 빼내면 된다.

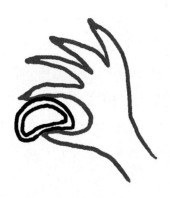

피임 링에는 에스트로겐과 프로게스틴이 둘 다 들어 있다. 이 호르몬들이 질 점막으로 흡수되어 혈류로 들어가는 방식이다. 어떤 사람은 질에 뭘 넣어 두면 불쾌하지 않을까 궁금해하고, 링이 질 속에서 사라지면 어쩌나 걱정하는 사람도 있지만, 일단 삽입한 뒤에는 링이 들어 있다는 사실조차 느끼지 못할 것이다. 탐폰과 비슷하다. 하지만 조

---

* 국내에서는 〈누바링〉으로 2004년 시판되기 시작하였고, 2017년 사용량 부진으로 시장 철수하였다.

심해야 한다. 드물기는 하나, 피임 링이 저절로 흘러내려서 변기에 빠지는 경우가 있다. 우리가 아는 친구 하나가 그랬다. 어느 날 밤늦게까지 밖에서 놀 때 그랬던 모양인데, 이튿날 오후가 되어서야 링이 없다는 걸 알아차렸다고 한다. 술을 마시면 평소보다 주의력이 떨어지기가 쉽고, 그러다 자칫 운이 나쁠 수도 있다. 그러니 이따금 질에 손가락을 넣어서 링이 제자리에 있는지 확인하는 습관을 들이는 게 좋다.

단상성 피임약과 비슷하게, 피임 링도 21일 즉 3주간 연속으로 착용해야 한다. 21일 뒤에는 링을 빼낸 뒤 7일간 휴식기를 가지면 되는데, 그때 출혈이 된다. 생리를 아예 건너뛰고 싶다면 휴식기를 갖지 말고 바로 새 링을 삽입하면 된다.

링이 있다는 걸 사용자는 느끼지 못하겠지만, 질로 섹스할 때 상대는 느낄지도 모른다. 그래서 어떤 여성들은 섹스 전에 미리 빼놓는다. 최대 3시간까지 빼놓아도 괜찮지만, 그 이상 더 오래 빼놓진 말고 도로 끼워야 한다. 그러지 않으면 피임 기능이 상실된다.[2]

피임용 패치(브랜드명 이브라 Evra)*는 간편하게 피부에 붙이는 피임제다. 패치에 함유된 호르몬이 피부로 스며들어 혈류로 들어가는 방식이다. 패치 하나를 일주일간 붙여 둘 수 있는데, 피임 링이나 대부분의 단상성 피임약처럼 21일 연속으로 써야만 효과가 있다. 따라서 하나에 일주일씩 세 장을 연속으로 붙인 뒤 일주일간 쉬면 된다. 패치를 제때 교체하는 걸 잊거나 패치가 딱 붙지 않고 느슨하게 떨어져 있으면 피임 기능이 상실될 수도 있다.[3]

* 국내에서는 〈이브라 패취〉로 2004년부터 시판되었으나, 2009년 사용량 부진으로 시장 철수하였다.

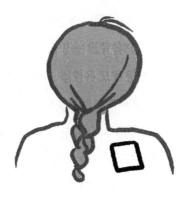

복합 피임제는 어떻게 임신을 방지할까?

인체에 이미 존재하는 호르몬을 써서 임신을 방지한다니, 좀 신기하게 들릴지도 모른다. 하지만 복합 피임제에 함유된 프로게스틴과 에스트로겐은 피임 효과가 정말 좋다. 복합 피임제는 생리 주기마다 한 번씩, 그러니까 대충 한 달에 한 번씩 발생하는 배란을 막는다. 앞에서 설명했듯이, 배란 이전 약 5일과 배란 당일에 피임 없이 섹스하면 임신할 가능성이 있다. 이 시기를 우리는 임신 가능 기간이라고 부른다.

호르몬 피임제는 임신과 좀 비슷하게 기능한다. 여성이 임신하면, 누군가 일시 중지 버튼을 누른 것처럼 생리 주기가 딱 멎는다. 생리 주기가 멎으면 배란이 일어나지 않고, 배란이 일어나지 않으면 임신 가능 기간도 수정 가능성도 없다.

여성이 임신했을 때 생리 주기를 중단시키는 역할을 맡는 것은 인체에서 자연적으로 분비되는 프로게스테론이다. 프로게스테론은 (뇌에 있는 음낭처럼 생긴 기관인) 뇌하수체에게 난포 자극 호르몬과 황체 형성 호르몬을 더 이상 생산하지 말라고 이른다. 기억하겠지만,

생리 주기가 계속 돌아가려면 두 호르몬이 꼭 필요하다. 난포 자극 호르몬이 없으면 난포기가 오지 않고, 황체 형성 호르몬이 없으면 배란이 일어나지 않는다. 그런데 호르몬 피임제 속 프로게스틴은 임신했을 때 프로게스테론이 수행하는 역할을 똑같이 수행한다. 프로게스틴이 뇌하수체에게 생리 주기를 일시 중단시키라고 말해 주는 것이다. 복합 피임제는 우리 몸을 속여서 이미 임신했다고 착각하도록 만드는 셈이다.

복합 피임제는 배란 중단뿐 아니라 다른 방식으로도 임신을 방지한다. 성교 후, 정자들은 자궁목을 통과해서 자궁에 들어가려고 한다. 그런데 자궁목에는 점액 마개가 있다. 복합 피임제 속 프로게스틴은 이 점액을 더 두껍게 만들고, 그래서 정자들이 자궁으로 들어가기가 어려워진다. 게다가 자궁 내막이 평소보다 얇아지는데, 그래서 수정란이 내막에 착상하기가 어려워진다.

에스트로겐은 보통 자궁 내막의 성장을 담당한다. 알다시피 그 내막이 나중에 생리가 되어 나온다(77면을 보라). 복합 피임제에는 에스트로겐이 들어 있기 때문에, 자궁 내막이 매달 조금씩은 자란다. 그래서 복합 피임제를 쓰는 여성들은 7일 미만으로 짧게 호르몬을 끊는 기간에 대부분 생리와 비슷한 출혈을 겪는다.

비에스트로겐 피임제

에스트로겐을 쓰지 않는 피임제의 장점은 이런저런 이유로 에스트로겐이 몸에 받지 않는 여성도 쓸 수 있다는 것이다. 자궁 내 피임 장치 IUD 와 피임용 임플란트 같은 장기 지속성 피임법은 에스트로겐을 쓰지 않는 데다가 피임 효과가 가장 뛰어난 방법들이다. 비에스트로겐 피임제의 단점은 복합 피임제를 쓸 때처럼 출혈을 자유자재로 통제할 수 없다는 것이다. 하지만 어떤 형태이든 호르몬 피임제를 쓰면 대개는 출혈량이 이전보다 훨씬 적어진다. 우리가 받은 인상으로는 둘 중에서도 피임용 임플란트를 쓰는 여성들은 일부가 불규칙한 출혈을 지속적으로 겪지만 IUD를 쓰는 여성들은 그런 경우가 적다. 하지만 이 또한 각자 시험해 봐야 알 수 있는 문제다.

피임용 임플란트(가령 임플라논Implanon 같은 브랜드)는 프로게스틴을 함유한 작은 플라스틱 조각을 위팔 피부밑에 주사기로 심는 방법이다. 그 뒤에는 3년 동안 가만히 놔두면 된다. 그 기간 동안 피임용 임플란트에서 소량의 호르몬이 꾸준히 배출되어, 혈중 프로게스틴 농도를 낮지만 일정하게 유지한다. 피임용 임플란트는 현재 시판되는 피임제들 가운데 제일 안전하다. 일단 몸에 심어 두면, 잘못될 일이 없다. 피임용 임플란트 속 프로게스틴이 생리 주기를 멎게 하므로, 몸속에 피임용 임플란트를 가지는 한 배란이 저지된다.[4]

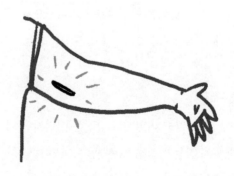

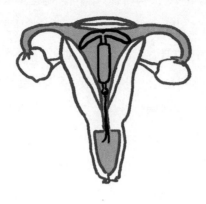

　호르몬 자궁 내 피임 장치 IUD 는 의료인이 자궁에 삽입해 주는 T 자 모양의 작은 물체다. IUD가 배출하는 소량의 프로게스틴은 주로 성기 부위에만 국소적으로 작용하지만, 일부는 자궁 점막을 통해 혈류로도 흡수된다. 아무튼 혈중 프로게스틴 농도가 극히 낮기 때문에, 다른 방법으로는 부작용을 겪었던 여성들도 IUD로 바꾸면 문제를 덜 겪는 경우가 많다. IUD는 브랜드에 따라 3년에서 5년까지 착용할 수 있다. 현재 영국에서 시판되는 브랜드는 세 가지다. 하나는 5년간 착용할 수 있는 미레나 Mirena 다. 미레나는 호르몬 IUD 중에서도 호르몬 함량이 가장 높은 브랜드라서 출혈을 줄이고 싶은 여성에게 특히 적합하다. 미레나를 쓰는 여성들은 대부분 생리가 아예 멎는다. 역시 5년간 착용할 수 있는 카일리나 Kyleena 는 출산 경험이 없는 여성용으로 제작되었다. 미레나보다 크기가 작고, 호르몬 함량도 낮다. 마지막으로 제이디스 Jaydess 는 3년간 착용할 수 있고, 역시 호르몬 함량이 아주 낮으며 크기도 작다.* 출산하지 않은 여성들에게는 흔히

*　국내에도 〈미레나〉, 〈카일리나〉, 〈제이디스〉 세 종류가 다 상용되고 있다.

제이디스나 카일리나를 권하지만, 미레나도 젊은 여성들이 써서 문제가 될 일은 전혀 없다. 미레나가 좀 크기 때문에 삽입 직후에 살짝 불편할 수도 있지만, 다른 두 브랜드보다 호르몬 함량이 높아 출혈을 더 잘 통제할 수 있다는 장점이 있다. 함량이 높다고는 해도 다른 호르몬 피임법들에 비하면 훨씬 낮은 수준이다. 출산 경험이 있는 여성만 호르몬 IUD를 쓸 수 있다는 말은 사실이 아니다.

어떤 여성들은 호르몬 IUD를 착용했을 때 배란이 아예 멎지만, 모두가 그런 건 아니다. 이것은 IUD의 호르몬 함량에 따라 달라지는 문제다. 미레나를 쓰면 배란이 아예 멎을 때가 많다. 호르몬 함량이 높은 편이기 때문이다. 반면 제이디스와 카일리나는 프로게스틴 함량이 너무 낮기 때문에 뇌하수체에까지 영향을 미치지는 못한다. 그렇다고 해서 피임 기능이 떨어진다는 말은 아니다. 사실 호르몬 IUD의 가장 중요한 효과는 국소적인 효과, 즉 프로게스틴 때문에 자궁목 점액이 뻑뻑해져서 정자가 통과하지 못하게 되는 것이다. 자궁 내막도 얇아져서, 설령 수정란이 생기더라도 자궁에서 살아남기 어려워진다.[5]

호르몬 IUD는 브랜드를 막론하고 모두 신뢰도 높은 피임 효과를 장기적으로 제공한다. 사용자들은 대부분 예전보다 출혈량이 줄고 생리통도 약해진다. 호르몬 함량이 낮기 때문에, 다른 방식의 호르몬 피임법으로는 부작용을 겪었던 여성들도 IUD를 쓰면 부작용이 적어지거나 정도가 가벼워질 때가 많다. 가장 흔한 부작용은 이따금 피가 살짝 비치거나 생리와 비슷한 출혈이 부정기적으로 발생하는 것인데, 특히 제이디스와 카일리나를 쓸 때가 그렇다.

만약 호르몬 IUD를 삽입하는 게 아플까 봐 걱정된다면, 시술받기

약 한 시간 전에 진통제를 먹어 두면 좋다. 삽입 후 얼마간 생리통 같은 통증이 느껴질 수도 있지만, 금세 사라진다. 이후에는 장치가 몸속에 있다는 것도 느끼지 못한다. 다만 짧은 실 두 가닥이 자궁목에서 빠져나와 질 깊숙한 곳에 있을 텐데, 나중에 의사가 장치를 교체할 때 사용하는 실이다.

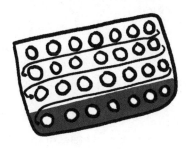

비에스트로겐 경구 피임약(가령 세라제트Cerazette 같은 브랜드)은 매일 먹어야 한다. 쉬는 날이 하루도 없다. 이 약은 매일 같은 시각에 먹을 필요가 없고, 마지막으로 약을 먹은 지 36시간이 지나야만 임신 위험이 있다. 비에스트로겐 경구 피임약에 든 프로게스틴은 피임용 임플란트가 내는 프로게스틴과 똑같이 작용하여, 뇌하수체에 영향을 미쳐서 배란을 막는다. 자궁목 점액도 뻑뻑해지고, 자궁 내막도 얇아진다.[6]

미니 경구 피임약(가령 노리데이Noriday, 마이크로노Micronor 같은 브랜드)도 하루도 쉬는 날 없이 매일 먹어야 한다. 미니 피임약은 앞에서 말한 비에스트로겐 피임약에 비해 프로게스틴 함량이 낮기 때문에, 매일 같은 시각에 복용해야 한다. 그리고 정해진 복용 시간을

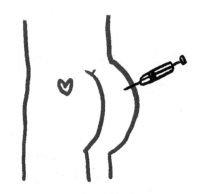

3시간만 넘겨도 위험할 수 있기 때문에, 부정확한 사용으로 임신이 되기가 더 쉽다.[7]*

피임용 주사**는 이전에 맞은 시점으로부터 12주 내에 다시 맞아야 하는 주사다. 즉, 3개월마다 한 번씩 의사를 찾아가야 한다. 이것은 주사로 다량의 프로게스틴을 주입하여 배란을 막는 방식이다. 물론 자궁목 점막과 자궁 내막도 영향을 받는다. 25세 미만의 여성에게는 원칙적으로 주사를 권하지 않는데, 호르몬 함량이 너무 높기 때문에 자칫 뼈 형성에 지장을 줄 수도 있어서 그렇다.[8]

비호르몬 피임법

혹시 호르몬을 쓰지 않는 피임법을 원하는가? 이 유형의 방법들은 서로 공통점이 없다. 여성들이 이 유형을 선택하는 이유도 가지각색

* 비에스트로겐 경구 피임약, 미니 경구 피임약은 국내에서는 구할 수 없다.
** 한국 상품명은 〈사야나〉이다.

이다. 어떤 여성들은 호르몬 피임법으로 부작용을 겪었기 때문에, 혹은 부작용을 겪지는 않았어도 걱정되기 때문에 이 유형을 택한다. 성 매개 감염병을 예방하고 싶은 여성들은 콘돔을 선호한다. 또 어떤 여성들은 자신이 피임한다는 사실을 파트너나 가족이 모르기를 바라고, 따라서 생리가 평소처럼 진행되기를 원해 이 유형을 택한다.

콘돔

콘돔은 정자가 자궁에 들어가지 못하도록 막는다. 정자를 막는 벽처럼 기능하기 때문에, 차단식 피임법이라고도 불린다. 오늘날 남자가 쉽게 쓸 수 있는 피임법은 콘돔뿐이다.

콘돔은 라텍스 같은 물질로 된 작은 주머니로, 그것을 발기한 음경에 씌웠다가 사정할 때 나오는 정자를 받아낸다. 성교 후 질에서 음경을 뺄 때는 콘돔이 벗겨져서 안에 정자가 든 채 질 속에 남지 않도록 단단히 잘 붙들고 빼야 한다. 잘 뺐다면, 입구를 묶어서 쓰레기통에 버리면 된다. 변기에 버리지는 말라. 콘돔은 종종 도로 떠오르기 때문에, 공동 숙소나 부모님 집 같은 곳이라면 난감해질 것이다.

콘돔은 성 매개 감염병을 막아 주는 유일한 피임법이다. 달리 말해, 콘돔은 질병과 임신을 둘 다 막아 준다. 그러면 다른 피임법은 다 필요 없고 콘돔만 쓰면 되지 않을까? 하지만 안타깝게도 콘돔만 썼다가 낭패를 겪는 사람이 많다. 콘돔은 터지거나 빠지거나 찢어질 수 있기 때문에, 많은 사람들이 콘돔과 다른 피임법을 함께 쓴다.

콘돔을 부정확하게 쓰는 사람들이 많다는 점도 위험을 높인다. 우리가 완벽한 콘돔 사용법을 정리해 보았다.

콘돔 교실

1. 콘돔에 찍힌 제조 일자를 확인하라. 오래된 콘돔은 잘 찢어진다.

2. 포장을 조심스레 뜯어야 한다. 날카로운 손톱, 이, 액세서리에 콘돔이 긁히지 않도록 주의하라.

3. 음경이 딱딱해졌으면, 콘돔을 멕시코 솜브레로 모자처럼 그 위에 씌우라.

4. 속에 공기가 갇히면 콘돔이 터질 수 있으니, 끄트머리를 지그시 눌러서 공기를 빼낸 뒤 돌돌 말린 것을 살살 풀어 음경에 끝까지 씌우라.

5. 음경을 질에서 뺄 때 콘돔도 함께 빠지도록 잘 쥐고 있어야 한다. 아니면 정자가 질로 흘러들어 갈 수 있다.

6. 임신이나 성 매개 감염병을 막으려면, 성관계를 맺는 동안 내내 콘돔을 착용하고 있어야 한다. 하지만 콘돔 하나를 여러 번 쓰면 안 된다.

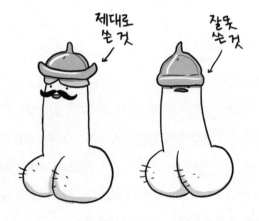

여성이 쓸 수 있는 차단식 피임법도 있다. 앞에서 잠시 언급했던 질 격막이다. 다만 질 격막의 피임 효과를 높이려면 살정제와 함께 써야 한다. 반전된 형태의 콘돔인 페미돔, 즉 음경에 씌우는 게 아니라 질에 넣어서 정자를 받아 내는 주머니 같은 것도 있다.

임신 가능 기간을 추적하는 방법

생리 주기 중 임신할 수 있는 며칠을 가리켜서 임신 가능 기간이라고 부르는데(98면을 보라), 이 기간이 언제인지를 미리 계산했다가 임신 가능성이 높은 날에는 섹스를 피함으로써 임신을 막는 방법도 있다.

임신 가능 기간을 알아내는 방법도 여러 가지다. 생리 주기를 기록하는 달력을 쓸 수도 있고, 매일 아침 체온을 잴 수도 있고, 자궁목에서 나오는 냉을 살펴볼 수도 있다. 많은 여성이 신뢰도를 높이기 위해서 이 방법들 중 몇 가지를 함께 쓴다.

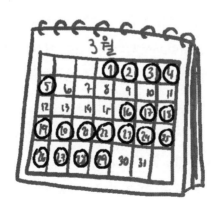

최근에는 임신 가능 기간을 더 쉽게 추적하도록 도와주는 스마트
폰 애플리케이션들이 여럿 출시되었다. 스칸디나비아에서 출시된
〈내추럴 사이클Natural Cycles〉은 최근 유럽 연합으로부터 정식 피임
법으로 승인받았다. 그 밖에도 생리 주기를 기록하면 임신 가능 기간
을 계산해 주는 앱으로 〈글로Glow〉, 〈킨다라Kindara〉, 〈클루Clue〉 등이
있다. 개중에는 사용자가 과거의 체온 기록을 입력하면 그것을 바탕
으로 임신 가능성을 더 정확하게 계산하여 착오를 줄여 주는 앱도 있
다. 〈내추럴 사이클〉이 비용을 댄 연구에 따르면, 기초 체온 측정법
을 전형적인 방식으로 사용하는 여성 중 이 앱을 쓴 여성은 피임률이
75퍼센트에서 92.5퍼센트로 높아졌다고 한다. 사용자 중 7.5퍼센트
만이 1년 내에 임신했다는 뜻이다. 하지만 아직은 대표성 있는 집단
을 대상으로 이런 앱의 효과를 확인해 본 연구가 거의 없기 때문에,
다양한 집단들 사이에서도 위와 같은 높은 피임률이 유지되는지는
앞으로 더 살펴봐야 한다.

임신 가능 기간을 계산해서 섹스를 피하는 방법은 신뢰도가 몹시
떨어지기 때문에, 임신을 절대 원치 않는 여성에게는 권하지 않는다.
사용자가 신경 쓸 일이 너무 많기 때문이다. 세계 보건 기구WHO에
따르면, 이 방법을 전형적인 방식으로 쓰는 여성들 중 24퍼센트는
(4명 중 1명 꼴이다!) 1년 안에 임신한다.

그래도 여러 피임법의 효과를 비교해 둔 표를 보면 알 수 있듯이
(211면을 보라), 이 방법을 완벽하게 쓸 수만 있다면 효과가 좋을 수
도 있다. 이 방법은 또 여성이 자기 몸이 작동하는 방식을 더 잘 인식
하도록 돕는다. 그리고 거꾸로 임신하려고 애쓰는 여성에게는 큰 도

움이 된다. 임신 가능 기간을 알아내면 수정 확률을 높일 수 있기 때문이다.

생리 주기 달력을 작성해서 배란을 계산하고 싶은 사람은 이 책의 생리 주기 대목을 참고하라(98면을 보라). 배란은 보통 주기마다 거의 같은 시점에, 즉 다음 생리로부터 약 14일 전에 벌어진다.

기초 체온 측정법을 쓰고 싶은 사람이 알아야 할 사실은 여성의 기초 체온이 생리 주기 중 시점에 따라 달라진다는 것이다. 구체적으로 말하자면 겨우 0.3도 달라진다! 기억하겠지만, 생리 주기는 두 단계로 나뉜다. 그중 2단계인 황체기가 시작되기 하루나 이틀 전에 체온이 0.3도쯤 높아졌다가 그 상태로 약 10일간 유지된다. 2단계 직전에 황체 형성 호르몬이 다량 분비되는데, 그로부터 보통 하루나 이틀 뒤에 배란이 유도된다. 요약하자면, 체온이 상승한 날로부터 이틀에서 나흘 사이에 배란이 일어난다. 따라서 오랜 기간에 걸쳐서 매일 체온을 잰다면 자신이 생리 주기 중 보통 어느 시점에 배란하는지 알 수 있고, 그 정보를 바탕으로 임신 가능성이 높은 날을 계산할 수 있다.

자궁목에서 나오는 점액 분비물을 보고 배란을 알아차리는 방법도 있다. 이 방법을 쓰려면 매일 냉을 살펴서 변화를 확인해야 한다. 배란 직전에는 냉이 끈적끈적해져서, 손가락으로 꼬집어 늘여 보면 몇 센티미터나 늘어난다. 배란이 막 일어났을 때는 냉이 흰 크림처럼 바뀐다. 이 방법을 쓰려면 자신의 냉 상태를 속속들이 알아야 하고, 그 상태가 생리 주기 중 어떻게 변하는지를 살피는 데 시간을 들여야 한다. 그리고 생리 주기에 따른 변화 외에도 냉의 변화를 일으킬 수 있는 다른 요인들이 있다는 사실도 명심해야 한다. 예를 들어 냉의 점성에 영향을 미치는 질병들이 여럿 있기 때문에(75면을 보라), 그런 질병에 걸렸을 때는 냉만으로 생리 주기 중 어느 시점인지 판단하기가 어려워진다.[9]

너무 복잡하게 들리는가? 실제로 복잡하다. 바로 이 점 때문에 모든 여성에게 이 방법이 최선의 선택이 될 수 없다. 그래서 우리는 이 방법 대신 누가 써도 안전하고 사용자가 실수할 가능성이 적은 다른 방법들을 권한다.

임신 가능 기간을 계산해서 피임하는 여성은 매우 규칙적인 생활을 해야 하고, 냉을 살펴보거나 매일 아침 체온을 잴 시간 여유가 있어야 하고, 위험한 시기에는 섹스를 삼가는 (혹은 반드시 콘돔을 쓰는) 철통 같은 의지력을 갖춰야 하며, 그러고도 만에 하나 임신할 수 있다는 사실에 대비해야 한다. 당신이 이런 사람이라면 — 그리고 다른 피임법은 다 싫다면 — 이 방법을 시도해도 좋을 것이다. 하지만 무슨 일이 있어도 임신을 피하고 싶은 사람이라면 다른 방법을 택하라.

당신이 피임약을 꼬박꼬박 먹는 것조차 어렵다고 느낀다면, 임신 가능 기간 계산법을 잘 쓸 수 있으리라는 기대는 비현실적이다. 도움을 주는 앱들이 있다고는 해도, 잘못될 수 있는 여지가 너무 많다. 측정하고 기록할 것이 너무 많은 데다가, 결과에 늘 며칠의 오차가 있다. 이 방법은 생리 주기가 불규칙한 여성에게도 맞지 않는다. 생리 주기는 스트레스, 체중 감소, 질병 같은 외부 요인에 따라 달라질 수 있다. 특히 젊은 여성은 나이 든 여성에 비해 주기가 더 불규칙하기 때문에 이 방법을 믿을 수 없다. 젊을수록 일상이 불규칙적인 편이라는 점도 문제다.

구리 자궁 내 피임 장치 IUD

구리 IUD는 우리가 기꺼이 선택해 봐도 좋은 비호르몬 피임법이다. 구리 IUD를 사용하는 여성 중 1퍼센트 미만만이 1년 내에 임신한다. 호르몬 IUD처럼, 구리 IUD는 의료인이 사용자의 자궁에 삽입해 줘야 하는 작은 T자형 물체다. 차이점은 구리 IUD에는 구리선이 감겨 있다는 것이다. 구리 IUD는 최대 5년간 자궁에 둘 수 있고, 그동안 계속 임신을 막아 준다. 구리 IUD 끄트머리에 매달린 실 두 가닥이 자궁목으로 빠져나와 있기 때문에, 손가락을 넣어 보면 장치가 잘 있나 확인할 수 있다. 의사도 나중에 그 실을 써서 장치를 제거한다. 구리 IUD에도 여러 브랜드가 있지만, 품질에는 별 차이가 없다.[10]

구리 IUD가 왜, 어떻게 임신을 막는지는 아직 모른다. 알려진 사실은 구리 IUD가 자궁에 가벼운 염증을 일으킨다는 것, 아마도 그 때문에 자궁 환경이 바뀌어서 임신을 막아 준다는 것이다.[11] 한 가지 가설은 염증 때문에 자궁에서 살정제로 작용하는 물질이 배출되는 게 아닌가, 혹은 구리 자체가 정자를 죽이는 게 아닌가 하는 것이다.[12]

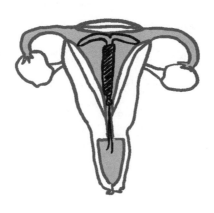

또 다른 가설은 구리 IUD가 있으면 수정란이 자궁 내막에 붙기 어려워지는 게 아닌가 하는 것이다.

호르몬 피임법을 쓸 때와는 달리, 구리 IUD를 쓰는 여성은 매달 배란을 정상적으로 한다. 구리 IUD는 뇌하수체나 난소에는 아무 영향을 미치지 않는다. 오로지 자궁에만 영향을 미친다. 구리 IUD를 쓰면 호르몬으로 인한 부작용은 없지만, 그렇다고 해서 아무 부작용도 없는 건 아니다. 많은 사용자가 이전보다 생리량이 늘고, 생리통이 더 심해진다. 이 문제 때문에 1백 명 중 2~10명은 삽입 후 1년 안에 다시 제거한다. 따라서 원래 이런 문제가 심한 여성에게는 보통 구리 IUD를 권하지 않는다.[13]

구리 IUD에 관한 낭설이 많다. 가장 널리 퍼진 소문은 출산 경험이 없는 여성은 쓸 수 없다는 것이다. 하지만 사실이 아니다. 아이를 낳은 적 없는 여성도 호르몬 IUD이든 구리 IUD이든 마음껏 써도 좋고, 젊은 여성이라도 얼마든지 구리 IUD를 시도해 봐도 좋다. 구리 IUD는 역사가 깊고 효력이 확인된 피임법인 데다가, 그동안 크기는 점점 더 작아졌고 신뢰도는 점점 더 높아졌다.

순전히 실제적인 관점에서 보자면, 구리 IUD를 좁은 자궁목을 통해 자궁에 집어넣어야 하기 때문에 삽입이 좀 불쾌할 수는 있다. 많은 여성이 삽입 직후에 단기적으로 생리통과 비슷한 통증을 겪는다. 미리 진통제를 먹어 두는 편이 좋다. 긴장을 푸는 것도 중요하다. 구리 IUD를 삽입해 줄 의사와 미리 이 점을 의논하라.

만약 질에 손가락을 넣었을 때 구리 IUD에 매달린 끈들이 느껴지지 않는다면, 의사를 찾아가라. 혹시 장치가 자궁에서 빠져나와서 피임 기능이 상실되었을지도 모른다. 사용자의 5~10퍼센트는 이렇게 장치가 빠지는 일을 경험하는 듯하다. 극히 드문 경우이기는 하지만, 실이 없다면 어쩌면 임신했을 수도 있다. 정액이 자궁목을 통과하여 자궁으로 들어가야 임신이 되는데, 그때 끈이 자궁 속으로 말려들어 갔을지도 모른다.

응급 피임법—만일의 사태에 쓸 방법

일요일 아침, 당신은 어젯밤 섹스를 했고, 믿을 만한 피임법을 쓰지 않았다. 임신할 마음은 없기 때문에 걱정으로 속이 뒤집힐 지경이다. 이런 상황을 겪는 사람은 당신이 처음도 아닐뿐더러 마지막도 아닐 것이다. 누구나 가끔은 일이 잘못될 수 있다. 여성들이 (노르웨이를 비롯한 많은 나라에서) 응급 피임약을 쉽게 구할 수 있는 건 이 때문이다. 응급 피임법이란 당신이 대비 없이 섹스한 뒤, 혹은 피임 실패를 겪을 때 쓸 수 있는 방법이다.

당신이 언제 피임 실패를 겪는가 하는 것은 당신이 쓰는 피임법에 따라 다르다. 피임약을 몇 알 빠뜨린 상황일 수도 있고, 피임 링이 빠진 상황일 수도 있고, 콘돔이 찢어진 상황일 수도 있다. 따라서 언제 피임 실패에 해당하는가를 알려면, 당신이 쓰는 방법을 숙지하고 있어야 한다. 예를 들어, 피임약을 빼먹은 기간이 얼마나 되어야 우려할 상황일까? 피임 링이 몸에서 빠져 있던 시간이 얼마나 되어야 우려할 상황일까? 당신이 쓰는 피임법이 어느 상황에서 피임 실패를 일으키는지를 미리 의사나 간호사나 조산사에게 물어보라.

호르몬 피임법을 쓰던 중 피임 실패를 겪는다면 — 가령 약을 몇 알 빼먹었다면 — 배란이 일어날 수도 있다. 하지만 많은 여성이 피임 실패를 겪고서도 응급 피임 조치를 취하지 않는데, 자신이 임신할 위험이 있다는 사실조차 깨닫지 못하기 때문이다. 예를 들면, 섹스한 뒤 며칠이 지나서야 피임약을 빼먹는 상황이 그렇다. 그런 상황이 위험하다는 걸 모르기 쉽지만, 정자는 자궁 속에서 난자를 기다리면서 닷새까지도 살아 있을 수 있다는 걸 명심해야 한다. 그렇다면 피임 실패로 오늘 배란할 경우 무려 닷새 전에 했던 섹스 때문에 임신할 수도 있다는 뜻이다.

노르웨이 사람들은 응급 피임약을 가끔 〈후회의 약regret pill〉이라고 부른다. 하지만 이 이름은 그만 써야 한다. 〈후회의 약〉이라는 표현에는 약간 질책하는 분위기가 어려 있다. 사용자가 후회할 만한 짓을 했다고 말하는 셈이니까. 하지만 당신은 그러지 않았다. 당신은 그냥 섹스했을 뿐이고, 그 섹스가 즐거운 경험이었다면 후회할 이유는 없다. 게다가 당신이 오늘 피임약을 먹으려고 집어 들었다가 지난주에 세 알을 빼먹었다는 사실을 뒤늦게 깨달았을 때 드는 감정은 후회가 아니라 공황이다. 그래서 우리는 차라리 〈공황에 빠졌을 때 먹는 약〉이라고 부르는 편이 낫다고 본다.

영국에서는 〈이튿날 아침의 약morning after pill〉이라는 표현을 쓰는데, 우리는 이 표현도 마음에 들지 않는다. 귀찮게 다른 피임법을 쓸 것 없이 섹스 후 매일 아침 이 약을 먹어도 되는 것처럼 너무 가벼운 분위기를 풍기기 때문이다. 응급 피임약에 너무 쉽게 의존해서도 안 된다. 응급 피임약은 다른 일상적 피임법들보다 효과가 떨어지고, 위험하진 않지만 부작용이 없지 않다. 응급 피임약은 다른 피임법이 실패했을 때만 써야 하지, 평상시의 피임을 대신해서는 안 된다.

응급 피임약에는 세 종류가 있다. 두 가지 타입의 알약과 구리 IUD다. 첫 번째 타입의 알약에는 프로게스틴(합성 프로게스테론)의 한 종류인 레보노게스트렐이 들어 있다. 여느 호르몬 피임제들과 내용물이 같다는 말인데, 단 함량이 훨씬 높다. 두 번째 타입의 알약에는 울리프리스탈 아세테이트라는 물질이 들어 있다. 이 물질은 몸속의 프로게스테론이 제 기능을 하지 못하도록 막는다.

응급 피임약 1: 레보노게스트렐 타입

레보노게스트렐 프로게스틴을 함유한 약인 레보넬Levonelle 은 영국에서 가장 많이 팔리는 응급 피임약으로, 어느 약국에서나 구할 수 있다.*

이 약은 배란을 미룸으로써 피임 효과를 낸다. 문제는 이미 배란한 뒤, 혹은 배란이 목전인 시점에는 효과가 없다는 것이다. 생리 주기 설명에서 읽었던 걸 기억하겠지만(98면을 보라), 배란 직전에는 황체 형성 호르몬 농도가 갑자기 어마어마하게 치솟는다. 일단 그렇게 황체 형성 호르몬이 분비되기 시작하면, 레보노게스트렐 약으로는 배란을 막을 수 없다.

하지만 당신이 배란을 이미 했는지 안 했는지를 정확히 알기가 어렵다. 배란일은 생리 주기마다 조금씩 달라질 수 있다. 따라서 주기

---

* 국내에서도 구할 수 있으며 상품명은 〈노레보〉, 〈레보노민〉, 〈레보니아〉, 〈애프터원〉, 〈포스티노원〉 등이 있다.

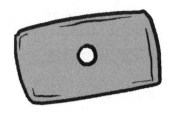

가 완벽하게 일정한 사람만이 배란 시점을 대충이라도 알 수 있다.

이 약이 완벽하게 믿음직하진 않지만, 임신 가능성을 낮춰 주는 건 사실이다. 그러니 당연히 복용하는 편이 낫고, 복용할 거라면 가급적 일찍 먹는 편이 낫다. 피임 없이 섹스한 때로부터, 혹은 피임 실패를 겪은 시점으로부터 24시간 내에 먹어야 좋다. 24시간이 최선이기는 해도 최대 3일(72시간)까지는 효과가 있는데, 단 시간이 흐를수록 효과가 감소하므로 급할 때 바로 쓸 수 있도록 평소에 소지품 주머니에 늘 넣어 다니는 것도 좋은 생각이다.

레보노게스트렐이 함유된 응급 피임약은 한 번의 생리 주기 내에 여러 차례 복용해도 괜찮다. 하지만 앞에서도 말했듯이, 이 약을 주된 피임법으로 쓰는 건 피해야 한다.[14]

• 장점: 쉽게 구할 수 있고, 다른 피임법에 영향을 미치지 않고, 한 생리 주기 내에 여러 차례 복용할 수도 있다.
• 단점: 신뢰도가 떨어진다.
• 명심할 점: 3주 뒤에 꼭 임신 테스트를 해보라!

응급 피임약 2: 울리프리스탈 아세테이트 타입

영국에서는 울리프리스탈 아세테이트를 함유한 응급 피임약으로 엘라원 ellaOne 이라는 브랜드가 있다.* 이 약은 피임 없이 섹스한 뒤, 혹은 피임 실패가 시작된 뒤 최대 5일(120시간)까지 효과가 있다. 엘라원도 아무 약국에서나 구할 수 있다.

레보노게스트렐을 함유한 약처럼, 울리프리스탈 아세테이트를 함유한 약도 배란을 늦춘다. 차이는 이 약은 배란에 훨씬 가까운 시점까지도 효과가 있다는 것이다. 배란 직전까지도 가능하다. 즉, 엘라원은 몸에서 황체 형성 호르몬이 이미 많아지기 시작한 뒤에도 효과가 있다. 하지만 이미 배란한 뒤에는 효과가 없다. 따라서 이 약이 임신을 더 잘 막아 주기는 하는데, 중요한 단점도 있다. 호르몬 피임제의 기능을 방해한다는 점이다. 우선, 이 약이 평소에 쓰던 호르몬 피임제의 작용에 영향을 미칠 수 있다. 따라서 피임 기능이 상실될 수 있으니, 이 약을 먹은 뒤에 섹스하려면 반드시 콘돔을 써야 한다. 그 기간이 얼마나 긴지는 평소에 어떤 피임제를 썼는가에 따라 다르다.

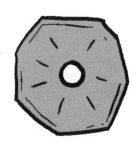

---

* 국내에서도 동일한 이름으로 구할 수 있다.

게다가 당신이 평소에 쓰던 호르몬 피임제가 응급 피임약의 효과에 영향을 미칠 수도 있다. 영향이 쌍방향으로 미친다는 뜻이다. 그러니 엘라원을 먹은 뒤에는 호르몬 피임제를 쓰면 안 된다. 실제로 최근 한 연구에서 엘라원 복용 후 호르몬 피임제를 쓰면 엘라원의 효과에 지장이 생겨서 배란이 늦춰지지 않을 수도 있다는 사실이 확인되었다. 따라서 엘라원을 먹은 뒤 호르몬 피임제를 계속 쓰거나 새로 써보고 싶다면 적어도 닷새를 기다렸다가 써야 한다.[15]

울리프리스탈 아세테이트를 함유한 응급 피임약은 한 생리 주기 중에 한 번만 써야 한다. 한 주기에 여러 번 썼을 때 어떻게 되는지 살펴본 연구가 아직 없기 때문이다. 그렇다고 해서 이 약이 위험하다는 뜻은 아니다. 그냥 한 생리 주기에서 한 번 이상도 효과가 있는지 없는지를 우리가 아직 모를 뿐이다. 이 약은 다른 호르몬 피임제의 효과에 영향을 미치므로, 레보노게스트렐을 함유한 응급 피임약의 효과에도 영향을 미칠 수 있다. 따라서 울리프리스탈 아세테이트 응급 피임약을 이미 먹었는데 이후에 또 피임 실패를 겪는다면, 그때는 레보노게스트렐 응급 피임약을 먹는 대신 구리 IUD를 쓰는 편이 낫다.[16]

- 장점: 레보노게스트렐을 함유한 응급 피임약보다 효과가 더 낫고 적용 범위가 더 넓다.
- 단점: 다른 호르몬 피임제와 나쁜 상호 작용을 일으킨다.
- 명심할 점: 3주 뒤에 꼭 임신 테스트를 해보라!

응급 피임법으로서 구리 IUD

구리 IUD는 가장 안전한 응급 피임법이지만, 자주 쓰이진 않는다. 하지만 응급 피임 효과가 99퍼센트나 된다고 알려져 있기 때문에, 우리는 이 방법을 추천한다. 구리 IUD는 수정란이 자궁에 착상하지 못하도록 막음으로써 응급 피임 효과를 낸다.

구리 IUD는 의료인이 자궁에 삽입해 줘야 하는 물건이다. 따라서 피임 없이 섹스했다면, 병원에 응급 진료를 요청하여 상황을 설명하라. 구리 IUD는 피임 없이 섹스한 시점이나 피임 실패가 벌어진 시점으로부터 닷새(120시간)까지 효과가 있다. 수정란이 배란 후 6일째에야 자궁벽에 붙는다는 사실 때문인데, 따라서 만약 당신이 배란일을 정확히 안다면 섹스 후 닷새가 넘게 지난 뒤에도 구리 IUD를 응급 피임 조치로 삽입하여 효과를 볼 수 있을지 모른다. 하지만 배란 후 이미 닷새가 넘게 지난 뒤에는 구리 IUD를 삽입해 봐야 소용없다.

구리 IUD는 응급 피임법으로서 효과가 뛰어나다는 점 외에도 이

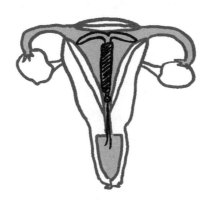

후 자궁에 계속 남겨 두어서 일상적 피임법으로 쓸 수 있다는 장점이 있다. 만약 몸에 잘 맞지 않는다면, 나중에 언제든 제거할 수 있다.[17]

- 장점: 신뢰도가 높고, 향후 5년간 피임법으로 쓸 수 있다.
- 단점: 의료 기관을 찾아가서 처방을 받고 삽입 시술을 받아야 하기 때문에, 접근성이 떨어진다.

응급 피임제 사용 시 명심할 것

응급 피임약을 먹으면 완벽하게 안전하다고 믿는 사람이 많지만, 꼭 그렇지는 않다! 응급 피임약은 물론 임신 위험을 줄여 주지만, 평소에 꾸준히 피임하는 것만큼 효과가 좋지는 않다. 따라서 응급 피임약을 먹은 뒤에는 반드시 임신 테스트를 해봐야 한다. 이후 생리가 시작되었더라도 테스트를 해보는 편이 좋다. 만약 당신의 파트너나 친구가 응급 피임약을 먹었다면, 그가 임신 테스트를 잊지 않도록 여러분이 옆에서 챙겨 주라.

임신 테스트는 응급 피임약을 먹은 시점으로부터 최소 3주가 지난 뒤에 해봐야 한다. 응급 피임약을 먹자마자 해보는 건 의미가 없다. 임신 여부를 그렇게 일찍 감지할 순 없기 때문이다.

응급 피임약에도 부작용이 있다. 가장 흔한 것은 생리가 불규칙해지는 것이다. 응급 피임약은 배란을 늦추므로, 자연히 생리도 늦춘다. 물론 출혈이 불규칙해진다고 해서 위험하진 않지만, 성가실 수 있다. 다행히 이것은 장기적인 문제는 아니고 금방 사라진다. 응급 피임약을 먹었을 때 메스껍게 느끼는 여성들도 있는데, 만약 그 탓에 먹자마자 토했다면 한 알 더 먹어야 한다. 복용 안내문에 적힌 지시

사항, 혹은 의사나 약사에게 들은 조언을 잘 따르라.

구리 IUD는 호르몬을 내지 않지만 그래도 초반에 생리 불순이 생기곤 한다. 만약 구리 IUD를 계속 착용하여 피임제로 쓰고 싶은데 생리 불순이 발생했다면, 적어도 3개월은 참으면서 추이를 지켜보길 권한다. 시간이 흐르면 생리 불순이 사라지는 경우가 많기 때문이다.

여러 피임법 중에서도 특히 더 좋은 게 있을까?

우리는 지금까지 사람은 누구나 다르기 때문에 사람마다 알맞은 피임법이 따로 있다고 말했지만, 그렇다고 해서 모든 피임법이 다 똑같이 좋다는 말은 아니다. 질에 나뭇잎과 꿀을 넣어 두던 방법이 사라진 데는 이유가 있고, 임신 가능 기간을 추적해서 조심하는 방법이 원치 않는 임신으로 이어지는 경우가 많은 데도 이유가 있다. 이것은 그냥 엄연한 사실이다.

여러 피임법 중에서 임신 위험이 가장 낮은 것은 피임용 임플란트이고, 그다음으로 바싹 뒤따르는 것이 호르몬 IUD다. 즉, 이 두 가지 피임법이 가장 좋다. 그런데 피임법의 성능을 어떻게 측정한다는 것인지 궁금해하는 분들도 있을 것이다. 서로 다른 피임법의 효과를 어떻게 비교한다는 거지? 피임용 임플란트가 경구 피임약보다 더 낫다는 게 정확히 무슨 뜻이지? 먼저 명확하게 짚고 넘어갈 점이 있다. 우리가 〈가장 좋다〉고 말하는 건 피임법이 잘 든다는 뜻, 즉 임신을 잘 막아 준다는 뜻일 뿐이다. 피임법의 효과란 피임법의 부작용을 논하는 것은 아니고, 얼마나 많은 사용자가 그 방법을 좋아하는가를 따지는 것도 아니다. 당신이 어떤 피임법을 좋아하는가 마는가는 순전히 개인적인 문제이지만, 그 방법이 임신을 얼마나 잘 막아 주는가는 객관적으로 측정할 수 있는 문제다. 그 방법을 쓰는 여성 중 얼마나 많은 수가 임신하게 되는가를 조사해 보면 되니까. 물론 객관적으로 제일 좋은 피임법이라고 해서 당신이 꼭 그 방법을 선호하라는 법은 없다. 따라서 당신의 목표는 최대한 믿을 만하면서도 당신의 마음에 드는 방법을 찾아내는 게 될 것이다.

연구자들은 여러 피임법의 효과를 평가하고 비교할 때 펄 지수 pearl index 라는 지표를 쓴다. 펄 지수는 특정 피임법의 효과를 측정하는 지수다. 이때 효과란 임신을 얼마나 잘 방지하는가를 말할 뿐, 그 방법이 위험한가 안전한가 하는 문제를 말하는 건 아니다. 어차피 피임은 위험하지 않다. 펄 지수는 특정 피임법을 사용하는 여성 중 얼마나 많은 수가 결국 피임에 실패하여 임신하는지를 헤아린 지수다. 구체적으로 설명하자면, 특정 피임법을 사용하는 여성 1백 명 중 향후 1년 내에 임신하는 여성의 수로 계산한다.* 예를 들어, 우리가 새로 개발한 피임약의 효과를 조사하고 싶다고 하자. 그러면 많은 여성들에게 그 약을 써보라고 요청한 뒤 그들 중 그 약을 복용하는 동안 임신한 사람과 임신하지 않은 사람이 몇 명이나 되는지 헤아려 봐야

---

* 펄 지수를 백분율처럼 생각해서 최댓값이 100일 것이라고 착각하는 사람이 많다. 하지만 만약 특정 피임법을 사용한 여성 중 전원이 1년 내에 임신한다면, 그 경우 펄 지수는 100이 아니라 1200쯤 된다. 이것은 아주 헷갈리는 문제인 데다가 그다지 중요한 일도 아니므로 여러분은 몰라도 된다. 우리 같은 괴짜들에게나 중요한 문제다 — 원주.

한다. 이런 연구가 많이 수행되어 있다면, 통계학자는 그 결과를 놓고 여러 피임법의 효과에 순위를 매길 수 있다. 하지만 애초에 왜 피임법들의 효과에 차이가 날까?

피임법의 효과에 영향을 미치는 요인은 두 가지이다. 첫째는 어떻게 사용하는가 하는 문제다. 일부 피임법은 부정확하게 사용될 가능성이 있고, 따라서 부정확하게 사용될 가능성이 없는 피임법에 비해 효과가 떨어진다.

질외 사정 기법을 예로 들어 보자. 이것은 남자가 사정 직전에 여성의 질에서 음경을 빼내 정자를 질 속이 아니라 침대 위, 여성의 가슴 위, 기타 등등 다른 곳에 배출하는 방법을 말한다. 하지만 여러분도 아마 알 텐데, 현실에서는 사정 직전이 아니라 직후에 빼는 경우가 흔하다. 우리가 한창 달아올랐을 때는 조금만 더 오래 하고 싶은 유혹에 빠지기 쉽고, 그래서 한 번이라도 실수했다가는 임신 위험이 있다. 질외 사정 기법의 신뢰도가 떨어지는 것, 의료인들이나 임신을 절대 원치 않는 사람들에게 이 방법이 인기가 없는 것은 이처럼 부정확하게 사용될 가능성이 높기 때문이다. 완벽하게 사용한다면 효과가 확실하더라도, 인간이 실수를 저지를 가능성은 늘 배제할 수 없다. 가장 흔히 쓰이는 피임법인 경구 피임약도 사용자 실수에 관한 한 문제가 많다. 사용자 실수가 피임약의 별명이라고 말해도 좋을 지경이다. 약 한두 알을 빼먹는 건 너무 쉬운 일이다. 어느 날 아침에 자기 칫솔도 약통도 없는 남의 집에서 깨어난 경험이 있는 여성이라면 누구나 이해할 것이다. 피임약을 먹던 여성이 임신하는 것은 대개 약을 잠시 끊는 기간에 문제가 생겨서다. 매일 한 알씩 꼬박꼬박 먹던 걸 잠시 중단하고 나니 계산이 엉클어져서 약을 며칠이나 끊었는지 헷갈리는 것이다. 약 한 알쯤 빼먹는 일은 누구에게나 일어날 수 있다. 누구나 머리가 유난히 멍한 날이 있고, 어떤 사람들은 매일 멍하다. 약 끊는 기간이 길어지는 것은 가장 위험한 사용자 실수 중 하나다. 피임약을 7일 이상 끊었다가는 배란이 일어날 가능성이 높기 때문이다.

피임용 임플란트가 피임약보다 더 효과적인 방법인 까닭은 아무 일을 안 해도 팔에서 계속 제 임무를 수행해 주기 때문이다. 사용자가 실수할 일은 임플란트 교체 시기를 놓치는 것뿐인데, 그조차도 3년에 한 번뿐이다. 그러니 피임용 임플란트는 사용자 실수가 없다고 해도 과언이 아니다. 피임용 임플란트는 사용자의 일상이나 기억력과 무관하게 늘 완벽하게 작용한다. 요약하자면, 피임법 자체의 속성이 아니라 사용자가 어떻게 사용하는가 하는 문제가 해당 피임법의 효과에 영향을 미친다.

사용자가 망칠 수 있다고 해서 그 피임법이 나쁘다고 말하는 건 좀 부당하지 않느냐고? 하긴, 따지자면 방법의 잘못은 아니니까 그럴 수도 있다. 하지만 지금 피임법의 기분을 존중할 이유는 없다. 여러 연구에 따르면, 우리 인간은 무슨 일을 부정확하게 수행할 가능성이 눈곱만큼이라도 있다면 끝내 부정확하게 수행하고 마는 경향이 있다고 한다. 이 현실이 피임법의 효과에 영향을 미치는 건 당연하다. 그리고 애초에 우리 목표는 임신을 막는 것이지, 자신이 가장 좋아하는 피임법이 인기 투표에서 우승하는 걸 보겠다는 게 아니지 않은가.

피임법의 효과를 결정짓는 두 번째 요인은 피임법 자체의 질이다. 불임 수술을 예로 들어 보자. 아이를 (더) 갖고 싶지 않은 사람이라면 불임 수술을 받는 게 가장 효과적인 피임법이라고 믿는 사람들이 많다. 여성의 불임 수술은 자궁관을 끊어서 난자가 난소에서 자궁으로 건너오지 못하도록 하는 것인데, 하지만 이 수술을 받은 뒤에도 2백 명 중 1명은 향후 1년 내에 임신한다. 이보다는 피임용 임플란트와 호르몬 IUD가 피임 효과가 더 좋다. 이처럼 사용자의 문제가 아니라 피임법 자체의 문제를 우리는 기법상 오류라고 부른다.

임플란트 사용자 중에는 임신하는 경우가 없다시피 하지만, 의학에서는 무엇도 1백 퍼센트라고 자신할 수 없는 법이다. 세상의 어딘가에서 누군가는 그 어떤 피임법을 쓰든 임신하게 된다. 당신이 여성이고 남성과 섹스하는 한, 어느 경우에도 절대 임신하지 않는다는 보장은 안타깝게도 없다. 하지만 〈거의 절대〉 하지 않을 수는 있으니, 우리는 그 방법에 만족해야 한다.

피임법의 오류에는 사용자 실수와 기법상 오류의 두 종류가 있으므로, 연구자들은 피임법의 효과도 두 가지 방식으로 측정한다. 피임법이 〈완벽하게 사용된 상황〉과 〈현실적으로 (전형적으로) 사용된 상황〉을 구분하는 것이다. 완벽한 사용이란 사용자가 실수를 전혀 저지르지 않고 제대로 썼다는 것을 의미한다. 약을 한 알도 빼먹지 않고, 음경을 늦게 빼지 않고, 밖에서 늦게까지 술 마시면서 놀 때 실수로 화장실에 피임 링을 빠뜨리지도 않는다는 뜻이다. 한편 현실적 사용은 대개의 여성이 그렇듯이 나름대로는 정확하게 사용하려고 최선을 다하는데도 가끔 이런저런 실수를 저지르고 마는 상황을 뜻한다.

완벽한 사용과 현실적 사용의 차이는 해당 피임법에 얼마나 많은 실수가 가능한가에 따라 클 수도 있고 거의 없을 수도 있다. 만약 당신의 일상이 규칙적이라면, 그리고 전혀 덜렁거리지 않고 얼빠진 상태로 돌아다니지도 않는 사람이라면, 그리고 가령 피임약 복용을 강철 같은 의지로 통제하는 사람이라면, 당신의 임신 위험은 피임약의 펄 지수에서 〈전형적 사용〉의 수치보다는 〈완벽한 사용〉의 수치에 더 가까울 것이다. 그리고 그런 사람인지 아닌지는 오직 당신만이 정확히 알 수 있다. 반면 생활이 예측 불가능한 편이라면, 실수를 아무리 많이 저지르더라도 효과가 늘 좋은 피임법을 택하는 편이 낫다. 피임용 임플란트나 구리 IUD/호르몬 IUD처럼 사용자 실수가 없는 피임법들은 완벽한 사용과 현실적 사용이 일치한다. 사용자가 아무 노력을 기울이지 않아도 현실의 사용이 완벽한 사용에 해당하기 때문이다.

자, 그래서 어떤 피임법이 최고일까? 다음의 표는 세계 보건 기구의 수치를 사용하여 여러 피임법들을 비교한 것이다. 2015년 수치이지만, 앞으로 새로운 피임법이 개발되거나 기존 피임법에 관한 조사가 더 이뤄지면 바뀔 수도 있다.

여러 피임법이 시험에서 얼마나 효과적이었는가를 알면, 여러분 각자가 상황에 따라 선택하는 데 도움이 될 것이다. 그래도 우리는 가급적 모든 여성에게 최고로 효과적인 방법을 권한다. 즉, 누구에게든 장기적으로 효과가 지속되고 사용자 실수 가능성이 없는 방법을 권하는 편이다.

여러 피임법의 효과[18]

	완벽한 사용 시 임신 확률	전형적 사용 시 임신 확률	피임법의 효과
피임용 임플란트	0.05%	0.05%	99.95%
호르몬 IUD	0.2%	0.2%	99.8%
불임 수술, 남성	0.1%	0.1%	99.9%
불임 수술, 여성	0.5%	0.5%	99.5%
구리 IUD	0.6%	0.8%	99.2~99.4%
피임용 주사	0.3%	3%	97~99.7%
경구 피임약	0.3%	8%	92~99.7%
콘돔	2%	15%	85~98%
질외 사정	4%	27%	73~96%
임신 가능 기간 추적 방법들		24%	76%
생리 주기 달력 작성	5%	12%	88~95%
기초 체온 측정	1%	25%	75~99%
질 분비물 검사	4%	14%	86~96%
피임하지 않음		85~90%	15%

호르몬 피임제를 쓸 때의 생리

호르몬 피임제는 생리 주기에 영향을 미친다. 생리 패턴이 달라지니까 금세 알 수 있다. 대부분의 여성은 이전보다 출혈량이 적어지거나 출혈 기간이 짧아지지만, 모두가 그런 건 아니다. 출혈이 불규칙해질 수도 있고, 아예 멎을 수도 있다. 생리를 안 하거나 거르는 것을 두고 여러 낭설이 있기 때문에, 이런 변화를 무섭게 여기는 여성들이 많다. 생리는 자연스러운 현상 아닌가? 몸에 꼭 필요한 현상 아닌가? 피임제로 자연 현상을 거슬러도 되는 걸까?

하지만 생리에 관한 장에서 보았듯이, 생리 자체가 여성에게 유익한 현상이라는 증거는 없다. 호르몬 피임제를 쓸 때는 더 그렇다. 우리가 호르몬 피임제를 쓸 때 겪는 생리 주기는 이미 자연적인 주기가 아니다. 대개의 호르몬 피임제는 생리 주기를 아예 중단시킨다. 그런데도 가끔 출혈을 겪게 되는데, 그 출혈은 이미 보통의 생리혈이 아니다. 우리는 그런 출혈을 소퇴성(위축) 출혈 withdrawal bleeding 이라고 부른다.

복합 피임제를 쓸 때의 생리

먼저, 복합 피임제를 쓸 때의 생리에 대해서 알아보자. 50년 전에 처음 복합 피임약을 개발했던 연구자들은 매달 일주일씩 약 없는 주간을 지정하여 사용자가 소퇴성 출혈을 겪도록 설계했다. 정상적인 생리 주기와 비슷하게 네 번째 주마다 규칙적으로 출혈하도록 만들어 주면 여성들이 피임약을 더 쉽게 받아들이리라고 예상했기 때문이다. 하지만 피임약이 자연 주기를 모방하기는 해도, 그것은 이미 〈자연〉 주기가 아니다. 출혈도 자연적인 출혈이 아니다. 생리를 아예 건너뛴다고 해서 부자연스러울 것도 없다. 여성의 몸에서 자궁 내막을 길러서 나중에 그것이 생리혈로 떨어져 나가도록 만드는 호르몬은 에스트로겐이다. 복합 피임약에는 그 에스트로겐이 함유되어 있기 때문에, 복합 피임약 사용자는 대부분 매달 자궁 내막이 조금쯤 자란다. 그래서 이미 자연적인 생리 주기는 멎었더라도, 피임약이든 패치든 링이든 복합 피임제를 7일 미만으로 끊고 호르몬 없이 지내는 시기에 보통 소퇴성 출혈을 겪는다. 하지만 자궁 내막이 피임제를 쓰지 않을 때만큼 많이 자라진 않기 때문에, 예전만큼 자주 출혈할 필요는 없다. 한 달에 한 번씩 꼬박꼬박 하지 않아도 될 때가 많다. 복합 피임제를 쓴다면, 원하는 만큼 자주 생리를 건너뛰어도 좋다. 약을 끊지 말고 계속 복용하다가 알맞은 상황이 되면 그때 출혈해도 된다. 그렇게 해도 전혀 위험하지 않고, 통제도 어렵지 않다. 복합 피임제 속 프로게스틴은 자궁 내막에 결합하여 자궁 내막이 생리혈로 떨어져 나가지 않도록 붙잡아 준다. 그런데 만약 당신이 복합 피임제를 쓰면서 소퇴성 출혈을 자주 건너뛴다면, 결국에는 아마 우리가 파탄성 출혈 breakthrough bleeding 이라고 하는 출혈이 발생할 것이다. 왜 그럴까? 프로게스틴이 자궁 내막을 꽤 오래 붙잡아 놓을 수 있지만 그래도 언젠가는 한계가 오기 때문이다. 파탄성 출혈은 호르몬을 복용하는 와중에 출혈하는 것으로, 피임약이나 링이나 패치 사용을 잠시 중단한 시기에 하게 되는 출혈과는 다르다. 파탄성 출혈은 불규칙하지만 가벼울 때도 — 보통 팬티에 피가 점점이 묻어나는 정도다 — 있고, 생리처럼 꽤 많이 출혈할 때도 있다. 어느 쪽이든 정상이다. 파탄성 출혈은 그저 최대 7일의 호르몬 휴식기를 가질 때가 되었다는 뜻일 뿐이다. 파탄성 출혈이 끝난 뒤에는 다시 소퇴성 출혈을 건너뛰는 생활로 돌아가도 좋다. 어떤 여성들은 호르몬 피임제를 쓸 때 다달이 생리를 하는 건 임신하지 않았다는 증거라고 여긴다. 그래서 만약 생리를 너무 오래 건너뛴다면 만에 하나 임신했는데도 그 사실을 모르게 되는 것 아닐까 하고 걱정한다. 하지만 틀린 생각이다. 복합 피임제를 쓰면서 꼬박꼬박 휴식기를 두는데도 생리가 나오지 않을 수도 있는데, 그렇다고 해서 임신했다는 뜻은 아니다. 거꾸로 임신했는데도 가벼운 출혈이 날 수도 있다. 호르몬 피임제를 쓸 때의 출혈은 보통 가볍고, 안 쓸 때의 생리와는 다른 현상이다. 그러니 호르몬 없는 휴식기에 가벼운 출혈을 경험했더라도 임신되는 경우도 있다. 요약하자면, 여러분은 자신이 쓰는 피임법을 믿어야 한다. 복합 피임제는 정확히 쓴다면 아주 효과적이다. 하지만 뭔가 달라졌거나 임신이 의심된다면, 사실을 정확히 알 수 있는 방법은 임신 테스트를 해보는 것뿐이다.

어떤 여성들은 파탄성 출혈을 자주 겪는데, 장기적으로는 그것이 퍽 귀찮다. 이때는 피임법을 바꿔 보면 도움이 될 수도 있다. 만약 피임약을 복용하던 중이라면, 에스트로겐 함량이 좀 더 높은 브랜드로 바꾸면 도움이 될지도 모른다. 에스트로겐 함량이 높은 피임약은 출혈을 통제하기가 더 쉽다. 가령 로에스트린 20 Loestrin 20 사용자보다는 마이크로기논이나 마블론 Marvelon 사용자가 출혈을 더 잘 통제한다.* 어떤 브랜드로 바꾸면 좋을지는 의사와 상의하라.

프로게스틴만 든 피임제를 쓸 때의 생리

이때의 생리는 복합 피임제를 쓸 때의 생리와는 양상이 전혀 다르다. 가장 큰 차이는 생리 주기를 스스로 정할 수 없다는 것, 주기를 바꾸거나 제어할 수도 없다는 것이다. 프로게스틴 피임제를 쓰면 매일 동

* 〈머시론〉이나 〈에이리스〉 사용자보다는 〈미니보라〉나 〈마이보라〉 사용자가 출혈이 더 잘 잡힌다.

량의 호르몬을 복용하게 되고 휴식기도 없기 때문이다. 휴식기를 두면, 당장 피임 기능이 상실된다. 프로게스틴 피임제를 쓸 때의 생리는 프로게스틴이 자궁 내막을 더 이상 붙어 있지 못하게 하는 바람에 나오는 출혈이므로, 언제든 불시에 발생할 수 있다. 이때의 출혈은 늘 파탄성 출혈인 것이다. 소퇴성 출혈을 할 시기가 따로 없기 때문이다. 프로게스틴은 자궁 내막이 생리혈로 쓸려 나가지 않도록 막는다. 점막 자체도 더 얇아진다. 프로게스틴 피임제에는 에스트로겐이 들어 있지 않기 때문에, 자궁 내막의 성장을 촉진하는 요소는 없다. 따라서 반드시 출혈한다는 보장은 없지만, 그래도 많은 여성이 출혈을 겪는다. 에스트로겐은 몸에서 자연적으로도 생성되는 호르몬이니까.

프로게스틴 피임제를 쓰기 시작하면, 생리 주기가 꼭 러시안 룰렛 게임처럼 된다. 정확히 어떻게 바뀔지 사전에 알 수는 없지만, 아무튼 규칙적 출혈, 무월경, 불규칙한 출혈 셋 중 하나다.

피임용 임플란트와 호르몬 IUD

많은 여성들은 피임용 임플란트나 호르몬 IUD를 쓰면 생리가 뚝 멎을 거라고 생각한다. 오로지 이 이유 때문에 이 방법을 택하는 사람도 있다. 하지만 정확히 그렇지는 않다. 물론 생리가 멎는 경우가 많지만, 어쩌면 극도로 불규칙한 출혈이나 심지어 완벽하게 규칙적인 출혈을 겪을 가능성도 있다. 어느 경우든 호르몬 피임제를 쓰지 않을 때에 비해서는 출혈량이 훨씬 적다.

복합 피임제처럼, 프로게스틴 피임제를 쓸 때도 출혈했다고 해서 임신이 아니라는 보장은 없다. 우리가 만난 여성들 중에는 피임제 사용 후 생리가 뚝 멎었기 때문에 임신 여부가 걱정되어 석 달마다 꼬박꼬박 임신 테스트를 해보는 여성들이 있었다. 하지만 비싼 돈을 들여서 그럴 필요까지는 없다. 프로게스틴 피임제를 쓸 때는 출혈이 있든 없든 그 사실이 임신 여부를 알려 주지 않는다. 그러니 피임 실패를 겪었거나 그런지 아닌지 불확실할 때만 임신 테스트를 해보면 된다.

구리 IUD

호르몬을 쓰는 피임법은 아니지만, 구리 IUD를 쓸 때도 생리에 관한 부작용이 발생할 수 있다. 호르몬 피임제를 쓰면 보통 출혈량이 줄지만, 구리 IUD를 쓰는 사람들은 거꾸로 출혈량이 늘고 생리통이 심해지는 경우가 많다. 이전에도 출혈량이 많았거나 출혈이 오래 갔거나 생리통이 심했던 여성일수록 더 그렇다. 구리 IUD를 삽입한 여성 10명 중 약 1명이 이 문제 때문에 첫해가 지나기 전에 장치를 제거한다.[19]

생리를 건너뛰고 싶다면?

가끔은 생리가 불편한 상황이 있다. 바다로 휴가를 떠날 예정일 때, 파트너와 함께 스키 여행을 떠날 때, 시험이 일주일 앞으로 다가왔기 때문에 출혈과 통증을 감당할 여유가 없을 때. 생리하는 여성이라면 누구나 이런 곤란을 이해할 것이다. 출혈량이 많고 생리통이 심한 사람일수록 더 그렇다. 이처럼 생리가 불편한 상황이라면, 늦출 방법이 있다.

복합 피임제, 즉 복합 피임약이나 패치나 링을 쓰고 있다면 제일 간단하다.[20] 그렇지 않다면, 생리를 늦추는 기능이 있는 특별한 약을 처방받을 수 있다.[21]

복합 피임제를 쓸 때 생리 건너뛰는 방법

- 단상성 복합 피임약: 브랜드에 따라 다르지만, 보통 21일 혹은 24일 연속으로 호르몬 약을 먹은 뒤 7일 혹은 4일 휴식기를 갖고 그때 출혈하게 된다. 만약 그 출혈을 아예 거르고 싶다면, 먹던 약을 다 먹은 뒤 곧장 다음 약을 먹으면 된다. 만약 약이 21알 든 브랜드라면(마이크로기논이나 마블론 그리고 국내의 〈미니보라〉, 〈쎄스콘〉), 평소에 일주일간 끊던 걸 끊지 않으면 된다. 만약 가짜 약이 포함되어 있어서 총 28알이 든 포장이라면, 가짜 약은 버리고 곧장 새 포장을 뜯으면 된다. 한편 엘로인이나 졸리(국내의 〈야즈〉)처럼 약을 24알 먹은 뒤 4일 끊는 브랜드라면, 역시 끊지 말고 곧장 새 포장을 뜯어서 먹으면 된다.

- 다상성 복합 피임약: 만약 신파제나 클래라 같은 다상성 피임약을 복용하는 도중에 생리를 건너뛰고 싶다면, 설명이 이보다 더 복잡해진다. 그러니 그 경우에는 의문이 있다면 의사를 찾아가는 게 좋고, 복용 안내문을 꼼꼼히 읽어 보라.

- 피임 링: 보통은 피임 링을 3주 연속 착용한 뒤 일주일 쉬고, 고리를 뺀 휴식기에 생리를 하게 된다. 그 생리를 건너뛰고 싶다면, 3주 연속 착용한 뒤 쉬지 말고 곧장 새 링을 삽입하면 된다.

- 피임용 패치: 보통은 일주일에 하나씩 바꾸면서 연속 3주를 붙이

다가 네 번째 주에는 붙이지 않고, 그때 생리를 하게 된다. 그 생리를 건너뛰고 싶다면, 네 번째 주에도 쉬지 말고 새 패치를 이어서 붙이면 된다.

복합 피임제를 쓰지 않을 때 생리 건너뛰는 방법

프리모루트엔 정 Primolut-N이라고, 생리를 늦추는 호르몬이 담긴 약이 있다.* 만약 당신이 에스트로겐을 함유한 피임제를 새로 쓰기 시작할 마음은 없지만 그래도 최대 2주까지 잠시 생리를 미루고 싶다면, 이 약을 쓰면 된다.

프리모루트엔은 생리 예정일로부터 최소 사흘 전부터 하루에 세 번, 한 번에 한 알씩 먹어야 한다. 따라서 당신은 생리 예정일을 꽤 정확히 알아야 한다. 주기가 불규칙하다면 이 약을 성공적으로 쓰기가 어렵다. 일단 약을 먹기 시작하면, 생리를 미루고 싶은 날까지 매일 똑같이 세 알씩 먹으면 된다. 단 최대 14일까지만 미뤄진다. 약을 끊으면, 대략 이틀 뒤 생리가 시작될 것이다. 그러니까 이 약으로도 생리를 무한정 미룰 수는 없다.

프리모루트엔은 의사에게 처방받아야 한다. 대부분의 여성이 문제없이 쓸 수 있지만, 가끔 피해야 하는 경우도 있다. 이 문제는 의사가 상담해 줄 것이다. 프리모루트엔은 피임제는 아니기 때문에, 이 약을 먹을 때 피임을 하고 싶다면 콘돔을 써야 한다.

* 국내에서는 2014년 판매 저조로 시장 철수하였다.

218

피임약을 가장 잘 쓰는 방법은 뭘까?

경구 피임약은 몇몇 문제를 낳을 수도 있지만 그래도 여전히 가장 인기 좋은 피임법이다. 앞에서 보았듯이 피임약을 먹는 와중에도 임신 가능성을 완벽하게 배제할 수는 없는데, 대개는 부정확하게 복용하기가 너무 쉬운 탓이다. 다행인 점은 임신 가능성을 낮추고, 생리 불순을 해결하고, 출혈량까지 줄도록 피임약을 쓰는 방법이 있다는 것이다. 이 방법은 모든 복합 피임제에 적용된다. 패치나 링으로도 똑같이 하면 된다는 뜻이다. 단 다상성 피임약 복용자는 따로 의사의 안내를 받기 바란다.

피임약을 비롯한 모든 복합 피임제는 정확하게만 쓰면 효과가 좋다. 이제 여러분도 알겠지만, 복합 피임제는 간간이 호르몬을 끊는 휴식기를 두도록 설계되었다. 3주(21일) 연속으로 호르몬을 복용하다가 1주(7일)는 약을 아예 안 먹든 가짜 약을 먹든 호르몬 없이 지내는 것이다. 그리고 그 7일 동안 소퇴성 출혈이 발생한다. 만약 엘로인이나 졸리(국내 브랜드는 〈야즈〉) 같은 브랜드를 쓴다면, 24일 연속으로 호르몬을 복용하고 4일 쉰다.

복합 피임제에서는 이 21일과 7일, 혹은 24일과 4일이라는 숫자가 어마어마하게 중요하다. 두 숫자가 각각 중요한 한계를 뜻하기 때문이다.*

복합 피임제를 쓸 때는 최소 21일 연속으로 호르몬을 복용해야만 피임 효과가 있다. 만약 연속 21일 미만으로 복용한다면, 가령 마지

---

* 이후 내용은 21일 피임약 기준으로 설명한다. 〈야즈〉 복용자는 21을 24로, 7을 4로 바꿔서 생각해야 한다.

막 두 알을 빼먹어서 연속 19일 혹은 22일이 된다면, 피임 기능이 상실되어 배란할 가능성이 있고 그래서 임신할 수도 있다. 그러니 호르몬을 21일 복용하라는 건 최소 21일 복용하라는 뜻이다. 그보다 더 오래 복용하는 것은 아무 문제없다. 최저 한계를 넘기만 한다면, 이후에는 연속 30일이든 50일이든 1백 일이든 복용해도 좋다. 여러분 마음대로 해도 된다.

7일이라는 숫자는 호르몬을 끊는 기간이 최대 7일이어야 한다는 뜻이다. 그보다 더 길어서는 안 된다는 뜻이다. 그보다 더 오래 호르몬을 끊으면, 피임 기능이 상실된다. 그보다 더 짧게, 가령 3일만 끊는 건 아무 문제없다. 만약 출혈이 일찍 끝난다면, 가령 피가 이틀만 나고 만다면, 2일만 끊고 다시 복용하기 시작해도 된다. 하지만 (브랜드에 따라) 7일보다 더 오래 쉬어서는 절대로 안 된다. 그러면 배란할 수 있고 따라서 임신 위험이 있다.

단상성 피임약이든 패치든 링이든, 모든 복합 피임제는 호르몬을 연속으로 최소 21일 이상 복용하고 최대 7일 미만으로 쉰다는 규칙을 지키는 한 그 밖에는 자유롭게 써도 된다. 원치 않는 임신을 하는 여성들은 대부분이 호르몬 없는 기간을 실수한 경우이기 때문이다. 따라서 호르몬 없는 기간을 최소한으로 두는 것도 좋은 생각이다. 사실 그러면 피임 효과가 더 좋다.

생리를 너무 오래 건너뛰면, 언젠가는 파탄성 출혈이 난다. 그러니까 복합 피임제를 끊지 않고 계속 쓰다가 파탄성 출혈이 났을 때 휴식기를 가지면 된다. 그러면 생리 횟수를 최소한으로 줄이면서도 자신의 일정에 맞게 생리 주기를 관리할 수 있다.

정리하자면, 호르몬을 끊지 말고 계속 복용하다가 파탄성 출혈이 나면 그때 잠시 복용을 중단하고 출혈을 마저 겪으라. 이 휴식기는 틀림없이 7일보다 짧을 것이다. 휴식기가 끝나면 다시 호르몬을 복용하기 시작하여, 다음에 또 파탄성 출혈이 날 때까지 끊지 말고 계속 쓰라. 연속 21알 미만으로 복용하지만 않는다면, 이렇게 해도 아무 문제없다. 혹 호르몬을 복용한 지 연속 21일이 채 되지 않았을 때, 가령 10일째에 파탄성 출혈이 나버린다면? 그런 경우에는 출혈에 아랑곳없이 연속 21일이 될 때까지 계속 호르몬을 복용해야만 피임 효과가 유지된다.

하지만 호르몬 피임제는 위험하지 않나요?

여러분도 아마 〈자연〉이라는 말이 오늘날의 새로운 이상이 된 걸 알아차렸을 것이다. 디톡스, 파라벤, 해독 주스, 슈퍼 푸드 같은 이상한 말들이 널리 쓰인다. 건강 전도사를 자칭하는 사람들은 우리에게 〈인공〉 첨가제는 무조건 몸에 나쁘다고 말한다. 〈인공적인〉 것은 뭐든지 몸에 써서는 안 된다고 말한다.

해독 주스는 하루아침에 패션 액세서리처럼 유행하게 되었고, 호르몬 피임제는 유행에서 밀려났다. 요즘 젊은 여성들은 호르몬 피임제의 불길한 부작용을 우려하여 복용을 꺼린다. 점점 더 많은 여성이 자신은 호르몬 피임제에 과민 반응을 보인다고 말한다. 꼭 피임약 알레르기라는 게 있는 것처럼. 어떤 여성들은 호르몬 휴식기, 즉 디톡스 기간을 두어 인공 물질을 몸에서 씻어 내는 게 좋지 않느냐고 묻는다.

이처럼 순수하고 자연스러운 것에 대한 관심이 높아지는 한편, 많은 여성들은 의사들이 호르몬 피임제 부작용에 대한 걱정을 진지하게 들어 주지 않는다고 여긴다. 의료계가 그 문제를 사소한 일로 치부하거나 아예 감추려 한다고 여긴다. 그 결과 여성들은 자신이 쓰는 피임법의 안전성에 대한 불안을 떨치지 못하게 되었고, 그러다 보니 신뢰성이 떨어지는 다른 자료들에서 정보를 구하려고 한다.

피임약을 복용하기 시작한 여성들 중 약 3분의 1은 첫 6개월 내에 복용을 중단한다.[22] 그리고 그중 약 절반은 부작용 때문이라고 말한다.[23] 자신의 몸이 왜 달라지는지, 변화의 의미가 무엇인지 모를 때는 변화가 겁나는 게 당연하다. 우리는 여러분이 호르몬 피임제의 긍정적인 면과 부정적인 면을 다 알아야만 자신의 몸에 대하여 올바른 선택을 내릴 수 있다고 생각한다. 지식이 확신을 낳는다.

우리는 또 요즘 세상에 나도는 호르몬 피임제의 무시무시한 이미지를 좀 바꾸고 싶다. 가끔 언론 보도를 보면 의료계가 호르몬 피임제의 부작용을 잘 모르는 게 아닌가, 그래서 여성의 건강을 두고 도박을 벌이는 게 아닌가 하는 인상을 받는다. 그런 인상은 다행히 사실이 아니다. 여러분이 약국에서 집어 드는 피임약은 세상에서 가장 철저히 조사된 의약품 중 하나다. 1960년대부터 전 세계 수백만 명의 여성이 피임약을 복용해 왔기 때문에, 연구자들에게는 통계 자료가 산더미처럼 있다. 만약 호르몬 피임제에 현재 알려진 부작용들 이외의 심각하고 장기적인 부작용이 있다면, 지금쯤은 벌써 발견되었을 것이다. 처음 시판되었던 피임약들은 요즘 약들보다 호르몬 함량이 최대 5배나 높았다는 점을 고려하면 더욱더 그렇다.

부작용이란 무엇일까?

부작용을 하나하나 살펴보기 전에, 부작용이란 무엇인가부터 알아보자. 모든 의약품은 인체에 특정 효과를 미치기 위해 만들어진다. 우리가 약을 먹는 건 그 효과를 얻기 위해서다. 우리가 호르몬 피임제를 먹는 건 임신 방지라는 효과를 얻기 위해서다. 부작용은 의약품이 내는 그 밖의 다른 효과를 말한다. 따라서 부작용은 긍정적 효과일 수도 있고 부정적 효과일 수도 있다. 예를 들어, 호르몬 피임제를 복용한 뒤 출혈이 적어지는 건 긍정인 부작용이라고 할 수 있다. 반면 혈전은 아무도 원하지 않는 부정적 부작용이다.

영화 「슬라이딩 도어스 Sliding Doors」에서, 귀네스 펠트로는 서로 다른 두 운명의 길을 밟아 나간다. 한 시나리오에서는 어느 날 아침 출근 지하철을 잡아타는 데 아슬아슬하게 성공하고, 다른 시나리오에서는 아슬아슬하게 놓친다. 그 사소한 차이가 나중에는 전혀 다른 인생을 만든다. 우리 몸이 작동하는 방식도 그와 비슷하다. 우리 몸은 너무나 복잡하게 하나로 얽혀 있기 때문에, 몸의 나머지 부분에는 여파를 전혀 미치지 않은 채 하나의 특정 기능에만 영향을 미친다는 건 불가능하다. 부작용이 있다는 건 약이 위험하다는 뜻이 아니다. 약이 기능한다는 뜻이다. 만약 누군가 어떤 약이나 치료법을 두고 부작용이 전혀 없다고 말한다면, 오히려 좀 의심하는 게 좋다. 그런 말은 그가 거짓말한다는 뜻이거나 그 물질이 아무 효과가 없다는 뜻이다.

의사들과 의료계 종사자들은 부작용을 대단히 심각하게 여긴다.

우리는 부작용이 필요악이라는 걸 알지만, 그래도 최대한 정도가 덜하게끔 애쓴다. 신약 판매를 승인받기가 극도로 어려운 건 이 때문이다. 생산자는 먼저 약의 긍정적 효과가 부정적 효과를 능가할 가능성이 높다는 걸 증명해야 한다. 모든 신약의 배경에 오랜 연구와 통제 시험이 깔려 있는 것도 우리가 그 약을 먹었을 때 어떤 부작용을 예상해야 하는지 확실히 알기 위해서다.

일단 어떤 약이 시판되면, 다음에는 제약 산업과는 무관한 각국 규제 당국이(한국에서는 한국보건의료연구원 NECA 이) 그 사용 현황을 면밀하게 관찰한다. 뜻밖의 부작용이 있다면 일찍 알아내기 위해서다. 만약 당신이 그런 부작용을 경험한다면, 당신이든 주치의든 규제 당국에 신고할 수 있다. 우리도 적극 권장하는 바다. 만약 심각한 부작용이 오래 간과된 듯하다는 의심이 든다면 — 가령 피임약 장기 복용이 암을 발생시키는 것 같다는 의심이 든다면 — 새로 조사가 시작될 것이다.

그런 조사는 어떻게 할까? 해당 의약품을 복용하는 다수의 사람들과 복용하지 않는 다수의 사람들을 비교하여, 의약품 복용자들 사이에서 어쩌면 부작용일지도 모른다고 의심되는 현상이 실제 더 자주 발생하는지 확인하면 된다. 그런데 만약 피임약 복용자 집단이든 비복용자 집단이든 암에 걸린 사람의 수가 같다는 결과가 나온다면, 피임약이 암을 일으킨 건 아님을 알 수 있다. 만약 피임약이 발암 원인이라면 복용자 집단에서 더 많은 발병 사례가 확인되어야 했을 테니까.

노세보 효과

하지만 많은 여성이 특정 의약품에 대해 똑같은 부작용을 호소할 경우, 의료계는 왜 그들의 말을 곧이곧대로 믿어 주지 않는 걸까? 의료계가 여성들의 말을 믿지 않기 때문일까? 아니다. 의료계가 그런 증언을 조사 없이 무턱대고 사실로 인정할 수 없는 건 노세보 효과라는 현상이 있기 때문이다.

여러분도 플라세보(위약, 속임약, 가짜 약) 효과는 아마 알 것이다. 무언가에 실제로는 아무 효과가 없는데도 사람들이 효과가 있으리라고 예상하고 바라기 때문에 정말 긍정적인 효과가 나타나는 현상을 말한다. 예를 들어, 약들이 보통 밝고 알록달록한 캡슐로 제작되는 데는 이유가 있다. 사람들이 예쁜 약을 먹는 것만으로도 실제 더 건강해진다는 사실이 입증되었기 때문이다. 의사들이 청진기를 늘 보란 듯이 목에 걸고 있는 것도 같은 이유에서다. 환자들은 청진기에서 치유와 전문가의 유능함을 연상하는데, 그 사실만으로도 건강이 나아지는 효과가 있기 때문이다.

〈노세보〉는 라틴어로 〈나는 해칠 것이다〉라는 말에서 온 단어로, 플라세보의 정반대 효과를 뜻한다. 즉, 실제로는 아무 효과가 없는 가짜 약인데도 복용자가 거기에 유효 성분이 들어 있다고 믿기 때문에 실제로 부정적인 육체적 문제가 나타나는 현상이다. 위약 처방을 받은 환자들, 즉 실제로는 아무 치료도 받지 않은 환자들 중 약 4분의 1은 부정적 부작용을 드러낸다고 한다.[24] 의사가 환자에게 어떤 약이 부정적 부작용을 낼지도 모른다고 말하는 경우에도 같은 결과가 나왔다. 좀 더 많은 환자들이 실제로는 약의 잘못일 리 없는 문제를 겪었다고 보고하는 것이다. 왜 그럴까? 우선, 사람들이 정상적인 상황에서도 겪기 마련인 증상을 약 탓으로 돌리는 경우가 많다. 마커스 레이덴버그Marcus Reidenberg 와 데이비드 로언설 David Lowenthal 이 실시한 연구에 따르면, 아무 약도 복용하지 않는 건강한 사람들에게 이전 사흘의 상태를 물었을 때 아무 문제 없었다고 답한 사람은 19퍼센트뿐이었다. 나머지 중 39퍼센트는 피로를 느꼈다고 답했고, 14퍼센트는 두통을 호소했고, 5퍼센트는 현기증을 느꼈다고 답했다.

한편 예일 대학교에서 실시된 연구는 고학력 여성들이 호르몬 피임제의 위험을 과대평가한다는 사실을 보여 주었다. 그 여성들은 또 호르몬 피임제의 긍정적 부작용은 — 가령 난소암과 자궁 내막암 위험을 줄여 주는 부작용은 — 잘 알지 못했다.[25] 이렇듯 사람들이 부정적 부작용만을 기대하는 것은 실제로 자기 충족적 예언이 될 수 있다.

이 점을 알면, 피임약처럼 역사가 깊은 약을 두고 갑자기 많은 여성들이 새로운 부작용을 겪었다고 말할 때 의사들이 왜 회의적인 반응을 보이는지 이해할 수 있을 것이다. 그런 부작용이 단순히 부정적 소문 때문일 가능성이 있기 때문이다.[26] 그것이 정말로 이제까지 발견되지 않았던 부작용인지 그저 노세보 효과인지 알려면 더 조사해 보는 수밖에 없다.

모든 일에는 위험이 따른다

만약 당신이 호르몬 피임약을 복용한다면, 속에 든 안내문을 꺼내 보라. 거기에는 피임약의 수많은 부작용들이 가장 흔히 발생하는 것부터 순서대로 적혀 있을 것이다. 맨 먼저 나오는 건 가장 흔한 부작용, 즉 사용자 10명 중 1명에서 1백 명 중 1명 사이가 겪는 듯한 부작용이다. 두통, 기분 변화, 유방 압통 등이다. 그다음에는 1백 명 중 1명에서 1천 명 중 1명 사이가 겪는 부작용이 나온다. 아래로 내려갈수록 내용은 점점 더 심란해진다.

이런 목록을 읽을 때 맨 먼저 알아야 할 점은 이 안내문을 작성한 것이 제약 회사라는 사실이다. 생산자가 썼다면 부작용을 숨기려 들지 않았을까 하는 생각이 들 수도 있겠지만, 현실은 반대다. 제약 회사는 불만을 품은 고객에게 소송당하는 일을 피하기 위해서 오히려 부작용을 더 과장해서 적어 둔다. 안내문에 적힌 내용 중 일부는 사용자들이 보고한 현상이기는 하지만 정말 그 약이 원인이라는 사실이 증명되진 않은 증상들이다. 이 이야기는 뒤에서 더 하겠다. 물론 호르몬 피임제 때문에 발생하는 것이 분명한 부작용들도 있다.

또 하나 분명하게 알아야 할 것은 위험도risk라는 용어의 정확한 뜻이다. 이 단어를 들으면 뭔가 위험한 상황이 연상되지만, 사실 이것은 어떤 일이 벌어질 확률을 가리키는 용어일 뿐이다.

이 대목에서 잠시 통계학 속성 강의가 필요하다. 사람들이 부작용을 논할 때는 이른바 상대 위험도가 온 관심을 독차지하곤 한다. 상대 위험도는 우리가 어떤 약을 복용할 때 특정 부작용이 발생할 확률이 복용하지 않을 때에 비해 얼마나 더 높아지는가 하는 것이다. 예를 들면, 피임약 복용자는 비복용자에 비해 혈전 발생 위험이 2~4배 더 높다고 말하는 것이 바로 상대 위험도다. 이 수치는 엄청난 것처럼 보인다. 신문 기사 제목이 절로 상상된다. 〈생명을 위협하는 피임약! 혈전 발생 확률을 4배나 높여!〉 하지만 알고 보면 현실은 그렇게 드라마틱하지 않다.

우리 개개인이 그보다 더 관심을 기울여야 할 수치는 절대 위험도다. 그러나 신문들은 이 수치에는 별 관심이 없다. 기사 제목부터 따분할 테니까. 〈피임약으로 인한 혈전 위험 크지 않아! 그런데도 운 나쁘게 혈전을 겪은 여성의 이야기.〉 절대 위험도란 우리가 가령 어떤 피임약을 복용할 때 실제로 특정 부작용을 겪을 확률을 말한다. 그 약을 복용하지 않는 사람들과 비교하는 게 아니다. 따라서 우리가 실제 노출될 위험이 어느 정도인지 알고 싶다면, 이 수치가 훨씬 더 이해하기 쉽고 현실적이다.

예를 들어 설명해 보자. 당신이 피임약을 복용할 때 혈전에 걸릴 가능성은 얼마나 될까? 상대 위험도를 따진다면, 복용자는 비복용자에 비해 혈전 발생 위험이 2~4배 더 높다고 말하게 된다. 하지만 당신에게 혈전이 발생할지도 모르는 확률인 절대 위험도는 연간 0.05~0.1퍼센트 사이다. 이것은 곧 피임약을 복용하는 여성 10만 명 중 매년 50명에서 1백 명 사이에게 혈전이 발생한다는 뜻이다. 달리 말해, 피임약을 먹더라도 운이 무지무지하게 나쁘지 않은 한 혈전이 발생하지는 않을 것이다.

호르몬 피임제의 흔한 부작용

부작용 전반에 관한 배경 지식을 살펴보았으니, 호르몬 피임제의 부작용을 구체적으로 살펴보자. 가장 흔한 부작용부터 보자. 사용자의

1~10퍼센트가 겪는 두통, 어지러움, 유방 압통 등이다. 모두 위험하지 않지만, 그래도 성가실 수 있다. 이 부작용을 전부 다 겪는 사람은 없다. 하나도 안 겪는 여성도 많다. 1백 명 중 1~10명이 겪는다는 건 뒤집어 말하면 90~99명은 겪지 않는다는 뜻이다.

흔한 부작용과 위험한 부작용 사이에 아무 연관 관계가 없다는 사실도 알아야 한다. 즉, 흔한 부작용을 겪는다고 해서 위험한 부작용을 겪을 확률도 높은 건 아니라는 말이다.

이런 흔한 부작용은 사용 후 몇 달이 지나면 대체로 사라진다. 우리는 그래서 여성들에게 일단 새 피임법을 시도해 보기로 결정했다면 포기하더라도 적어도 석 달은 써본 뒤 포기하라고 권한다. 석 달 뒤에도 부작용이 여전하다면, 그때는 다른 브랜드나 다른 형태의 피임제를 시도해 보면 된다.

번거롭게 왜 그래야 할까? 다양한 브랜드의 피임약과 피임법에 대한 반응이 사람마다 다르기 때문이다. 당신의 친구에게는 머리가 깨질 듯한 두통을 안겼던 약이 당신에게는 완벽히 잘 맞을 수도 있다. 정말로 그런지 알려면 직접 써보는 수밖에 없다. 앞에서 설명했듯이 브랜드마다 서로 다른 타입의 프로게스틴을 쓰는데, 그에 대한 사람들의 반응도 조금씩 다르다. 또 호르몬 IUD나 피임용 임플란트처럼 프로게스틴만 함유한 피임제와 에스트로겐까지 함유한 피임제의 차이도 있다. 설령 당신이 이 중 한 제품에 부작용을 경험했더라도, 그렇다고 해서 모든 호르몬 피임제 전반에 〈불내성(못견딤증)〉이 있는 건 아니다. 당신에게도 별 문제없는 다른 제품이 있을 가능성이 높다. 주의할 점은 이전에 썼던 것과는 다른 타입의 프로게스틴이 함유된 제품을 골라야 한다는 것인데, 이 문제는 의사가 도와줄 것이다.

에스트로겐을 함유한 피임제에 공통되는 부작용도 있다.[27] 이 부작용은 사실 임신했을 때 겪는 증상과 아주 비슷하다! 먼저 메스꺼움과 어지러움이 있다. 임신부의 경우처럼 이런 부작용은 보통 금방 사라지지만, 사용 초기에 너무 거슬린다면 식사 중이나 자기 전에 약을 먹는 것도 좋은 방법이다.

에스트로겐은 냉의 양을 늘릴 수 있다. 하지만 형태나 냄새가 평소와 달라지진 않고 양만 더 많아진다. 드물지만 다리에 쥐가 나는 여성들도 있다. 이유는 알 수 없지만, 위험하지 않은 건 분명하다. 그보다 더 드문 부작용은 젖꼭지에서 소량의 젖이 새어 나오는 것이다.

에스트로겐이 함유된 피임제의 또 다른 부작용은 색소 침착이다. 이것은 에스트로겐 피임약을 복용하는 여성들이 겪는 문제이기는 해도 정확히 따지자면 아마 약에 든 프로게스틴이 주원인일 것이다. 기미라고도 하는 색소 침착은 피부에 거뭇거뭇한 반점이 나타나는 것으로, 우리가 야외나 실내에서 일광욕을 할 때도 생기는 문제다. 임신부도 흔히 색소 침착을 겪는데, 그 또한 호르몬 탓이다. 만약 피임약 때문에 이 문제가 생긴다면, 차단 지수가 높은 선크림을 바르면 예방할 수 있다.[28] 또 다른 대안은 다른 타입의 프로게스틴이 함유된 약으로 바꾸고 어떤지 보는 것이다.

에스트로겐은 긍정적 부작용도 있다. 임신한 여성은 피부에서 빛이 난다는 말을 들어 보았을 것이다. 깨끗한 피부는 실제로 에스트로겐의 긍정적 부작용이다. 따라서 평소에 여드름이 골치였던 사람은 복합 피임제를 쓰면 나아질 수 있다. 하지만 프로게스틴만 함유된 피임제는 정반대 효과를 낳아서, 피부와 두피에 기름이 더 많아지고 여드름이 난다. 어떤 여성들에게는 이것이 피임법을 고를 때 아주 중요한 기준으로 작용한다.

에스트로겐을 함유한 피임제는 다낭성 난소 증후군을 앓는 여성에게 처방되는 치료법이기도 하다. 꽤 흔히 발생하는 문제인 다낭성 난소 증후군에 대해서는 다음 장에서 설명하겠다.

에스트로겐을 함유한 피임제의 또 다른 긍정적 부작용은 생리를 더 잘 통제할 수 있다는 것이다. 달리 말해 생리통이 줄고, 탐폰에 돈을 덜 써도 되고, PMS 때문에 신경이 예민해지거나 초콜릿을 우걱우걱 씹으면서 이유 없이 줄줄 우는 일을 겪지 않아도 된다는 뜻이다.

사용 초기에 겪기 쉬운 또 다른 부작용은 부종, 즉 몸이 붓는 것이다. 이것은 간단히 설명하자면 몸에 물이 좀 축적되는 것이다. 원인은 에스트로겐일 수도 있고 프로게스틴일 수도 있으므로, 복합 피임제뿐 아니라 모든 호르몬 피임제가 이 효과를 낳을 수 있다. 체액 보유는 일부 여성들이 호르몬 피임제를 쓴 뒤 체중이 좀 느는 이유 중 하나다. 하지만 당신은 살이 찐 게 아니라 몸에 물을 좀 더 간직하게 된 것뿐이랍니다!

호르몬 피임제가 체중을 증가시킨다는 미신이 있다. 이런 미신은 왜 생겼을까? 한 이유는 여성들이 피임제를 처음 쓰기 시작하는 시점이 보통 인생에서 몸이 가장 극적인 변화를 겪는 시기, 즉 사춘기라는 점이다. 또 다른 이유는 많은 여성이 연애를 시작하면 으레 살이 좀 찐다는 점이다. 그런데 자신이 갑자기 소파에서 파트너와 껴안고 무릎에 간식 봉지를 올려 두고「왕좌의 게임」다섯 시즌을 연달아 시청하는 생활을 하게 되었다는 사실을 망각하고, 그 때문에 찐 살을 피임약 탓으로 돌리는 것이다. 사실은 호르몬 피임제 때문에 살이 찌는 건 아니지만, 그 탓을 하기가 쉽다.[29]

유방에도 체액이 보유되어서 좀 더 커지고 민감해질 수 있다. 또 다른 희한한 부작용은 콘택트렌즈 사용자일 경우 갑자기 렌즈가 눈에 안 맞을 수도 있다는 점이다. 이것은 눈에도 예전보다 물기가 더 많이 보유되어 렌즈를 얹은 각막의 형태가 좀 바뀌기 때문이다. 몸에 수분이 더 많아지는 현상 때문에 두통이 날 수도 있다.

피임약, 패치, 링을 사용하는 여성들 중 일부는 출혈하는 주에만, 즉 호르몬을 끊는 기간에만 두통을 느끼곤 한다.[30] 이것은 아주 흔한 현상으로, 우리가 매일 아침 마시던 커피를 어느 날 마시지 못했을 때 두통을 느끼는 것과 비슷하다. 이럴 때의 두통은 우리가 늘 섭취하던 무언가를 빠뜨렸다는 신호인데, 피임약의 경우에는 호르몬을 빠뜨렸다는 뜻이다. 이 두통을 줄이고 싶다면, 간단히 호르몬 끊는 기간을 두지 않거나 더 짧게 줄이면 된다. 앞에서 말했듯이, 반드시 휴식기를 7일로 두어야 할 이유는 없다. 7일 이상 쉬지 않는 것만 중요할 뿐, 그 점만 지킨다면 아무렇게나 해도 좋다. 단 프로게스틴만 함유된 피임제를 쓰는 경우에는 어차피 이런 선택지가 없다.

만약 호르몬 IUD나 비에스트로겐 피임약처럼 프로게스틴만 함유된 피임제를 쓴다면, 앞에서 보았던 에스트로겐의 부작용은 겪지 않을 것이다. 하지만 (깨끗한 피부와 생리에 대한 통제력 같은) 에스트로겐의 긍정적 부작용도 당연히 겪지 못한다. 프로게스틴만 복용하면 피부가 오히려 나빠질 수 있고, 간혹 몸에 털이 더 많이 날 수도 있다.

아마 가장 중요한 부작용은 이런 피임법을 쓰는 모든 여성이 생리 패턴의 변화를 겪게 된다는 점일 것이다. 해롭지 않은 변화이지만, 일부에게는 성가실 수도 있다. 변화의 양상은 사람마다 다르고, 어떤 타입의 프로게스틴을 복용하느냐에 따라서도 다르다. 그러니 직접 시도해 보기 전에는 자신이 어떻게 반응할지 알 수 없다. 생리가 완전히 멎는 여성이 있는가 하면, 가벼운 출혈이 자주 혹은 불규칙하게 나는 여성도 있다. 대부분은 예전보다 출혈량이 적어지지만, 기간은 예전보다 더 길 수도 있고 더 짧을 수도 있다. 피임제를 3~6개월 이상 쓰면 변화된 패턴도 안정되므로, 비로소 자신만의 패턴을 알 수 있다.

피임용 임플란트와 호르몬 IUD에도 생리 패턴의 변화가 따르지만, 그래도 우리는 이 두 가지 피임법을 가장 적극적으로 권한다. 두 방법은 펄 지수가 제일 좋고, 따라서 임신 방지 효과가 탁월하다. 호르몬 IUD는 또 다른 피임법들과는 비교가 안 될 만큼 호르몬 함량이 낮다. 호르몬 IUD는 몇 년 동안 계속 착용하고 있으니까 호르몬을 아주 많이 흡수하게 되는 것 아니냐고 생각하는 사람들도 있지만, 그렇지 않다. 작은 호르몬 IUD를 착용했을 때의 혈중 호르몬 농도는 미니 피임약을 2주마다 한 알씩 복용하는 것과 비슷할 만큼 낮다.[31] 혈중 호르몬 농도가 낮으면 부작용도 준다고 생각하는 사람들이 있는데, 사실인지 아닌지 아직 증명되지 않았다. 그래도 다른 형태의 피임법으로 문제를 겪었던 사람이라면 호르몬 농도가 낮은 방법을 시도해 봐서 나쁠 건 없을 것이다.

호르몬 피임제의 드문 부작용

이제 복용 안내문의 아래쪽에 적혀 있는 드문 부작용으로 넘어갈 차례다. 이 부작용들은 우리가 잊을 만하면 한 번씩 타블로이드 신문 1면을 장식하는데, 질병과 죽음에 대한 공포만큼 신문 판매에 도움이 되는 주제는 없기 때문이다. 예외라면 섹스 정도겠지. 여러분도 혹시 의심을 품을까 봐 알려 드리는데, 의사들과 제약 회사들이 피임약의 호르몬으로 젊고 건강한 여성들의 목숨을 위협한다는 음모론은 사실이 아니다. 그 점을 살펴본 연구까지 있다! 하버드 대학교의 연구진은 여성 12만 명을 36년간 추적하여 피임약 사용의 장기적 효과를 알아보았다. 그 결과, 피임약 사용자라고 해서 비사용자보다 더 많이 죽는 건 아니고 사망 원인도 다르지 않다는 걸 확인했다.[32] 다른 건 몰라도 사망만큼은 여러분의 걱정거리 목록에서 지워도 된다.

혈전

그래도 에스트로겐을 함유한 피임제가 몇 가지 심각한 부작용을 보이는 건 사실이다. 다만 그 부작용의 발생 확률은 엄청나게 낮다. 그 중에서도 가장 많은 관심을 받는 것은 혈전 문제다.

혈전은 피가 혈관 속에서 응고되어 덩어리(피떡)가 되는 현상을 말한다. 그 덩어리가 혈액 흐름을 막는데, 이 일은 다리와 골반 부위의 대정맥에서 흔히 발생한다. 의사들은 이 현상을 깊은정맥(심부정맥) 혈전증이라고 부른다. 정맥은 온몸의 기관과 팔다리 말단의 피를 심장으로 돌려보내어 산소를 다시 채우는 혈관으로, 동맥의 반대다.

혈전은 왜 하필 다리 정맥에서 발생할까? 다리의 피를 심장으로 전달하기 위해서 중력을 거슬러 위로 올려보내는 일이 힘들기 때문이다. 그래서 혈액은 혈관 주변 근육이 수축하는 힘에서 도움을 받는다. 근육들이 꼭 펌프처럼 혈관을 눌러서 피가 더 빨리 흐르게 하는 것이다. 하지만 우리가 가령 장거리 비행기 여행을 할 때처럼 한자리에 너무 오래 앉아 있으면, 혈액 흐름이 느려진다. 그런 데다가 운까지 나쁘면, 피가 엉겨서 다리에 혈전이 생길 수 있다. 그러면 다리가 붓고 뻘게지며 아프기 때문에 금방 알 수 있다.

사람들이 다리 혈전증을 두려워하는 건 혈전의 일부가 떨어져나가서 혈류를 타고 심장으로 돌아갔다가 폐로 들어갈 수도 있기 때문이다. 폐의 혈관은 아주 좁기 때문에 혈전으로 막힐 수 있고, 그러면 호흡 장애가 온다. 이 현상을 폐색전증이라고 한다. 물론 심각할 수도 있지만, 목숨을 잃는 경우는 드물다. 폐에 혈전이 있다는 걸 알려주는 한 가지 신호는 가슴이 갑자기 쿡쿡 쑤시듯이 아프고 특히 숨을 마실 때 더 아픈 것이다. 누구나 이따금 쑤시는 듯한 흉통을 겪지만, 그것은 보통 갈비뼈 사이의 잔근육들에 생기는 통증이다. 반면 폐색전증으로 인한 통증은 시간이 흘러도 나아지지 않는다. 동시에 호흡이 가빠지고 기침이 날 수도 있다. 만약 혈전증이 의심된다면, 즉시 응급실을 찾아가서 진료를 받아야 한다.

이제 여러분도 알겠지만, 피임제마다 포함된 호르몬의 종류가 다르다. 이 중 혈전 발생 위험이 있는 것은 에스트로겐을 함유한 피임제뿐이다. 경구 피임약, 패치, 링이 다 해당된다. 이런 복합 피임제를 쓸 때의 혈전 발생 위험은 쓰지 않을 때에 비해 2~4배 더 높다. 왜 정확히 말하지 않고 2~4배라고 하느냐면, 어떤 타입의 제품을 쓰느냐에 따라 달라지기 때문이다. 현재 시판되는 에스트로겐 함유 피임제 중에는 레보노게스트렐 타입의 프로게스틴을 함유한 제품이 혈전 위험이 가장 낮다. 영국에서 시판되는 레보노게스트렐 타입 브랜드는 마이크로기논, 리게비돈 Rigevidon, 오브라네트 Ovranette, 레베스트 Levest 의 네 가지가 있다.* 제조사가 다를 뿐 내용물은 같다. 만약 피임약이 처음이라면, 우리는 이 중 하나를 권한다.

어떤 여성들은 원래 혈전 발생 위험이 높기 때문에 에스트로겐 함유 피임제를 써서는 안 된다. 가장 중요한 경우는 혈액 응고 기능에 이상이 있는 유전 장애, 가령 라이덴 돌연변이 같은 문제를 가지는 경우다. 복합 피임제를 처음 처방받으러 가면 의사가 부모 형제 중에서 혈전증을 겪은 사람이 있느냐고 물어볼 텐데, 그게 이 문제 때문이다.

앞에서 말했듯이, 젊고 건강한 여성이라면 에스트로겐 함유 피임제를 쓰든 말든 혈전증을 겪을 위험은 극히 낮다. 여성 10만 명이 피임약을 먹는다면, 그중 40명에서 1백 명 사이가 사용 1년 내에 혈전증을 겪을 것이다. 피임약을 먹지 않는다면? 그래도 20명에서 50명 사이는 혈전증을 겪을 것이다.[33]** 피임제에 함유된 에스트로겐이 몸에서 〈자연적으로〉 분비되는 에스트로겐보다 더 위험하다는 생각도 사실이 아니다. 오히려 임신하여 에스트로겐을 자연적으로 다량 생성하는 여성이 피임약 사용자보다 혈전 위험이 더 높다. 임신 중이나

* 국내에는 〈에이리스〉, 〈라니아〉 두 가지가 있다.
** 이 수치는 어떤 연령 집단과 인구 집단을 조사했느냐에 따라 다르게 나타난다. 혈전의 기저 위험도는 나이와 몸무게가 높을수록 눈에 띄게 높아지고, 흡연자일 경우에도 높아진다 — 원주.

출산 직후의 여성 10만 명 중 최대 2백 명이 혈전증을 겪는다.[34]

　요컨대, 피임약을 쓰는 것보다는 계획에 없던 임신을 하게 되는 것이 혈전 위험이 더 높다. 임신 중 몸에서 자연적으로 늘어나는 호르몬 양이 임신을 방지하려고 복용하는 호르몬 양보다 훨씬 더 많기 때문이다. 이것은 우리가 피임약에 따르는 약간의 혈전 발생 위험 증가를 받아들여야 하는 중요한 이유 중 하나다. 이보다는 임신이 훨씬 더 위험하니까.

뇌중풍과 심근 경색

에스트로겐 함유 피임제의 또 다른 심각한 부작용은 뇌중풍(뇌졸중)과 심근 경색이다. 이것은 정맥이 아니라 동맥, 즉 산소가 풍부한 피를 심장에서 온몸 기관으로 내보내는 혈관에 생기는 문제다. 혈전이 혈관에 걸리거나 혈관이 터져서 동맥이 막히면, 그 피를 받던 조직이 산소 부족으로 죽어 간다. 만약 그 동맥이 심장 근육에게 피를 공급하던 것이라면, 심장의 일부가 산소 부족으로 괴사하여 심근 경색이 발생한다. 만약 그 동맥이 뇌에 피를 공급하던 것이라면, 뇌중풍이 일어난다. 그런 손상의 여파는 당연히 심각할 수 있다.

　한 연구진이 1995년에서 2009년까지 모든 유형의 덴마크 여성들을 조사한 결과, 에스트로겐 함유 피임제 복용자는 비복용자에 비해 뇌중풍과 심근 경색 위험이 약 2배 더 높았다.[35] 하지만 상대 위험도와 절대 위험도의 차이를 떠올리기 바란다. 2배라니 엄청난 것처럼 들리지만, 젊은 여성들은 애초에 이런 병을 거의 겪지 않는다. 위험도가 2배가 되었더라도 젊은 여성이 심근 경색이나 뇌중풍을 일으킬 가능성은 여전히 아주 낮다.

위의 조사 결과를 예로 들어 더 자세히 살펴보자. 피임약을 1년 복용한 여성 10만 명 중 약 20명이 뇌중풍을 겪었고 10명이 심근 경색을 겪었다. 이 조사는 모든 유형의 덴마크 여성들을 대상으로 삼았음을 명심하자. 뚱뚱한 여성과 마른 여성, 흡연자와 비흡연자, 나이 든 여성과 젊은 여성을 다 포함했다는 뜻이다. 만약 젊고 건강한 여성만 조사했다면, 위험도는 이보다 훨씬 낮게 나타났을 것이다.

원래 뇌중풍과 심근 경색 위험이 높기 때문에 에스트로겐 함유 피임제를 써서는 안 되는 여성들도 있다. 35세 이상의 흡연자, 고혈압이나 심장 질환이 있는 여성, 20년 넘게 당뇨를 앓아 온 여성 등이다. 조짐을 동반한 편두통을 앓는 여성도 에스트로겐 함유 피임제를 쓰면 안 된다. 하지만 조짐이 없는 편두통이라면, 35세 미만인 한 써도 괜찮다.

만약 당신이 뇌중풍과 심근 경색의 위험 요인을 너무 많이 가진 사람이라면, 가령 과체중에 고지혈증에 흡연자라면, 의사가 만일을 위해서 다른 형태의 피임제를 쓰라고 권할 수도 있다. 요컨대, 당신이 젊고 건강한 여성이라면 에스트로겐 함유 피임제를 쓰더라도 뇌중풍과 심근 경색을 걱정할 필요는 없다는 것이다.

암

마지막으로 이야기할 부작용은 암이다. 아직도 많은 사람들은 피임약이 발암 물질이라고 믿는다. 거두절미하고 결론부터 말하면, 피임약을 비롯한 호르몬 피임제를 쓴다고 해서 생애 전 주기 암 발생률이 높아지진 않는다.[36] 그렇기는커녕, 여러 근거로 볼 때 피임약은 오히려 암 발생률을 낮추는 듯하다.[37] 피임약은 장, 방광, 자궁 내막, 난소를 암으로부터 보호하는 듯하다. 여성들이 흔히 걸리는 암이다.

피임약 사용자는 약을 끊은 뒤에도 약 30년간 난소암으로부터 보호되는 듯하다.[38] 만약 이것이 정확한 수치라면, 앞으로 매년 전 세계에서 3만 건의 난소암 발병이 예방될지도 모른다! 인구 집단 조사에 따르면, 피임약 복용자는 또 자궁 내막암으로부터 최소 15년간 보호받는 듯하고 비복용자에 비해 발병 위험이 거의 절반으로 주는 듯하다.[39] 그래서 일부 연구자들은 다음과 같이 분명하게 말한다. 피임약은 부인과 암들을 예방하는 기능이 있고, 이 긍정적 부작용 하나만으로도 모든 부정적 부작용을 상쇄하고도 남는다.[40]

하지만 피임약은 자궁 경부암 위험을 좀 높일지도 모른다. 이 문제를 살펴본 연구들 중 제일 괜찮은 연구에 따르면, 피임약을 10년 복용할 경우 자궁 경부암 발생 위험이 1천 명 중 3.8명에서 4.5명 수준으로 높아지는 듯하다.[41] 위험은 피임약을 오래 복용할수록 높아졌지만, 복용을 중단하면 도로 낮아졌다. 복용을 중단한 지 10년째에는 위험이 복용 이전 수준으로 회복되었다.

문제는 피임약 복용 자체가 자궁 경부암 위험을 높이는 원인인지 아닌지 정확히 알 수 없다는 점이다. 왜냐하면 피임약을 쓰는 여성들은 자궁 경부암을 일으키는 바이러스인 HPV에 감염될 위험도 더 높기 때문이다. 여성이 호르몬 피임제를 쓰는 도중에는 새로운 상대를 만나서 섹스하더라도 피임 걱정이 덜해서 콘돔을 안 쓰기가 쉽고, 그래서 HPV에 더 잘 걸린다. 호르몬 피임제 사용자는 섹스도 더 많이 한다고 한다. 그야 당연한 것이, 그러려고 피임제를 쓰는 것이니까.

최근 HPV 백신이 널리 보급되고 있으니, 앞으로 자궁 경부암 발병률이 극적으로 줄 것이다. 그래도 아직은 25세 이상의 여성이라면 자궁목 세포 검사를 정기적으로 받는 편이 좋다.

사람들이 피임약과 관련 있을까 봐 걱정하는 암 중 마지막으로 살펴볼 것은 유방암이다. 유방암 중에서도 일부 종류는 〈호르몬 민감성〉 암이다. 종양이 자라는 데 에스트로겐이 필요하기 때문에 에스트로겐에 민감하게 반응한다는 뜻이다. 그러니 에스트로겐이 함유된 피임제가 그 암을 〈키울까 봐〉 걱정하는 것이 어쩌면 당연하지만, 다행히 그렇지는 않다. 유방암과 피임약의 관계를 살펴본 주요 연구들은 대부분 아무 연관 관계도 확인하지 못했다. 소수의 예외는 있다. 가령, 몇몇 연구에 따르면 1960년대와 1970년대에 처음 시판되었던 피임약, 즉 호르몬 함량이 아주 높았던 피임약을 복용했던 여성들은 유방암 위험이 약간 높아졌다고 한다. 하지만 오늘날의 피임약이나 여타 복합 피임제는 호르몬 함량이 무척 낮기 때문에, 전문가들은 그 때문에 유방암 위험이 높아질 가능성은 없다고 본다.[42]

요약하자면, 피임약을 비롯한 모든 복합 피임제는 여성이 흔히 걸리는 여러 심각한 암들을 예방해 주는 듯하다. 여러분이 호르몬 피임제를 전반적으로 평가할 때는 이 점을 꼭 염두에 두어야 한다. 하지만 안타깝게도 이런 긍정적 부작용은 드물고 위험한 부작용에 비해 언론의 관심을 적게 받는다.

호르몬 피임제에 관하여 우리가 아직 잘 모르는 문제

여러분이 피임제에 딸린 안내문을 읽어 봤다면, 우리가 그 속에 나열된 부작용 중에서도 중요한 두 가지를 언급하지 않았다는 데 놀랐을 것이다. 잦은 기분 변화와 성욕 감소다. 우리가 이 두 가지를 언급하지 않은 건 사소한 일이라고 여겨서가 아니다. 오히려 반대다. 놀랍게도 이 두 가지는 연구자들이 가장 확신하지 못하는 문제다. 하지만 최근 들어 여성들이 가장 관심을 보이는 문제이기도 하므로, 우리는 이렇게 따로 떼어 내어 철저히 다루는 게 좋겠다고 여겼다.

몸에서 자연적으로 분비되는 성호르몬은 기분과 성욕을 둘 다 조절하는 뇌의 영역에 영향을 미친다고 알려져 있다. 여성이 생리 주기에 따라 호르몬 수치가 오르락내리락함에 따라 기분도 달라진다는 건 익히 알려진 사실이다. 일례로 일부 여성은 배란일이 다가오면 성욕이 유난히 커진다고 한다.[43] 여성들이 그 시기에는 파트너에게 충실하지 않을 가능성이 더 높아진다는 조사 결과도 있다![44]

이 사실을 고려하면, 몸의 성호르몬 균형을 바꿔 놓는 피임제가 여성의 정신과 성욕에 영향을 미칠지도 모른다고 가정하는 것이 크게 무리는 아니다. 그래서 여성들과 많은 의사들은 호르몬 피임제가 기분 변화와 짜증을 일으킬 수 있고 심한 경우 우울증도 일으킬 수 있다는 생각을 차츰 받아들이게 되었다. 정신적 부작용을 비롯한 여러 비특이적 부작용은 여성들이 피임약 복용 중단 이유로 가장 자주 꼽는 문제다.[45]

이처럼 여성들 사이에서는 의견이 널리 일치함에도 불구하고, 연구자들은 고전을 면치 못하고 있다. 호르몬 피임제가 기분에 미치는 부정적 영향을 확인하기 위한 연구가 그동안 여럿 진행되었지만, 다들 실패했다. 여기에는 몇 가지 이유가 있을 수 있다.

첫 번째 가능한 설명: 연구의 질이 충분히 좋지 않았다

그동안 피임약에 관한 연구는 엄청나게 많았다. 지난 몇십 년 동안 논문이 4만 건 넘게 발표되었다. 문제는 이 중 다수가 연구의 질이 나쁘다는 것, 특히 부작용에 관한 연구들이 그렇다는 것이다. 그래도 나쁜 연구 때문에 호르몬 피임제의 부작용이 간과되거나 축소되었을 가능성은 적다. 좀 이상한 말로 들릴 수도 있겠지만, 부작용을 입증했다고 주장하는 연구들은 대개 좋은 연구가 아니라 오히려 나쁜 연구다. 소수의 좋은 연구들은 오히려 부작용이 적거나 없다고 확인한 편이다. 그러니 어쩌면 우리는 다수의 나쁜 연구들 때문에 피임제 부작용의 범위와 정도를 과장해서 생각하고 있는지도 모른다.[46]

나쁜 연구들의 흔한 문제는 호르몬 피임제 복용자와 비복용자를 비교하지 않고 단순히 복용자들에게 어떤 부작용을 겪었느냐고 물어본 방식이라는 점이다. 사실 그렇게 조사해서는 아무 결론도 내릴 수 없다. 그 결과는 일반적인 인구 집단에서 그 증상이 얼마나 흔한지 확인한 것에 지나지 않을 가능성이 높기 때문이다.

예를 들어 생각해 보자. 전체 여성의 10퍼센트가 한 달에 한 번 두통을 겪지만 평소에는 그 사실을 대수롭지 않게 여긴다고 하자. 이때 만약 누군가 그들에게 두통을 얼마나 자주 겪느냐고 물으면, 여성들은 그제서야 한번 생각해 볼 것이다. 이 여성들이 피임약 연구에 참여한다고 하자. 여성들은 매일 피임약을 복용하고 자신이 느끼는 부작용을 모두 기록해야 한다. 그렇다면 당연히 여성 10명 중 1명은 사실은 피임약과는 무관한 현상임에도 불구하고 두통을 겪는다고 보고할 것이다. 이 결과를 피임약 비복용자들과 비교해 보지 않는 한 연구자들은 이 현상이 피임약과 무관하다는 사실을 알 수 없을 테고, 이는 오히려 피임약이 두통을 일으키는 것처럼 보일 것이다. 이런 연구가 흔해 빠진 데다가, 호르몬 피임제가 정신과 성욕에 영향을 미친다는 사실을 확인했다고 주장하는 연구들 중에서 특히 흔하다.

의학계가 최선이라고 믿는 연구 방식은 따로 있다. 이 최선의 방식에는 당연히 멋진 이름이 붙어 있다. 무작위 대조 시험이라고 한다. 이것은 피험자들을 무작위로 두 집단으로 나눈 뒤 한 집단에게는 치료를 가하고 다른 집단에게는 가하지 않는 방식이다. 이때 치료받지 않는 사람들을 대조군이라고 부른다. 이 시험을 맹검 방식으로 실시하면 더 좋은데, 맹검이란 피험자들이 자신이 어떤 처치를 받는지 모른다는 뜻이다(시험을 수행하는 의사들이나 연구자들까지 모른다면 더 좋다). 이런 방식의 연구를 수행해야만 비로소 어떤 약이 어떤 증상을 일으키는지 아닌지, 즉 인과 관계가 있는지 없는지 말할 수 있다.

우리가 아는 한, 피임약과 기분 변화 같은 비특이적 부작용의 관계를 조사한 연구들 중 무작위 대조 시험 방식을 취한 것은 네 건뿐이었다.* 그중 두 건에서는 피임약 복용자와 비복용자 사이에 유의미한 기분 변화 차이가 발견되지 않았다.[47] 세 번째 연구에서는 피임약이 오히려 우울증 증상을 개선한다는 결과가 확인되었다.[48]

이 세 번째 연구는 스코틀랜드 에든버러와 필리핀 마닐라의 여성들을 조사한 것이었다. 이때 미니 피임약을 복용한 집단에서는 우울증 증상이 줄었지만 위약을 복용한 집단과 복합 피임약을 복용한 집단에서는 거꾸로 증상이 약간 심해졌다는 결과가 확인되었다.[49]

넷 중 마지막으로 남은 연구는 스웨덴에서 소규모로 실시된 연구였는데, 이것만은 결과가 달랐다. 웁살라의 연구진은 이전에 피임약으로 정신적 부작용을 겪은 여성들을 모집하여, 위약 통제군을 둔 시험을 실시해 보았다.[50] 즉, 환자들 중 절반은 피임약을 복용했고 나머지 절반은 위약을 복용했으며 아무도 자신이 먹는 약이 무엇인지 몰랐다. 그 결과, 피임약 복용자들은 비복용자들에 비해 평균적으로 정신적 문제가 더 많이 악화했다. 연구진은 또 피험자들에게 강렬한 감정을 일으키도록 의도된 사진들을 보여 주면서 피험자들의 뇌가 어떻게 반응하는지 촬영해 보았다. 이때 피임약 복용자 중 일부는 뇌에서 감정에 관여한다고 알려진 부위의 활동이 이전과는 달라진 게 확인되었다. 하지만 우리가 이 연구를 해석할 때 꼭 고려해야 할 문제가 하나 있다. 변화가 피임약 사용자 중 3분의 1에게서만 관찰되었다는 점이다. 달리 말해, 피임약 사용자 중 3분의 2는 정신적 문제가 전혀 악화되지 않았고, 복용 중 뇌 활동 변화가 관찰되지도 않았다. 모든 피험자가 스스로는 호르몬 피임제에 부작용을 느낀다고 말한다

* 이 연구들의 한 가지 단점은 임신 방지가 아닌 다른 목적으로, 가령 여드름이나 심한 생리통을 예방하기 위해서 호르몬 피임제를 복용하는 여성을 대상으로 삼았다는 점이다. 이런 여성들은 어쩌면 피임 목적으로 호르몬 피임제를 복용하는 여성들과 성향이 좀 다를지도 모르고, 그 사실이 결과에 영향을 미쳤을지도 모른다. 가령, 여드름으로 고생하는 여성은 그렇지 않은 여성보다 원래 좀 더 우울한 편일 수도 있지 않을까? ─ 원주.

는 점에서 차이가 없었는데도 말이다. 이 연구는 피임약이 실제 소수의 여성에게 정신적으로 부정적 영향을 미친다는 증거인지도 모른다. 하지만 설령 그렇더라도, 실제 그런 영향을 받는 여성의 수는 스스로 자신이 그렇다고 느끼는 여성의 수보다 훨씬 적다. 이 대목에서 우리는 두 번째 가능한 설명을 떠올리게 된다. 그냥 우연의 결과라는 해석이다.

두 번째 가능한 설명: 우연의 결과

인간의 뇌는 주변 환경에 질서와 체계를 부여하려 드는 경향이 있다. 실제로는 무관한 사건들 사이에서 굳이 관계를 읽어 냄으로써 혼란한 세상을 정돈하려 드는 것이다. 예를 들어, 어떤 두 사건이 잇따라 발생하면 우리는 선행 사건이 후속 사건을 일으킨 것이라고 결론짓기 쉽다. 당신이 피임약을 처음 복용하기 시작했는데 석 달 뒤에 기분이 좀 가라앉았다고 하자. 당연히 피임약 탓 아닐까? 기억을 더듬어 봐도 예전에는 이런 일이 없었던 것 같으니까.

하지만 꼭 피임약 때문이라는 법은 없다. 우울증은 전체 인구에게 놀랍도록 흔한 증상이다. 전체 여성의 약 5분의 1이 생애 전 주기에 한 번은 우울증을 겪는다. 그보다 경미한 우울감이나 우울 사고를 경험하는 여성은 더 많다.[51] 우울증의 요인은 다양하고 복잡하다. 성격, 뇌의 생물학적 변화, 유전적 성향, 인생에서 겪는 문제 등이 모두 영향을 미친다. 수많은 요소가 관여하기 때문에, 어느 한 이유 때문이라고 꼭 집어 말할 수 있는 경우는 드물다.

우울증, 기분 변화, 짜증은 전체 인구에게 너무 흔한 현상이므로,

이런 현상과 피임약의 관계는 우연의 일치일 가능성이 높다. 게다가 만약 당신이 어디선가 피임약 탓에 기분 변화와 우울증이 생길 수 있다는 말을 들었다면, 그런 결론을 더 쉽게 내리게 된다. 앞에서 말한 노세보 효과다(225면을 보라). 피임약이 기분 변화를 일으킨다는 소문을 인터넷에서 접하면, 당신도 괜히 자신의 경험을 새로운 시각에서 보게 되는 것이다.

대규모 인구 집단을 대상으로 한 많은 연구가 이 가설을 뒷받침한다.[52] 핀란드, 호주, 미국에서 수행된 연구에서는 피임약과 기분 변화의 연관성이 전혀 확인되지 않았다. 호주 연구는 여성 1만 명을 3년간 추적했는데, 피임약 사용자와 비사용자 사이에 우울 증상의 빈도 차이가 확인되지 않았다. 오히려 피임약 사용 기간이 길수록 우울 사고를 덜하는 것으로 드러났다.[53] 미국 연구는 여성 7천 명을 1994년에서 2008년까지 추적했다. 여기서도 호르몬 피임제 사용자는 비사용자에 비해 우울 증상을 덜 겪고 1년 내에 자살을 시도하는 확률도 더 낮은 것으로 드러났다.[54] 핀란드 조사 결과도 마찬가지였다. 호르몬 피임제 사용자가 비사용자에 비해 덜 우울한 것으로 드러났다.[55]

이런 연구에도 문제는 있다. 어쩌면 피임약 사용자와 비사용자 사이에 처음부터 근본적인 차이가 있을지도 모른다는 점이다. 어쩌면 피임약을 복용하다가 기분 저하를 겪은 여성들은 모두 복용을 중단하는 데 비해 부정적 반응을 겪지 않은 여성들만 계속 복용하는 것일 수도 있다. 정말 그렇다면, 실제로는 부정적 부작용이 있는데도 숨어서 안 드러날 수도 있다.

이 지적을 고려하여, 코펜하겐의 연구진은 15~34세 덴마크 여성

1백만 명을 2000년에서 2013년까지 추적하는 대규모 조사를 수행했다.[56] 그 결과, 호르몬 피임제 사용자는 비사용자에 비해 항우울제를 복용하거나 우울증 진단을 받는 확률이 더 높은 것으로 드러났다. 이 효과는 가장 어린 연령 집단인 15~19세 여성들에게 가장 두드러졌으며, 일단 20세가 넘으면 위험이 현저히 줄고 이후에도 계속 낮아졌다. 그래서 30세 이상 여성들은 호르몬 피임제를 복용하더라도 항우울제 사용이나 우울증 진단을 경험할 확률이 거의 늘지 않았다. 연구자들은 이 결과를 우리 뇌가 나이 들수록 호르몬 변화에 덜 민감해지기 때문이라고 해석했다.

같은 연구에서, 호르몬 피임제 사용 기간이 길수록 우울증 진단과 항우울제 복용 위험도가 비례하여 낮아진다는 결과도 관찰되었다. 위험도가 최대인 시점은 사용 후 6개월이었고, 이후에는 점차 낮아졌다. 그러다가 4년이 넘으면, 그때부터는 사용자와 비사용자 사이에 우울증 위험도의 차이가 전혀 없었다.

연구자들은 또 여러 피임법 사이에도 차이가 있음을 확인했다. 항우울제 사용 위험을 높이는 정도가 가장 덜한 것은 경구 피임약이었고, 미니 피임약과 피임 링과 지속성 피임제들은 그보다 더 높았다. 물론 단 한 건의 연구만으로 확실히 말하기는 어렵지만, 어쩌면 이것은 여성들이 피임제에서 정신적으로 부정적 부작용을 겪을 때 너무 오래 참지 말고 다른 방법으로 바꿔 보는 편이 좋다는 증거일 수도 있다. 피임법에 따라 정신적 부작용도 다르게 나타난다는 뜻이니, 이것저것 시도해 보는 편이 좋을 것이다.

우리가 이렇게 말하기는 했지만, 사실 이 연구를 해석할 때는 상당히 조심해야 한다. 이 연구가 발표된 뒤 덴마크에서는 호르몬 피임제가 우울증을 일으키므로 조심해야 한다고 겁주는 말이 잔뜩 나돌았다. 그러나 이 연구를 놓고 저렇게 주장하는 건 틀린 말이다. 이 연구가 확인한 것은 호르몬 피임제를 쓰는 여자아이들이 그렇지 않은 여자아이들보다 항우울제를 먹게 되는 경우가 더 많다는 사실뿐, 호르몬 피임제가 우울증의 원인이라는 증거는 아무 데도 없다. 어쩌면 이 지적이 쩨쩨한 흠잡기처럼 들릴 수도 있겠지만, 이것은 중요한 구분이다. 우리가 인과 관계를 조금이라도 주장하려면, 전혀 다른 방식으로 조사해야 한다. 예의 무작위 대조 시험을 해보아야 한다. 그리고 앞서 말했듯이, 실제 무작위 통제 시험을 해본 소수의 연구들에서는 인과 관계를 주장할 만한 결과가 나오지 않았다. 물론 덴마크 조사는 믿을 만한 연구였으므로, 앞으로 이 주제에 관하여 더 많은 연구가 이뤄질 것이다. 하지만 그런 후속 연구들에서도 같은 결과가 나오지 않는 한, 여전히 우리는 호르몬 피임제가 일부 여성에게 우울증을 일으킨다는 결론은 내릴 수 없다.

　상대 위험도와 절대 위험도의 차이도 잊어선 안 된다. 덴마크 연구를 소개한 기사들 중에는 10대 여성들이 호르몬 피임제를 쓰면 우울증 위험이 80퍼센트 높아진다고 말한 기사들이 있었다. 끔찍하게 들리지 않는가? 학생일 때부터 피임약을 복용하기 시작하면 거의 틀림없이 우울증에 걸린다는 소리처럼 들린다. 하지만 진실은 다르다. 덴마크에서는 호르몬 피임제를 쓰지 않는 10대 여성 1백 명 중 매년 1명이 항우울제를 처음 처방받는데, 호르몬 피임제를 쓰는 십 대 여성들 중에서는 1백 명 중 1.8명이 처방받는다. 차이가 채 한 명도 안 되는 것이다! 호르몬 피임제를 쓰는 10대 여성 중에서도 98명은 우울증을 겪지 않을 테고, 1명은 피임제를 쓰든 말든 어차피 겪을 것이다. 여러분이 고려해야 할 수치는 80퍼센트 증가라는 무시무시한 기사 제목이 아니라 바로 수치다. 물론, 일단 정확한 사실을 다 늘어놓고 살펴본 뒤에도 어쨌든 이 이유 때문에 호르몬 피임제를 쓰지 않겠다고 결정하는 것은 여러분의 자유다. 우리는 그것까지 참견할 마음은 없다.

결론은?

지금까지 우리는 여러분에게 많은 연구를 소개했고, 서로 모순되는 결과들도 알려 주었다. 이 정보를 다 소화하기가 버거울 수 있다는 건 안다. 그래도 우리는 이 연구들로부터 하나의 중요한 결론을 끌어낼 수 있다고 생각한다. 대부분의 여성에게는 호르몬 피임제가 정신적으로 이렇다 할 부정적 영향을 미치지 않는다는 결론이다. 설령 그런 부작용이 존재하더라도, 원래 다른 이유에서 호르몬에 유달리 취약하게 반응하는 소수의 여성에게만 적용될 것이다. 정확히 어떤 여성들이 그런 경우인지는 앞으로 더 알게 되기를 바란다. 만약 당신의 집안에 우울증으로 고생한 친척이 많거나 당신이 과거에 우울 성향을 경험한 적이 있다면, 조심해도 나쁘지 않을 것이다.

그렇지 않은 사람이라면, 이제 걱정을 그만둬도 좋다. 그리고 앞으로 또 어딘가에서 호르몬 피임제에 섬뜩한 정신적 부작용이 있다는 이야기를 접한다면, 곧이곧대로 믿지 않는 편이 좋다. 느낌은 사실이 아니다.

호르몬 피임제와 성욕

우리가 호르몬 피임제를 쓰는 것은 걱정 없이 마음껏 섹스를 즐기기 위해서다. 하지만 만약 호르몬 피임제 때문에 섹스에 흥미가 떨어진다면 어떻게 할까? 피임약이 성욕을 죽인다는 소문은 사실일까? 많은 여성이 그렇게 믿는 듯하다. 한 스웨덴 조사에서는 호르몬 피임제를 쓰는 여성들 중 30퍼센트 가까이가 부작용으로 성욕 감소를 경험했다고 응답했다.[57]

이 문제를 가장 대규모로, 또한 체계적으로 살펴본 조사는 2013년에 실시되었다.[58] 여성 총 1만 3천 명을 대상으로 한 — 그중 8천 명이 피임약 복용자였다 — 총 36개 연구의 결과를 검토하여 종합한 조사였다. 검토 결과, 대부분의 여성들은 피임약 복용 후 성욕에 변화가 없거나(64퍼센트) 오히려 는 것으로(22퍼센트) 확인되었다. 실제 여러 연구에서 피임약 복용 중 성욕이 느는 현상이 관찰되었는데, 이것은 피임약 덕분에 임신에 대한 불안이 사라졌기 때문인 것으로 해석된다. 임신할지도 모른다는 불안이야말로 전 세계 여성들의 열정을 꺼뜨리는 중요한 요인이니까. 앞서 설명했듯이, 성욕은 간단히 말해서 브레이크와 액셀러레이터 중 어느 쪽이 우세하느냐에 따라 늘거나 준다. 따라서 연구자들은 피임약에 든 호르몬이 성욕에 직접 영향을 미쳤다고는 보지 않는다. 호르몬 피임제를 쓰는 동안 성욕 감소를 경험한 여성도 15퍼센트나 된다. 그러니 호르몬이 원인인지 아닌지는 확실히 알 수 없다.

우리가 확실히 아는 사실도 있다. 호르몬 피임제를 쓰면 체내 활성 테스토스테론 농도가 낮아진다는 점이다. 테스토스테론은 단연코 남성의 성호르몬이지만, 여성의 몸에서도 소량이나마 자연적으로 분비된다. 여러분도 보디빌더들이 근육을 키우려고 테스토스테론을 쓰면 성욕이 는다는 이야기를 들어 보았을 것이다(종종 고환 위축과 정자의 질 저하라는 골치 아픈 조합이 함께 발생해서 문제지만). 혹 호르몬 피임제를 쓰는 여성은 그 반대 현상을 겪는 게 아닐까? 테스토스테론이 너무 적어서 성욕이 주는 것 아닐까?

테스토스테론이 감소하는 정도는 사람마다 다르고, 어떤 피임제를 쓰느냐에 따라서도 다르다. 피임제마다 함유된 프로게스틴 타입이 다르고 그 타입마다 테스토스테론에 미치는 영향도 다르기 때문이다. 야스민 같은 브랜드에 함유된 드로스피레논 프로게스틴은 테스토스테론을 줄인다. 그래서 여드름이 덜 날 수 있지만, 성욕도 줄지 모른다. 한편 마이크로기논 같은 브랜드나 호르몬 IUD에 함유된 레보노게스트렐 프로게스틴은 오히려 테스토스테론과 좀 비슷하게 기능하므로, 성욕을 줄일 가능성은 적다.

테스토스테론 가설의 문제점은 여성의 혈중 테스토스테론 농도와 여성이 느끼는 성욕 사이에 분명한 연관 관계가 관찰되지 않았다는 점이다. 어떤 여성은 테스토스테론 농도가 높은데도 성욕 부진을 겪지만, 또 어떤 여성은 테스토스테론 농도가 낮은데도 성욕에 이상이 없다. 성욕이 테스토스테론 농도에 단순히 정비례하진 않는 것이다. 그런데도 여성들에게 테스토스테론을 주입하여 성욕을 증진시키려는 시도가 더러 이뤄졌지만, 썩 만족스러운 결과는 얻지 못했다.* 테스토스테론을 주입받은 여성들은 그렇지 않은 여성들에 비해 〈만족스러운 성적 경험〉을 (연구자들이 야한 말을 얼마나 잘하는지 좀 보

라) 평균적으로 한 달에 한 번 더 경험했다고 한다.[59]

사실 우리는 여성의 성에 관해서 모르는 것이 아주 많다. 게다가 앞으로 호르몬 피임제가 여성 성욕에 어떤 영향을 미치는지 확실히 알아낼 거라는 보장도 없다. 생각해 보라. 당신에게 성욕이란 정확히 무엇인가? 성욕을 정확하게 측정할 잣대가 없기 때문에, 성욕 연구는 끔찍하게 어렵다. 더구나 성욕에는 삶의 수많은 요인들에 영향을 받으므로, 무엇이 피임약의 효과이고 무엇이 식어 가는 애정 탓인지 가려내기가 어렵다.

여러분도 이제 알게 되었겠지만, 연구의 세계는 불확실성으로 가득하다. 그래도 우리가 어느 정도 자신 있게 말할 수 있는 바는 있다. 호르몬 피임제가 여성들의 성욕에 심한 부정적 효과를 미친다는 증거는 거의 없다는 것이다.[60]

물론 당신이 피임제 때문에 성욕이 줄었을 가능성도 배제할 수는 없지만, 그런 경우가 흔하지는 않다. 그보다는 관계가 진행되는 과정에서 자연히, 혹은 다른 스트레스 때문에 성생활에 투자할 에너지가 부족해진 탓에 성욕이 늘거나 주는 경우가 훨씬 더 흔하다.

우리의 조언은 이렇다. 만약 당신이 성욕 감소를 겪더라도, 대뜸 피임약을 쓰레기통에 처박거나 피임용 임플란트를 제거하려고 예약

* 테스토스테론 보충제 실험은 주로 폐경 후 여성들, 혹은 암 때문에 난소를 제거한 여성들에게 실시되었다. 테스토스테론의 장기간 사용에 어떤 위험이 따르는지는 아직 거의 알려지지 않았다. 그리고 만약 여성이 테스토스테론을 복용하던 중 임신하면 태아가 손상을 입을 가능성이 있다. 비교적 젊은 여성들(35~46세)을 대상으로 한 무작위 대조 시험은 몇 건 되지 않는데, 그중 한 시험에서는 테스토스테론 보충제가 성욕 증진에 거의 혹은 전혀 영향을 미치지 않는 것으로 드러났다. 반면 위약 효과는 아주 높았다 — 원주.

을 잡지는 말라. 그 전에 우선 일상에서 성욕 감소에 기여할 만한 다른 요인이 있지나 않은지 곰곰이 따져 보라. 아니면 다른 타입의 프로게스틴이 든 피임제로 바꿔 볼 수도 있다.

호르몬 디톡스 기간이 필요할까?

대부분의 사람에게 섹스는 상시적으로 즐길 수 있는 기쁨은 아니다. 안정된 관계를 맺고 있을 때는 한 주에도 여러 번 섹스한다. 하지만 그러다가도 관계가 끝나고 싱글 생활이 시작되는데, 싱글 생활은 드라마 「섹스 앤드 더 시티Sex and the City」와는 거리가 멀다. 당신은 건기가 한창일 때 초원에서 물을 찾아 헤매는 코끼리가 된 기분이다. 코스모폴리턴 칵테일도, 눈요기할 상대도, 남자의 성기도 눈 씻고 봐도 없다. 피임약은 비자발적 금욕 상태를 상기시킬 뿐이다. 화장실 수납장에 놓인 피임약이 당신을 놀리는 것 같다. 〈하! 오늘도 섹스는 못 하겠군.〉

그런 데다가 호르몬이 인공 물질이라서 몸에 나쁘다는 이야기도 어디서 들었던 것 같다.[61] 섹스라는 보상도 없는 마당에 왜 나쁜 호르몬을 몸에 넣겠는가? 당신은 생각한다. 〈그래, 싱글인 시기를 디톡스, 클렌징, 건강의 시기로 삼는 거야! 호르몬에서 잠시 벗어나는 거야!〉

그만. 당장 멈추라. 생각만큼 좋은 결정이 못 된다. 당신이 잘 맞는 호르몬 피임제를 찾아서 쓰고 있었다면, 싱글이 되었다는 이유로 끊는 건 멍청한 짓이다. 호르몬 피임제 사용자는 대부분 초기에 약간의 부작용을 겪는데, 그 현상은 몇 달이 지나면 보통 사라지거나 약해진다. 몸이 새 호르몬 균형에 적응하여 안정되는 것이다. 그런데 호르몬을 끊으면 몸이 다시 새 균형점을 찾아야 하고, 그러다가 다시 복용하기 시작하면 똑같은 부작용을 또 겪어야 한다.

혈전만 해도 그렇다. 우리가 호르몬 피임제를 끊지 말라고 권하는 이유 중 제일 중요한 것이 혈전이다. 몇몇 연구에 따르면, 혈전 발생 위험은 피임약 복용 후 첫 몇 달에 가장 높다가 시간이 흐를수록 낮아진다.[62] 만약 당신이 새 남자를 만날 때마다 피임약을 먹었다 끊었다 하면, 몸이 균형을 잡을 틈이 없을 것이다. 그 결과 당신의 이상형은 배 속이 간질간질한 설렘뿐 아니라 높은 혈전 위험까지 안길 것이다.

혈전이 위험하기는 해도 드문 부작용이라면, 훨씬 더 흔한 문제도 있다. 연인이란 원래 당신이 기대하지 않았던 순간에 나타나는 법이다. 그리고 당신이 늘 마음먹는 순간에 피임약을 구할 수 있으리라는

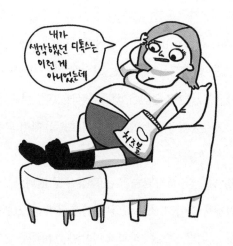

보장은 없다. 따라서 피임약을 끊었다가 미처 예상하지 못했던 다른 종류의 디톡스, 9개월의 디톡스를 겪게 되는 경우가 잦은 건 놀랄 일이 아니다. 피임약을 6개월 동안 끊은 여성 4명 중 1명은 반 년 안에 계획에 없던 임신을 하게 된다.[63] 자연스러운 결과 아닐까!

어떤 여성들은 호르몬 피임제를 장기 사용하면 나중에 임신하고 싶을 때 임신이 어려울까 봐 걱정한다. 다행히 그 생각을 지지하는 근거는 없다. 일부 호르몬 피임제는 끊은 뒤 몇 달이 지나야만 배란이 시작되는 경우도 있기는 하다. 하지만 사실 호르몬 피임제 사용자의 불임률은 오히려 낮은 편인데, 호르몬 피임제 덕분에 혹시 성 매개 감염병에는 걸려도 자궁에 염증이 발생할 확률은 낮아서 그런 듯하다.[64] 안타깝게도 세상에는 다양한 이유에서 아이를 갖고 싶은데도 그러지 못하는 여성들이(그리고 남성들이) 있다. 문제는 당신이 그중 한 명인지 알아보려면 피임을 멈추고 임신을 시도해 보는 수밖에 다른 방법은 없다는 것이다. 당신이 35세이고 임신이 잘 되지 않는다면, 15세부터 복용해 온 피임약 탓을 하기가 쉬울 것이다. 하지만 연구에 따르면, 피임약을 1년 복용했든 10년 복용했든 여성의 생식력에는 아무 영향이 없다고 한다.[65] 단 나이는 생식력과 긴밀한 관계가 있다.

호르몬 피임제를 옹호하며

최근 들어 호르몬 피임제에 이런저런 심각한 문제가 있다는 소문이 많이 나돈다. 우리도 피임법의 선택지가 좀 더 다양하지 않은 건 부끄러운 일이라는 데 전적으로 동의한다. 남자가 선택할 수 있는 피임법이 시장에 더 많이 나와야 한다고도 생각한다. 하지만 피임이 여성에게 필요악이라는 것은 부인할 수 없는 사실이다. 섹스하면 아기를 갖게 될 수 있고, 임신하는 건 바로 우리 여성이니까. 이것은 아무리 진저리 나더라도 벗어날 수 없는 현실이다. 그리고 물론 우리는 섹스하고 싶다. 비록 피임의 세계가 완벽과는 거리가 멀어도, 우리는 이 장을 마무리하면서 호르몬 피임제를 강력하게 옹호하는 연설을 하지 않을 수 없다. 호르몬 피임제의 여러 긍정적 측면이 너무 간과되고 있기 때문이다.

호르몬 피임제는 구리 IUD, 불임 수술과 더불어 임신 방지 효과가 가장 뛰어난 피임법이다. 일부 여성이 호르몬 피임제로 겪는 무해한 부작용은 대부분의 여성이 임신으로 겪는 문제에 비하면 사소해 보일 지경이다. 임신에 따르는 부작용은 다리이음뼈(골반대) 통증, 냉의 엄청난 증가, 다리 부종, 치질, 튼 살 등등 한두 가지가 아니다. 드물지만 위험한 부작용도 있다. 가령 혈전 발생 위험은 호르몬 피임제를 쓸 때보다 훨씬 높다.

한편 호르몬 피임제의 긍정적 효과는 너무 덜 알려졌다. 앞서 소개했지만, 다시 한 번 말해도 나쁘지 않을 것이다.

- 여성이 흔히 걸리는 몇몇 암을 예방하는 듯하다. 대장암, 난소암, 자궁 내막암이다.
- 생리통을 줄이고, 출혈 기간과 출혈량을 줄이고, 그럼으로써 많은 여성이 겪는 문제인 빈혈 발생 가능성도 낮춘다.
- 복합 피임제를 쓴다면 생리 시기를 통제하여 자신에게 알맞은 시점에 출혈을 하도록 할 수 있다.

- 자궁목 점액 마개를 더 두껍게 만듦으로써 세균이 침투하기 어렵게 만드는데, 그 덕분에 골반 내 감염이 예방된다. 골반 내 감염은 여성의 주요 불임 원인이다.
- 양성 유방 종괴, 즉 해롭지는 않지만 많은 젊은 여성이 불안을 느끼고 그래서 시술을 받기도 하는 유방 멍울 발생 가능성이 낮아진다.
- 흔하면서도 골치 아픈 두 가지 부인과 질환, 즉 다낭성 난소 증후군(294면을 보라)과 자궁 내막증(288면을 보라)을 치료하는 데도 효과적이다.

다음번에 또 사람들이 호르몬 피임제를 여성의 적처럼 묘사하는 말을 들으면, 이 목록을 떠올리라. 피임약은 여성이 보다 평등한 권리를 누리도록 해준 역사상 가장 결정적인 발명품 중 하나였고, 지금도 마찬가지다.

피임법 선택 가이드

어떤 피임법을 골라야 할지 잘 모르겠는가? 종류가 11가지나 있으니 어려운 것도 당연하다. 하지만 좌절할 건 없다. 우리가 여러분을 위해서 피임법 선택 가이드를 마련했다. 효과적인 피임법은 대개 처방을 받아야 하므로, 여러분은 어차피 의료인과 상의하게 될 것이다. 하지만 사전에 생각을 정리해 두어서 나쁠 건 없다. 자신에게 어떤 문제가 중요한가를 알면 잘 맞는 피임법을 고를 수 있을뿐더러 피해야 할 방법도 알 수 있다. 대부분은 아마 아래 항목들 중 딱 하나가 아니라 여러 개에 해당할 테니, 최선의 대안을 골라야 한다.

임신을 피하는 것이 가장 중요할 때

임신을 피하는 것이 최우선이라면, 가장 효과적인 피임법을 선택해야 한다. 이른바 지속성 피임제를 쓰는 게 좋다. 피임 효과가 가장 뛰어난 방법은 피임용 임플란트와 호르몬 IUD이고, 그 뒤를 구리 IUD가 바싹 따른다. 경구 피임약 같은 복합 피임제도 정확하게만 쓴다면 효과가 좋은 방법이다.

• 적합한 방법: 펄 지수가 낮은 지속성 피임제, 즉 피임용 임플란트, 호르몬 IUD, 구리 IUD.

• 부적합한 방법: 펄 지수가 높은 방법, 특히 임신 가능 기간을 계산하여 섹스를 피하는 방법들.

혈전, 뇌중풍, 심근 경색 위험이 높을 때

이런 질환에 걸릴 위험이 높다면 에스트로겐을 피해야 한다. 그래도 피임 효과가 뛰어난 방법을 쓸 수 있다. 피임용 임플란트나 호르몬 IUD처럼 프로게스틴만 함유된 피임제를 고르면 된다. 경구 피임약이 더 좋다면, 세라제트처럼 역시 에스트로겐이 함유되지 않은 피임약도 있다.

- 적합한 방법: 에스트로겐을 쓰지 않는 피임제, 가령 피임용 임플란트, 호르몬 IUD, 비에스트로겐 경구 피임약, 구리 IUD.
- 부적합한 방법: 에스트로겐이 든 피임제, 가령 복합 피임약, 피임용 패치, 피임 링.

생리의 출혈량을 줄이고 싶을 때

생리는 〈고통〉이 될 수 있다. 출혈량이 많고 생리통이 심하다면 더 그렇다. 어떤 여성은 출혈이 너무 많아서 빈혈에 걸리는가 하면 생리통 때문에 한 달에 꼬박 일주일씩 침대에만 누워 있는다. 당신이 그런 경우라면, 출혈량을 줄일 피임법이 있다는 걸 알아 두면 좋다. 모든 호르몬 피임제는 일반적으로 출혈량을 줄이는 편이다. 하지만 정확히 어떤 방법이 자신에게 맞는지 알려면 의료인과 상의하면서 이것저것 시험해 봐야 한다. 구리 IUD는 출혈량과 통증을 둘 다 증가시킬 때가 많으니 권하지 않는다.

- 적합한 방법: 호르몬 피임제, 특히 호르몬 IUD와 복합 피임제.
- 부적합한 방법: 구리 IUD.

생리 시기를 통제하고 싶을 때

〈호르몬 피임제를 쓸 때의 생리〉(211면)에서 읽은 걸 기억하겠지만, 에스트로겐이 함유된 피임제를 쓰면 생리를 통제할 수 있다. 프로게스틴만 든 피임제는 안 된다. 이미 에스트로겐 피임제를 쓰는데도 원하는 결과를 얻지 못한다면, 에스트로겐 함량이 현재보다 좀 더 높은 제품으로 바꿔 볼 수 있다. 가령 〈에이리스〉, 〈라니아〉에서 〈미니보라〉, 〈쎄스콘〉으로 바꿔 볼 수 있다. 에스트로겐을 이 정도 더 늘리는 걸로는 혈전 발생 위험이 더 높아지지 않으니 안심해도 된다.

• 적합한 방법: 복합 피임제, 가령 복합 피임약, 패치, 피임 링.

• 부적합한 방법: 프로게스틴만 든 제품.

여드름이 골치일 때

여드름이 골치라면, 에스트로겐이 도움이 될 수 있다. 의료인과 상의하여 복합 피임제를 써보면 좋다. 여드름을 발생시키는 호르몬은 프로게스틴이라고 알려져 있다. 이미 복합 피임제를 쓰고 있다면, 다른 타입의 프로게스틴이 든 제품이나 에스트로겐 함량이 좀 더 높은 제품으로 바꿀 수 있다. 어떤 형태를 쓰든 효과가 나타나려면 보통 석 달은 써봐야 한다는 점을 명심하라.

• 적합한 방법: 복합 피임제, 가령 복합 피임약, 패치, 피임 링.

• 부적합한 방법: 이미 시도해 본 것과 동일한 타입의 프로게스틴이 든 제품.

피임한다는 사실을 숨기고 싶을 때

사정상 피임 사실을 숨겨야 하는 여성들도 있다. 피임용 임플란트, 구리 IUD와 호르몬 IUD, 피임용 주사는 몸속에 삽입되는 형태라서 겉으로 보이지 않는다. 함께 사는 파트너나 가족에게 숨기고 싶다면, 생리 패턴이 달라지지 않는 방법을 원할 수도 있다. 생리에 변화가 있으면 성생활이 달라지거나 생리대와 탐폰 등을 더 많이 혹은 더 적게 쓰게 될 수도 있기 때문이다. 한 가지 대안은 복합 피임제나 구리 IUD를 쓰는 것이다. 그러면 보통 생리 주기가 규칙적으로 유지되는데, 다만 출혈 패턴은 좀 달라질 수 있다. 만에 하나 임신하더라도 큰 문제가 되는 상황이 아니라면, 임신 가능 기간을 추적하여 섹스를 조절하는 방법도 써볼 수 있다. 하지만 이런 피임법을 쓰는 여성 4명 중 1명은 1년 내에 임신한다는 사실을 명심하라.

- 적합한 방법: 피임용 임플란트나 호르몬 IUD처럼 눈에 보이지 않는 피임제, 혹은 복합 피임제처럼 규칙적인 생리 주기가 유지되는 방법.

성 매개 감염병을 예방하고 싶을 때

성 매개 감염병을 예방하는 피임법은 콘돔뿐이다. 당신과 파트너가 둘 다 성 매개 감염병 검사에서 이상이 없다고 확인받기 전에는 콘돔과 다른 피임법을 함께 쓰기를 권한다.

- 적합한 방법: 콘돔과 다른 피임법을 함께 쓰는 것.
- 부적합한 방법: 콘돔을 쓰지 않는 것.

다른 약을 복용하는 중이라서 호르몬 피임제를 써도 안전한지 걱정될 때

약들은 서로 영향을 미친다. 만약 당신이 뇌전증이나 정신 질환 약을 복용하고 있다면, 그 약이 피임제의 효과에 영향을 미칠 수 있고 거꾸로 피임제가 그 약의 효과에 영향을 미칠 수도 있다. 의사는 그런 문제를 알고 있을 테고, 맞춤형 해법을 알려 줄 수 있을 것이다.

• 적합한 방법: 의사의 도움을 받으면 다른 약을 복용하면서도 쓸 수 있는 최선의 피임법을 알 수 있을 것이다.

자궁 내막증이 있을 때

자궁 내막증이 있다면, 혹은 확실하진 않지만 생리통이 너무 심해서 자궁 내막증이 의심된다면, 호르몬 피임제를 쓰는 것이 치료의 첫 단계. 목표는 생리를 멈추는 것이기 때문에, 도중에 호르몬을 끊는 기간을 두지 않고 계속 써야 한다.

• 적합한 방법: 복합 피임제를 중단 없이 계속 쓰거나 호르몬 IUD를 삽입하는 것.

다낭성 난소 증후군이 있거나 생리가 엄청나게 불규칙할 때

호르몬 피임제를 쓰지 않는데도 1년에 생리를 4번 미만으로 한다면, 호르몬 피임제를 써서 자궁 내막을 주기적으로 몸 밖으로 내보내야 한다. 생리가 지나치게 드물면 자궁 내막이 과도하게 자랄 수 있는데, 장기적으로 몸에 좋지 않다. 이때 호르몬 피임제를 써서 파탄성 출혈을 두어 번 겪으면, 문제가 해결된다. 그 뒤에는 다시 원하는 대로 생리를 건너뛰어도 된다.

• 적합한 방법: 복합 피임제, 즉 복합 피임약, 패치, 피임 링.

지금 쓰고 있는 피임법 때문에 성욕이 준 것 같을 때

호르몬 피임제가 정말로 성욕 감소를 일으키는지는 확실히 밝혀지지 않았다. 만약 일으킨다면 정확히 어떤 메커니즘인지도 모른다. 한 가설은 호르몬 피임제가 활성 테스토스테론 농도를 낮추기 때문이라는 것이다. 피임제에 쓰이는 프로게스틴은 여러 타입이고, 각각 테스토스테론에 미치는 영향이 다르다. 야스민 같은 브랜드에 함유된 드로스피레논 프로게스틴은 테스토스테론 농도를 낮춘다. 그래서 여드름이 줄 수 있지만, 성욕도 줄지 모른다. 한편 마이크로기논 같은 브랜드나 호르몬 IUD에 함유된 레보노게스트렐 프로게스틴은 오히려 테스토스테론과 비슷한 효과를 내므로 성욕을 줄일 가능성은 없을 것이다.

- 적합한 방법: 레보노게스트렐 프로게스틴이 든 제품, 가령 마이크로기논 피임약이나 호르몬 IUD. 혹은 구리 IUD처럼 호르몬을 아예 안 쓰는 피임제.
- 덜 적합한 방법: 드로스피레논 프로게스틴이 든 제품, 가령 야스민 피임약.

임신 중단

임신을 고의로 중단시키는 행위를 말하는 임신 중단(낙태)은 강렬한 감정을 일으키는 일이다. 한편으로 이것은 여성의 권리 문제다. 여성이 자기 몸에 관한 문제를 스스로 결정할 수 있는 권리, 출산하고 싶은지 아닌지를 선택할 권리의 문제다. 하지만 이것은 새로운 생명의 시작에 관한 문제이기도 하다. 일단 잉태된 미래의 아기에게 어떤 권리가 있는가 하는 문제다. 임신 중단에 손쉬운 도덕적 해법은 없다. 임신한 여성이든, 미래의 아이의 아버지든, 낙태를 실시하는 의료인이든, 배아든, 늘 누군가는 질 수밖에 없다.

우리는 이중에서 여성의 권리가 가장 중요하다고 생각한다. 임신과 출산에 뒤따를 육체적, 정신적 부담을 지는 것은 여성이다. 양육의 책임을 지는 것도 보통은 여성이다. 아이는 남성보다 여성에게 더 큰 감정적, 경제적, 사회적 격변으로 다가온다. 게다가 애초에 변변한 자원이 없는 여성일수록 더 큰 부담을 지게 된다. 이처럼 출산은 여성에게 크나큰 부담이므로, 그 부담을 질지 말지 선택하는 사람은 당연히 여성 자신이어야 한다. 여성에게 원하지 않는 아이를 낳으라고 강요하는 것은 사회가 집단 전체의 도덕적 규범을 따르고자 구성원 일개인에게 크나큰 사적 대가를 강제하는 일이고, 다른 정책 분야에서는 결코 용인되지 않는 일이다.

전제는 이렇지만, 그래도 한계는 있어야 한다. 대부분의 사람은 임신이 어느 정도 진행된 뒤에는 임신 중단이 여성만의 선택일 수 없다는 데 동의한다. 그때부터는 배아가 더 이상 배아가 아니라 태아라고 보고, 그 태아에게 임신부의 선호와 권리를 능가하는 권리가 주어져야 한다고 본다. 한계 시점은 나라마다 다르지만, 아무튼 상한선이 정해져 있다면 그걸 어기는 경우는 드물다. 임신 중단이 합법적으로 허용되고 접근성도 좋은 나라에서는 대개의 임신 중단이 임신 초기에 실시된다. 드물지만 후기에 실시되는 경우도 있는데, 그때는 보통 태아에 심각하고 치명적인 이상이 있거나 임신부의 생명이 위태로운 경우다.

임신 중단을 규제하는 방식도 나라마다 다르다. 칠레나 몰타처럼 전면적으로 금지하는 나라가 있는가 하면 노르웨이처럼 임신 12주째까지는 여성이 임신 중단을 요구할 권리가 있는 나라도 있다. 잉글랜드, 웨일스, 스코틀랜드에서는 24주 미만까지 가능하고, 캐나다는 별도의 법은 없지만 임신 중단을 해당 여성과 의사가 알아서 결정할 의료적 문제로 여긴다. 임신 중단이 허용되더라도 실제 접근성이 나쁠 수도 있다. 너무 비싸거나 극소수의 장소에서만 가능한 탓에 많은 여성들이 현실적으로 선택할 수 없는 상황인데, 미국의 많은 주들이 그렇다.

당신이 임신 중단에 개인적으로 어떤 감정을 느끼든 그것은 당신의 자유겠지만, 누구도 반박할 수 없는 한 가지 사실은 임신 중단을 줄이고 싶다고 해서 임신 중단을 금지하거나 접근성을 떨어뜨려 봐야 소용이 없다는 것이다. 오히려 법이 엄격한 나라일수록 임신 중단이 많이 이뤄지고, 여성이 합법적 임신 중단 조치를 쉽게 선택할 수 있는 나라일수록 임신 중단율이 낮다. 원치 않는 임신을 한 여성들은 인류 역사 내내, 전 세계 모든 곳에서 처벌과 사회적 배척의 우려에도 불구하고 제 손으로 문제를 해결해 왔다. 심한 부상이나 죽음의 위험까지 감수하면서. 원치 않는 아이를 낳는 것은 너무나 견디기 힘든 일이기 때문에, 육체적 위험도 법적 처벌의 위협도 여성을 막지 못한다.

뜨개바늘, 비법을 아는 산파, 가파른 계단, 독약은 임신 중단이 불법이거나 접근성이 낮은 지역에서 아직도 일부 여성들이 최후의 수단으로 의지하는 방법이다. 매년 2천만 명의 여성이 위험한 방법으로 임신 중단을 시도한다. 전 세계의 임신 10건 중 1건에 육박하는 비율이다. 그 여성들 중 약 5만 명이 불필요한 죽음을 맞고,[66] 약 690만 명은 합병증 때문에 치료가 필요한 상태에 처한다.[67] 만약 안전한 임신 중단이 제공된다면, 그 여성들은 죽지 않았을 것이다. 요컨대, 합법적이고 안전한 임신 중단은 여성의 건강에 꼭 필요한 일이다. 임신 중단을 금한다고 해서 잠재적 태아의 생명을 살릴 수 있는 것도 아니다. 그저 절박한 여성들이 다칠 뿐이다.

우리가 위와 같이 말하기는 했지만, 그렇다고 해서 임신 중단을 손쉬운 해결책으로 여긴다는 말은 아니다. 우리는 임신 중단을 흔쾌히 바라거나 피임의 대안으로 사용하는 여성은 거의 없다고 믿는다. 임신 중단을 택하는 여성은 대부분 그저 운이 나빴을 뿐이다. 잘못된 시기에 피임 없이 섹스했거나, 피임제를 잘못 써서 피임에 실패했거나, 현대적 피임법에 접근할 기회가 없었거나, 최악의 경우에는 성폭행을 당했거나 해서. 우리의 목표가 임신 중단율을 낮추는 것이라면, 가장 효과적인 조치는 안전하고 손쉬운 피임법을 널리 보급하고 올바른 성교육을 제공하는 것이다. 하지만 안타깝게도 임신 중단을 법으로 제약하는 지역에서는 저 두 가지 대중 보건 서비스도 부실할 때가 많다. 그것은 모래에 머리를 처박고는 문제가 자기 눈에 안 보이니까 사라질 거라고 생각하는 타조 같은 짓에 불과하다.

임신 중단은 어떻게 시행될까?

당신이 사는 나라가 임신 중단을 쉽게 선택할 수 있는 나라이든 아니든, 의료 체계 내에서 임신 중단이 시행되는 방식을 알아 둬서 나쁠 건 없다. 임신 중단 과정과 적용 규칙에는 나라마다 차이가 있다. 병원에서 시행하든 전문 클리닉에서 시행하든 마찬가지다. 하지만 구체적인 방법은 같다. 만약 당신이 원치 않는 임신을 하게 된 처지라면, 그제서야 허겁지겁 현실적인 사항을 찾아보는 데 시간을 쏟지 말고 그보다 더 중요한 일에 집중하는 편이 나을 것이다.

임신이 얼마나 진행되었는지를 어떻게 알까?

여성들이 흔히 헷갈리는 문제는 자신의 임신이 정확히 몇 주나 진행되었는가 하는 점이다. 많은 나라들이 임신 중단에 시간 제한을 둔다. 노르웨이에서는 여성의 요구에 의한 임신 중단을 12주째까지 허용한다(잉글랜드, 스코틀랜드, 웨일스에서는 24주까지 허용하고, 북아일랜드 여성들은 임신 중단을 하려면 잉글랜드까지 와야 한다). 하지만 정확히 언제를 12주째로 볼까? 피임 없이 섹스한 날을 시작점으로 잡고 세야 할 것 같지만, 놀랍게도 그렇지 않다. 대신 당신이 마지막으로 했던 생리의 첫날을 시작점으로 잡고 센다. 왜 그럴까? 당신이 임신하지 않은 상태였다는 사실을 분명히 알 수 있는 마지막 시점이 그날이기 때문이다. 이 계산에 따르자면, 법은 당신이 임신을 야기한 섹스를 한 날로부터 무려 2주 전부터 〈임신한〉 상태였다고 보는 셈이다. 썩 논리적이진 않지만, 규칙이 그러니 어쩔 수 없다.

대부분의 의사들은 임신 중단을 실시하기 전에 먼저 초음파 검사를 할 것이다. 가는 당근만 한 굵기의 작은 탐침을 여성의 질에 넣어서 임신이 몇 주나 진행되었는지 살펴보는 것이다. 12주째의 배아는 크기가 최대 6.6센티미터다. 배아가 그보다 더 크다면 임신이 12주 이상 진행되었다는 뜻이다. 여성들 중에는 생리가 불규칙하거나 마지막 생리일을 기억하지 못하는 사람도 많기 때문에, 사전에 이 검사를 하는 것이 일리가 있다. 만에 하나 임신이 몇 주째인지 알기 어렵다면, 초음파 검사로 확실한 답을 얻는다.

임신 중단의 두 가지 방법

임신 중단에는 약을 쓰는 방법과 간단한 수술을 받는 방법이 있다. 전자는 약물적 임신 중단이라고 부르고, 후자는 수술적 임신 중단이라고 부른다.*

약물적 임신 중단은 여성이 보통 병원, 전문 클리닉, 의사의 진료실에서 약을 먹는 것으로 시작된다. 약에는 미페프리스톤이라는 물질이 들어 있는데, 이 물질은 여성의 몸을 속여서 더 이상 임신하지 않은 상태인 것처럼 착각하게 만든다. 그러면 수정란을 배아로, 배아를 태아로 성장시키기 위한 복잡한 과정들이 모두 중단된다. 임신 중단이 시작된 것이다. 하지만 아직 과정이 다 끝난 건 아니기 때문에, 배아는 자궁에 남아 있다. 그러나 과정이 다 끝나지 않았다고 해서 첫 약을 먹은 뒤 마음을 바꿀 수는 없다. 이미 약을 먹었다면, 배

* 한국은 여성의 생명과 건강이 위태로울 때, 성폭력이나 근친상간으로 인한 임신일 때, 부모에 우생학적 질환이나 전염성 질환이 있을 때, 24주 이내에 제한적으로 가능하다.

아는 보통 더 이상 정상적으로 자라지 않는다. 약을 먹은 뒤에는 하루나 이틀을 기다려야 한다. 그동안 약한 메스꺼움, 가벼운 출혈, 생리통이 있겠지만 정상적인 현상이다. 그 밖에는 평소처럼 생활할 수 있다.

이틀쯤 지난 뒤, 두 번째로 약을 먹어서 임신 중단을 마무리지어야 한다. 당신이 건강한 여성이고 임신이 9주 혹은 10주 미만이라면, 이 단계를 집에서 해도 된다. 그래도 친구나 파트너 같은 다른 성인을 곁에 두는 게 좋다. 지극히 드물지만 혹시라도 합병증이 있을지 모르니 만일에 대비해서다. 집에서 하기 싫거나 임신이 9주 혹은 10주 이상 진행된 상태라면, 병원이나 전문 클리닉에 외래 환자로 가서 그곳에서 이 단계를 밟아도 된다. 임신 중단이 불법으로 규정된 나라에서는 여성들이 인터넷이나 다른 경로로 미소프로스톨 알약을 구입하여 이 방식으로 임신 중단을 실시하는 사례가 많아지고 있다.

어디서 하든, 방법은 같다. 미소프로스톨 네 알을 질에 삽입하거나 혀 밑에 머금고 녹인다. 미소프로스톨은 자궁을 수축시켜서 내용물을 내보내게 만든다. 생리할 때와 비슷하지만, 이때는 생리혈과 더불어 자궁에 있던 작은 배아가 함께 나온다는 점이 다르다.

임신 중단이 시작되면, 여느 생리 때보다 더 많은 피가 나오기 시작한다. 붉고 덩어리진 피다. 제 눈으로 배아를 보기가 겁난다는 사람에게 우리가 해줄 수 있는 조언은 임신 중단을 일찍 시행할수록 뭐라도 보게 될 가능성이 적어진다는 것뿐이다. 북유럽에서는 대개의 임신 중단이 9주 이전에 시행되는데, 그 경우 배아는 길이가 약 1.5센티미터로 점액과 피에 감싸인 투명 올챙이처럼 보인다. 인터넷에는 이 시점의 배아가 작고 귀여운 아기처럼 생겼다고 주장하는 사진들이 돌아다니는데, 그것은 여성들에게 임신 중단에 대한 죄책감을 심어 주고자 고의적으로 오도하려고 조작된 사진들이다.

여성의 95~98퍼센트는 약물적 임신 중단의 두 번째 단계가 몇 시간 안에 끝난다.[68] 의사의 지시에 따라 미리 진통제를 복용해 두는 걸 잊지 말라. 통증이 있을 수도 있다. 임신 중단 후 통증이 심하거나 열이 나거나 출혈량이 너무 많다면, 병원에 전화해 보거나 응급실을 찾아가라. 사람들이 하는 말에 따르면, 오버나이트 대형 생리대를 2시간도 못 되어 흠뻑 적시는 양의 피가 나온다면 의사에게 연락하는 편이 좋다.

임신 중단 후에는 2~3주 정도 가벼운 출혈과 약간의 통증이 있다. 이때는 탐폰이 아니라 반드시 생리대를 써야 한다. 감염을 방지하기 위해서다. 그리고 출혈이 있는 동안에는 섹스를 하지 말아야 한다. 출혈이 이어진다는 것은 자궁에 더 내보내야 할 임신의 찌꺼기가 남아 있다는 뜻이고, 이때 세균이 질로 들어간다면 몸 전체로 퍼지기가 쉽다. 임신 중단 후 감염되는 사례가 흔하지는 않지만 그래도 조심해야 한다.

여러분도 아마 약물적 임신 중단을 실시한 여성이 몇 달 뒤에도 임신한 상태인 걸 발견했다더라 하는 무서운 이야기를 들은 적 있을 것이다. 하지만 의사의 지시를 잘 따르는 한 그럴 가능성은 낮다. 여성 1백 명 중 1명 꼴로 약물적 임신 중단 후에도 임신 상태가 유지되는데, 그 경우에는 마지막 약을 질에 넣은 뒤에도 출혈이 제대로 터지지 않기 때문에 금방 알 수 있다. 그때도 얼른 병원과 연락해야 한다. 약 때문에 임신은 이미 중단되었으니, 찌꺼기를 자궁에 담고 있어 봐야 좋을 게 없다. 임신 중단을 시행한 여성은 한 달 뒤 반드시 임신 테스트를 실시하여 임신이 완전히 종료된 걸 확인해야 한다. 그리고 출혈이 멎은 시점으로부터 4~5주가 흐른 뒤에는 생리가 돌아와야 하는데, 그렇지 않은 경우에도 의사를 찾아가라.

수술적 임신 중단은 약물적 임신 중단과는 다르게 진행되고, 병원이나 전문 클리닉에서만 가능하다. 수술적 임신 중단을 받겠다고 예약하면, 병원에서 아마 시술일 아침에 질에 삽입하라고 페서리를 두 개 줄 것이다. 자궁목을 확장시키는 약이다. 전신 마취를 받을 예정이라면, 시술일 전 자정부터 금식해야 한다. 음식도 음료도 섭취해서는 안 되고 담배도 피우면 안 된다는 뜻이다. 국부 마취만 하는 병원도 많다.

시술 자체는 10분쯤 걸린다. 의사는 여성의 질과 자궁목을 거쳐서 자궁에 접근한 뒤, 우선 작은 흡인기로 배아와 태반을 빨아들이고 그 다음 자궁 내막을 살살 긁어내어 모든 것이 깨끗이 제거되도록 한다. 시술 뒤에는 몇 시간쯤 병원에 머물면서 의사의 점검을 받아야 하고, 그 뒤에 집에 가도 된다. 보통 당일에 나온다.

약물적 임신 중단처럼, 이때도 시술 후 한동안 출혈과 통증이 있다. 이때도 역시 꼭 생리대를 써야 하고, 섹스하지 말아야 하고, 몸이 좀 이상하거나 출혈이 심하거나 6주 뒤에도 생리가 돌아오지 않으면 의사를 찾아가야 한다.

모든 수술이 그렇듯이, 이 수술도 마취제나 시술 자체에서 합병증이 발생할 위험이 적으나마 없지 않다. 매우 드문 경우이지만 자궁이나 방광이나 요도에 손상을 입을 수도 있는데, 많은 나라에서는 지극히 드문 이 합병증 때문에 여성들에게 약물적 임신 중단을 권유하곤 한다. 물론 수술은 가급적 피하는 편이 낫겠지만, 의료인이 수행하는 수술적 임신 중단은 대체로 아주 안전하다. 여성들 중에서는 약물적 임신 중단이 시간이 더 걸리기 때문에 수술적 임신 중단을 선택하는 경우도 많다.

혹시 수술적 임신 중단을 겪으면 나중에 임신하기가 어려워진다는 소문을 들어 본 적 있는가? 이런 인상은 아셔만 증후군이라는 드문 문제 때문에 생긴 듯한데, 의사가 자궁 조직을 많이 긁어내야 하는 상황이라서 자칫 자궁 내막의 심층부를 손상시킨다면 실제로 이 증후군이 생길 수도 있다. 그러면 자궁 내막이 섬유화되고 유착이 일어나므로 자칫 임신이 어려울 수도 있다. 하지만 요즘의 부인과 전문의들은 이런 위험이 있다는 사실을 잘 알고 있고 최대한 안전하게 시술하려고 애쓰므로, 다른 문제가 없는 간단한 시술 때문에 나중에 임신이 어려워질 위험은 없다고 봐도 좋다. 하지만 시술을 자주 받으면 위험이 커진다.[69] 이것도 임신 중단을 절대 피임 대신 써서는 안 되는 이유 중 하나다.

계획하지 않았던 임신이 뜻밖의 기쁨일 수도 있다

계획하지 않았던 임신을 확인하는 것은 충격적인 경험이다. 어떤 사람에게는 이것이 뜻밖의 기쁨일 수도 있지만, 그렇더라도 역시 당황스럽기는 마찬가지일 것이다. 임신은 우리가 미처 대비하지 못한 여러 감정을 일으킬 수 있다. 그런 때는 함께 이야기를 나눌 사람이 있으면 좋다. 모든 의료계 종사자에게는 환자의 정보를 비밀로 지킬 의

무가 있으므로, 당신이 어떻게 하기로 선택하든 — 임신 중단을 받기로 하든, 아이를 낳아 기르기로 하든, 아이를 낳은 뒤 입양을 보내기로 하든 — 안심하고 그들에게 도움을 구해도 된다. 파트너, 친구, 가족에게 말하고 조언과 보살핌을 구하는 것도 좋다. 이 또한 당신이 어떻게 선택하든 마찬가지다.

5
생식기에 생기는 문제

생식기도 몸의 다른 부위와 다를 바 없다. 모든 것이 제대로 돌아갈 때, 우리는 별로 신경 쓰지 않는다. 하지만 뭔가 잘못되면, 그때는 온 신경이 거기에만 쏠린다. 심한 생리통이나 곰팡이균 감염으로 고생해 본 여성이라면 무슨 말인지 알 것이다. 그때 우리는 여성으로 태어난 걸 한탄할지도 모른다. 다달이 겪는 생리통과 이따금 고환을 걸어 차이는 걸 바꿀 수만 있다면, 무엇이 아깝겠는가?

이 장에서는 여성 생식기에서 벌어질 수 있는 갖가지 문제를 다루겠다. 단언하건대, 대부분의 여성이 살다 보면 이 문제 중 일부를 틀림없이 겪을 것이다. 다행히 부인과 질환 중에서 생명을 위협하는 건 많지 않지만, 그래도 이런 문제가 삶의 질을 심각하게 떨어뜨리는 건 사실이다. 의학은 여성 건강의 많은 분야에서 아직 한참 부족하다. 어서 상황이 바뀌어서 앞으로는 여성 질환 연구가 우선순위 높은 분야가 되기를 바랄 뿐이다.

이 장을 쓸 때 우리는 혹시 독자에게 불필요한 불안을 일으키는 건 아닌가 하는 걱정을 진지하게 해보았다. 드물고 위험한 질병, 게다가 종종 증상이 모호한 질병을 소개함으로써 독자들에게 쓸데없는 걱정만 안기면 어쩌지? 우리는 그러지 않기를 바라고, 그러지 않으리라고 믿는다. 우리 몸은 늘 건강이나 질병의 신호를 나지막이 내보내고 있다는 걸 명심하자. 그 신호는 우리가 기계가 아니라 살아 있는 생명체라는 사실을 일깨우는 증거다. 하지만 그 신호에 유달리 예민한 사람은 자칫 건강 염려증에 걸릴 수 있다. 건강 염려증의 최선의 치료법은 뭘까? 지식이다. 많이 알수록 불안을 줄일 수 있기 때문이다. 그러나 막연하고 흔한 증상을 괜히 검색했다가 쓸데없이 겁만 먹는 건 두려움을 악화시키는 일이다. 그러면 어째야 좋을까? 모든 사람이 이따금 겪기 마련인 정상적인 현상과 어쩌면 심각한 상태의 신호일지도 모르는 현상을 구별할 줄 알아야 한다.

우리는 성 건강에 관한 글을 쓰면서 여성이 흔히 겪는 질병이나 증상에 대한 정보가 놀랍도록 부족하다는 사실을 종종 깨달았다. 많은 여성이 이름조차 못 들어 본 병으로 고생한다. 그런 여성들은 외롭다고 느끼며, 도움을 받으려면 어디로 가야 하는지도 모른다. 우리 저자들도 의학을 공부하기 전에는 자궁 내막증이라는 병을 들어 보지도 못했다. 하지만 자궁 내막증은 여성 10명 중 1명이 겪는 병이고, 많은 여성이 그로 인한 통증에 적응하려고 애쓰며 살아간다. 그래서는 안 된다. 상상해 보라. 만약 남성 10명 중 1명이 매달 일주일씩 고환에 극심한 통증을 느끼고 그 때문에 월차를 내야 할 정도라면, 그 문제는 분명 전국적인 화제가 될 뿐 아니라 모든 교과 과정에도 실릴 것이다.

이제 우리도 여성이라서 겪는 문제를 드러내 놓고 말해야 한다. 그래야만 도움이 필요한 여성들이 도움을 얻을 수 있다. 게다가 어쩌면 그 덕분에 여성 질환 연구에 더 많은 자원이 투입될 수도 있고, 그래서 미래에는 더 나은 치료법이 나타날 수도 있다. 희망은 품어 볼 수 있는 것 아닌가.

그러면 가장 흔한 문제부터 살펴보자. 생리 불순이다.

생리 불순—생리가 엉망이 될 때

대부분의 여성에게 생리는 삶의 중요한 요소다. 사춘기부터 (약간의 차이는 있지만) 45~55세에 오는 폐경기까지, 우리는 다달이 순환하는 생리 주기를 겪는다. 생리는 삶의 붙박이 요소이고, 우리는 그 사실에 익숙해진다. 그러니 만약 생리에 무슨 이상이 생겨서 정상적인 생리와는 다른 상황이 되었을 때 걱정과 혼란을 느끼는 건 당연하다. 도와주세요, 뭐가 문제죠? 당신은 고민한다. 하지만 당신만 그러는 것도 아니다. 자궁에서 나오는 피와 점액의 상태가 좀 달라졌다고 해서 이렇게까지 경각심을 느끼는 게 이상하기도 하지만, 아무튼 그럴 때는 자신의 여성성에 문제가 생겼다고 여기기 쉽다. 별의별 생각이 다 든다. 나한테 문제가 있나? 10년 뒤에 아이를 갖는 내 계획은 이루어질 수 없는 걸까? 암일까? 병일까? 어쩌지? 도와주세요!

생리 불순에도 다양한 형태가 있다. 생리통이 문제일 수도 있고, 불규칙한 게 문제일 수도 있고, 출혈량이 문제일 수도 있고, 아예 뚝 끊기는 게 문제일 수도 있다. 가장 흔한 경우부터 살펴보자.

생리가 멎을 때

가장 흔하면서도 가장 겁나는 상황은 생리가 자취 없이 사라지는 것이다. 혹은 겨우 자취만 남기는 것이다. 예전에 겪던 출혈은 온데간데없이 사라지지만 점상 출혈이라고 하는 가벼운 출혈만 간간이 비칠 때도 있다.

이전에 생리가 규칙적이었던 여성이 6개월 이상 생리가 멎을 때, 혹은 이전에 불규칙했던 여성이 9개월 이상 멎을 때 우리는 그것을 무월경증이라고 부른다.[1] 규칙적인 생리란 생리 주기가 거의 매번 같고 생리가 예정일에 딱딱 찾아와서 달력을 보고 다음 생리일을 예측할 수 있는 경우를 뜻한다. 무월경을 뜻하는 단어 〈amenorrhoea〉는 그리스어로 〈매달의 흐름이 없음〉을 뜻하는 말에서 왔는데, 무월경이 정확히 그런 의미다.

생리가 멎는 것은 흔한 현상이다. 16~24세 여성 중 8퍼센트가 매년 이 일을 경험한다. 이유는 제각각이다.[2] 생리가 멎었을 때 맨 먼저 떠올려야 할 가능성은 임신이다. 생리가 한 사흘만 늦어도, 당신은 속으로 생각한다. 하지만 콘돔을 썼잖아? 당신은 아직 아이를 가질 준비가 되지 않았고, 그래서 슬슬 공포를 느낀다.

적당한 시점에 임신 테스트를 해보면 임신 때문인지 아닌지는 쉽게 알 수 있다. 조금이라도 가능성이 있다면 테스트해 봐야 한다. 혹 피임 실패를 겪었는가? 피임약을 몇 알 빠뜨렸는가? 질외 사정이나 임신 가능 기간 계산법을 썼는가? 그렇다면 꼭 임신 테스트기를 사보라. 단 문제의 섹스로부터 3주가 지난 뒤 테스트해 봐야 확실한 결과를 알 수 있다. 만약 당신이 섹스를 아예 안 했거나 잘못될 리 없는 피임법을 썼다면 — 피임용 임플란트나 호르몬 IUD를 착용하고 있다면 — 다른 문제가 있는 것이다. 그래도 혹 의심스럽다면 임신 테스트를 해보기 바란다. 하지만 생리가 증발하는 데는 임신 외의 다른 이유도 있다.

드물지만 웃긴 이유로 여행이 있다. 왜 그런지는 연구자들도 모른다. 아무튼 장시간 비행, 특히 시간대를 여러 번 넘어서 여행하면 생리 주기가 헝클어져서 엉뚱한 시기에 출혈이 날 수 있다. 생리 주기도 시차 적응을 힘들어하는 것 같다. 하지만 이보다 훨씬 더 흔한 두 가지 이유는 체중 변화와 과도한 운동이다. 체중이 정확히 얼마나 변해야 하는지, 운동을 정확히 얼마나 해야 하는지는 짚어 말할 수 없다. 프로 운동선수들은 자연히 종종 무월경을 겪지만, 프로 수준으로 운동해야만 생리가 사라진다는 말은 아니다. 그리고 식욕 부진증을 엄격히 진단하는 기준 중 하나가 생리 중단이기는 하지만, 체중 변화로 생리가 멎었다고 해서 꼭 식욕 부진증에 걸린 것은 아니다.

질병도 흔한 이유이고, 정신적 스트레스도 그렇다. 전반적인 건강 상태가 생리에 영향을 미친다. 어쩌면 당신은 학업 스트레스가 너무 심해서 생리가 멎었을 수도 있고, 전쟁이나 사고나 가족의 죽음 같은 중대한 심리적 트라우마를 겪어서 그럴 수도 있다.

간단히 말해, 생리는 당신에게 여분의 에너지가 있다는 신호다. 우리가 임신하려면, 임신을 버텨 낼 만큼 몸이 튼튼해야 한다. 임신은 큰 부담이기 때문이다. 그런데 어떤 이유에서든 당신에게 아기를 품는 데 필요한 여분의 에너지가 없다면, 몸이 아직 감당할 수 없는 임신으로부터 자신을 보호하기 위해서 알아서 생리를 멈춘다. 몸에서는 모든 것이 하나로 연결되어 있다. 육체, 정신, 생리도 예외가 아니다. 생리가 멎었는데 아무래도 이유를 모르겠다면, 의사를 찾아가는 것이 현명한 선택이다.

생리 중단을 일으키는 질병 중에는 다낭성 난소 증후군(294면을 보라), 대사 장애 등이 있다. 피임제가 생리에 영향을 미친다는 사실도 기억해 두자(211면을 보라). 호르몬 IUD, 피임용 주사, 비에스트로겐 피임약, 피임용 임플란트 같은 프로게스틴 피임제를 쓰기 시작하면 얼마쯤 지난 뒤 생리가 멎는 경우가 많다. 이것은 지극히 정상이고, 뭔가 잘못되었다는 신호가 아니다. 앞에서 말했듯이, 피임제를 쓸 때 겪는 출혈은 통상적인 생리가 아니라 소퇴성 출혈이다. 보통의 생리와는 달리, 이 출혈은 당신에게 비축된 에너지가 있다는 신호가 아니다. 그러니 호르몬 피임제 때문에 생리가 멎었다면 그것은 무월경증에 해당하지 않는다.

마지막으로, 초경 후 첫 두어 해는 생리가 불규칙할 수 있다. 한동안 아예 뚝 멎을 수도 있다. 둘 다 지극히 정상적이다. 그저 당신의 호르몬들이 새로운 균형에 적응하여 배란이 다달이 꼬박꼬박 벌어지기까지 시간이 좀 필요한 것뿐이다. 결국에는 몸이 알아서 해결한다.

아파요!

전체 여성의 절반 이상은 심한 생리통(혹은 생리 곤란증)을 겪는다. 생리 중에 아랫배가 쑤시듯 불쾌하게 아픈 현상이다. 어떤 여성들은 등허리, 허벅지, 질까지 아프다. 통증에 다른 특별한 원인이 있는 게 아님이 분명하다면 — 이를테면 생리통을 더 악화하는 질병이 있는 게 아니라면 — 그것을 원발성(일차적) 생리통이라고 부르고, 다른 원인이 있는 경우라면 이차적 생리통이라고 부른다. 생리통을 뜻하는 단어 〈dysmenorrhoea〉는 그리스어로 〈매달의 고통스러운 흐름〉을 뜻하는 말에서 왔다. 통증은 생리 시작 후 첫 며칠간 제일 심하고, 종종 메스꺼움이나 구역질, 설사 같은 다른 문제를 동반한다. 많이 잡아서 여성 6명 중 1명은 매달 직장이나 학교를 이틀쯤 쉬어야 할 만큼 생리통이 심하다.[3]

생리통은 자궁 수축 때문에 생기는 통증이다. 근육 다발로 된 작은 기관인 자궁은 매번 생리 주기가 끝나 갈 때마다 스스로를 세게 쥐어짜서 내막을 떨어낸다. 그렇게 해서 떨려 나온 내막이 생리혈이다. 자궁은 힘이 세다. 어쩌면 좀 너무 센지도 모르겠다. 스스로를 어찌나 꽉 쥐어짜는지, 숨 쉴 틈도 못 내서 아플 지경이니까! 자궁이 실제로 숨을 쉰다는 뜻은 물론 아니다. 그건 폐만이 하는 일이다. 그러나 몸의 모든 세포에는 산소가 필요하다. 산소가 없으면, 세포는 숨이 막혀서 죽는다. 세포들에게 산소를 배달해 주는 것은 혈액이다. 그런데 자궁은 제 근육을 너무 꽉 쥐어짜는 바람에 잠시 혈액 공급마저 차단하게 되고, 그 탓에 통증이 발생한다. 자궁이 쓸모없는 내막을 떨어내려는 마음이 그만큼 간절한 것이다. 요컨대, 생리통의 원인은 자궁 조직의 산소 부족이다.

그런데 잠깐, 이 설명은 어쩐지 낯익지 않은가? 당신이 의료 종사자라면, 혹은 협심증(가슴 조임증)을 앓는 조부모가 있다면 이 설명이 틀림없이 익숙할 것이다. 그렇다. 심장 혈관이 막힌 사람들이 겪는 통증이 바로 산소 부족으로 인한 통증이다. 그런 사람들은 육체

활동을 하다가 가슴 통증을 느낄 수 있다. 가령 협심증이 있는 할아버지가 계단을 오른다고 하자. 그럴 때는 심장에 산소가 좀 더 필요하지만, 할아버지의 혈관은 너무 좁아서 피를 재빨리 보내 주지 못한다. 그래서 심장이 〈저산소성 통증〉을 겪는다. 우리의 자궁이 용쓸 때도 마찬가지 일이 벌어진다.

심근 경색을 겪을 때도 가슴 통증이 난다. 이때는 산소가 정말로 너무 부족하기 때문에 심장 조직의 일부가 숨 막혀 죽어 간다. 슬슬 겁나는가? 하지만 안심해도 좋다. 생리통은 심근 경색과는 달라서 전혀 위험하지 않다! 두 경우 모두 산소 부족이 통증의 원인이라니 신기하지만, 그래도 생리통 때문에 자궁 조직의 일부가 죽는 일은 없다. 두 현상은 꼭 같지는 않고 그냥 비슷한 셈이다.

그러면, 왜 어떤 여성은 생리통이 그렇게 심한데 또 어떤 여성은 아무렇지도 않다는 듯 수월하게 넘기는 걸까?

연구자들은 그 답이 효소의 활성 수준에 있다고 본다. 효소란 몸속의 화학 과정이 제대로 진행되도록 돕는 작은 단백질이다. 그중 한 종류인 COX 효소cyclooxygenase는 프로스타글란딘이라는 물질과 관련된다. 프로스타글란딘은 여러 기능이 있지만 임신부에게 분만 촉진제로 처방되는 물질이기도 하다. 프로스타글란딘은 자궁 수축을 일으키고, 그 결과 자궁의 산소 부족을 일으킨다.

어떤 전문가들은 생리통이 유난히 심한 여성은 COX 효소의 활성이 유난히 강한 것이라고 본다.[4] 그래서 남들보다 프로스타글란딘이 더 많이 생성된다는 것이다. 그러면 자궁이 수축하는 짬짬이 이완해야 할 시점에 오히려 더 강하게 수축하기만 한다. 프로스타글란딘은 또 생식기 부위의 신경을 통증에 과민하게 만든다.

혹 당신이 남들보다 통증에 예민해서 생리통으로 엄살을 떠는가 싶다면, 또는 생리통이 얼마나 심한지 설명해도 남들이 좀처럼 믿어 주지 않는다면, 우리가 생리통과 분만의 통증을 비교해 봐줄 테니 이 말을 전하면 남들도 아마 입을 닫을 것이다. 생리 곤란증이 있는 여성은 자궁이 수축할 때의 압력이 150~180밀리미터 에이치지나 된다고 한다.[5] 이것만으로는 가늠하기 어려울 테니, 분만과 비교해 보자. 분만 중 여성이 힘을 줄 때의 압력은 약 120밀리미터 에이치지다. 또 분만 중 여성은 자궁 수축을 10분에 서너 번씩 겪는데, 생리 곤란증 여성은 생리 중 그런 수축을 10분에 네다섯 번씩 겪는다. 달리 말해, 극심한 생리통은 분만 통증과 엇비슷한 데다가 발생 간격은 더 짧다. 그러니 아플 만도 하다. 다행히 이 끔찍한 통증은 세월이 흐르면 보통 줄어든다.

생리통에 진통제를 쓸 수 있지만, 제대로 써야 효과가 있다. 이부프로펜은 COX 효소를 억제하여 프로스타글란딘이 덜 생성되도록 만든다. 그래서 이부프로펜을 비롯하여 NSAID(비스테로이드 항염증제 non-steroidal anti-inflammatory drug)라고 불리는 비슷한 약물들이 생리통에 제일 효과적이다. 생리통이 심한 여성은 생리 시작 하루 전에 이부프로펜을 먹어야 한다. 최소한 낌새가 들기 시작하자마자 먹어야 한다. 그 뒤에는 생리 첫 며칠 동안 6~8시간마다 한 알씩 먹으면 된다. 이러지 않고 정말로 아플 때까지 기다렸다가 진통제를 먹는 여성들이 많은데, 그러면 프로스타글란딘이 벌써 생성되었기 때문에 진통제 효과가 훨씬 덜하다.[6] 대부분의 호르몬 피임제도 생리통을 줄이는 효과가 있다. 피임제는 지속적으로 쓰게 되므로 장기적 해법이기도 하다.

마지막으로, 어떤 여성들은 이와는 다른 종류의 생리통을 겪는다는 걸 짚고 넘어가자. 바탕에 다른 원인이 깔려 있는 경우다. 나이가 들수록 생리통의 패턴이 변하거나, 갑자기 심해지거나, 슬금슬금 심해진다면 이런 경우일 가능성이 높다. 예전엔 안 이랬는데, 하는 생각이 드는 경우다. 이때는 자궁에 근종이 있을 수도 있고(299면을 보라), 자궁 내막 세포가 자궁 밖에서 자라는 자궁 내막증일 수도 있다(288면을 보라). 또 구리 IUD 때문에 출혈이 늘었을 수도 있는데 (216면을 보라), 이 경우에는 피임법을 바꿔 보는 게 좋다.

한편 느닷없이 극심한 통증이 엄습한다면, 더 심각한 급성 문제가 있을지도 모른다. 가령 자궁 밖에서 임신이 진행되고 있는 경우다. 수정란이 자궁까지 제대로 다 내려오지 못하여 배아가 자궁관처럼 협소한 곳에서 자라는 상황으로, 이 현상을 자궁 외 임신이라고 부른다. 자궁 외 임신은 심한 생리통, 특히 배 한쪽에만 치우친 통증으로 나타나곤 한다. 자칫 생명을 위협하는 문제일 수 있으므로, 당장 가까운 응급실로 가야 한다.

불규칙한 생리

생리를 처음 시작했을 때나 폐경기가 다가올 때, 호르몬 피임제를 쓸 때는 생리가 좀 불규칙해도 정상이다. 초경 이후에는 주기가 안정되기까지 시간이 좀 걸리고, 호르몬 피임제를 쓸 때는 주기가 예전과는 달라지기 때문에 더 이상 보통의 생리를 하지 않는다. 하지만 이런 예외의 상황을 제외하고는 대개 주기가 안정되어야 한다. 대충 25~35일로 주기가 고정되어야 한다.

그러나 생리를 시작한 지 몇 년이 넘었는데도 2014년 영화 「나를 찾아줘Gone Girl」의 줄거리처럼 한 치 앞도 내다볼 수 없을 만큼 출혈이 여전히 불규칙하다면(혹은 갑자기 그렇게 바뀌었다면), 주의를 기울여야 한다. 불규칙한 생리도 여러 형태일 수 있다. 생리 시기가 아닐 때 피가 살짝 비칠 수도 있고, 예상하지 못했던 시점에 터질 수도 있고, 섹스 후나 도중에 피가 날 수도 있다.

앞에서 스트레스, 체중 변화, 과도한 운동은 생리를 중단시킬 수 있다고 말했는데, 같은 이유로 생리가 늦어지거나 예상하지 못한 시점에 터질 수 있다. 그런 요인이 모두 체내 호르몬에 영향을 미치기 때문이다. 다낭성 난소 증후군, 대사 장애 같은 질병도 또 다른 원인이다.

자궁 경부암이나 성 매개 감염병 때문에 자궁목 조직이 연약해져서 피가 좀 날 수도 있다. 그런 경우에는 보통 성교 도중이나 직후에 피가 살짝 난다. 따라서 성교와 관련한 출혈을 경험하면 반드시 의사의 진료를 받아야 한다.

복합 피임제(복합 피임약, 피임용 패치, 피임 링)를 쓰는데 생리가 불규칙해서 고민이라면, 의사나 간호사와 의논하여 에스트로겐이 더 많이 든 피임제로 바꾸면 나아질 수도 있다. 피임약의 에스트로겐 함량은 제품마다 다른데, 크게 두 종류로 나뉜다. 〈에이리스〉나 〈머시론〉처럼 함량이 낮은 브랜드도 있고, 〈미니보라〉나 〈마이보라〉처럼 그보다 높은 브랜드도 있다. 에스트로겐 함량 외에 다른 점은 다 같다. 에스트로겐 함량이 좀 더 높은 브랜드로 바꾸면 불규칙했던 생리가 안정되는 경우가 많다.

피가 너무 많이 나!

슈퍼마켓에서 파는 탐폰의 크기가 다양한 데서 알 수 있듯이, 당신의 친구들은 당신만큼 피를 많이 혹은 적게 흘리지 않을 수도 있다. 어떤 여성은 제일 작은 탐폰조차 너무 크다고 여긴다. 생리혈이 정말로 적은 여성은 팬티에 휴지 한 장을 까는 것으로 해결되는 경우도 있다. 한편 어떤 여성은 흡수성이 높은 슈퍼 플러스 탐폰을 몇 시간마다 갈아 주어야 하고, 그러고도 피가 샐까 봐 두려워서 흡수성이 더 높은 제품이 나오기를 간절히 바란다. 슈퍼 플러스를 넘어 플러스, 플러스, 플러스, 플러스, 플러스까지 있기를 바란다. 출혈이 얼마나 많으면 그럴까.

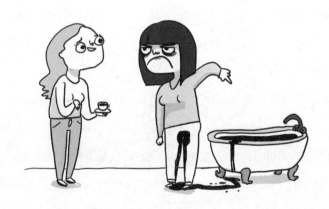

한 번의 생리 기간에 나오는 생리혈의 양은 사람마다 차이가 크지만, 평균적으로는 25~30밀리리터다. 싱글 에스프레소 한 잔 정도라고 보면 된다. 더블 에스프레소 한 잔 정도까지도 정상이다.[7] 혹시 당신은 지금 콧방귀를 뀌면서 비웃고 있는가? 싱글 에스프레소 한 잔? 생리 기간 전체의 양이 그렇다고? 하하, 장난해? 최소한 하루에 더블 에스프레소 한 잔은 되어야지!

어떤 여성의 생리는 에스프레소가 아니라 바토리 백작 부인의 욕조를 닮았다. 젊음을 지키기 위해서 처녀들의 피로 목욕했다는 트란실바니아의 바토리 백작 부인 말이다. 하지만 사실 생리 한 번에 욕조 하나를 채울 만큼 피를 많이 흘리는 사람은 없다. 물론 피가 멈출 줄 모르고 흘러서 탐폰과 팬티와 바지를 적신 뒤 시어머니의 흰 소파에까지 묻으면 그만큼 흘리는 것처럼 느껴지기 쉽지만, 실제로는 약 2백 리터 부피의 욕조 하나를 채우려면 여성 6명이 평생 흘리는 생리혈을 담아야 한다. 그래도 많은 여성이 지나친 출혈 때문에 고생하는 건 사실이다. 그런 여성들은 빈혈을 겪고, 그 때문에 철분 보충제를 복용해야 한다. 게다가 행동이 굼떠지고, 안색이 창백해지고, 두통을 자주 겪고, 평소 좋아하던 일에도 손가락 하나 까딱하고 싶지 않아진다. 그런 생리는 정말로 삶의 생기를 앗아 간다.

생리혈이 얼마나 나와야 유난히 많은 수준일까? 생리가 한 번에 8일 이상 이어지거나 출혈량이 80밀리미터, 즉 싱글 에스프레소 두 잔 반을 넘을 때 그렇다고 본다.[8] 욕조만큼은 아니지만 무시할 수 없는 양이다.

초경을 시작한 지 얼마 안 되는 여자아이들은 보통 출혈량이 많다.

시간이 흐르면 나아지므로, 걱정할 경우는 드물다. 하지만 유난히 출혈량이 많은 경우에는 혹시 다른 원인이 있을지도 모르니 진료를 받아 보는 것도 좋다. 가령 모종의 혈액 장애 때문에 출혈이 더 많거나 쉽게 멎지 않을 수도 있는데, 단 이런 경우는 극도로 드물다.

구리 IUD는 심한 출혈을 일으키는 흔한 범인이다. 이 피임제가 몸에 잘 맞는 여성도 많지만, 일부에서는 생리량과 생리통이 심해진다. 원래 출혈이 많았던 여성일수록 더 그렇다. 한편 복합 피임제는 생리를 더 잘 통제하므로 거꾸로 심한 출혈을 치료하는 데 쓰인다. 호르몬 IUD 같은 프로게스틴 피임제는 보통 생리를 아예 멎게 하거나 출혈을 크게 줄이기 때문에 역시 도움이 된다.

생리를 시작한 지 꽤 되었는데도 이상하게 출혈량이 점점 더 느는 여성이라면 원인 질병이 있을지도 모른다. 가령 호르몬 기능을 망쳐 놓는 다낭성 난소 증후군일 수도 있다(294면을 보라). 자궁벽에 생기는 근종 때문에 출혈이 많아질 수도 있다(299면을 보라). 이 질병들은 뒤에서 더 설명하겠다.

자궁 내막증—여행을 떠난 생리혈

여성이라면 누구나 생리통을 당연시하지만, 그중에서도 일부는 너무 심해서 일상을 중단해야 할 정도다. 한 달에 며칠씩 다른 일은 아무것도 못 하고 그저 뜨거운 물주머니를 배에 얹은 채 소파에 웅크리고 앉아서 진통제를 사탕이라도 되는 양 수시로 삼킨다. 이건 정상이 아니다. 당신이 이런 경우라면, 여성 10명 중 1명꼴로 겪는다고 알려진 자궁 내막증인지도 모른다. 아랫배와 생식기 부위에 생리통이 심한 여성 중 3분의 1은 자궁 내막증이라고 알려져 있다.[*] 단 외음부의 통증은 여기에 해당되지 않는데, 그 통증에 관해서는 뒤에서 설명하겠다.

이름에서 추측할 수 있듯이, 자궁 내막증은 자궁의 내벽을 이루는 점막에 관한 질환이다. 이 점막은 자궁이 수정란을 받을 준비를 할 때마다 두꺼워졌다가 결국 임신이 이뤄지지 않으면 생리혈이 되어 자궁 밖으로 나간다. 여기까지는 여러분도 아는 내용이다. 그런데 자궁 내막증은 무엇이 문제인가 하면, 그 자궁 내막 세포들이 자궁강 바깥에서도 발견된다는 점이다. 자궁 내막 세포들이 자궁의 근육층 속으로 파고들 때도 있는데, 그 경우는 자궁 샘근육증(자궁 선근증)이라고 부른다.

자궁 내막 세포들이 어쩌다 자궁 밖으로 나가는가 하는 이유는 아직 분명히 밝혀지지 않았다. 지배적인 한 가설은 생리혈이 거꾸로 흘러서, 즉 자궁목 쪽이 아니라 자궁관 쪽으로 역류해서 배안으로 나간다는 것이다. 누구나 생리 중에 역류 현상이 조금쯤은 발생하지만, 일부 여성들은 이렇게 역류한 생리혈을 몸이 제대로 청소해 내지 못하는 것 같다. 그러면 자궁 내막 세포들은 원래 자신이 있어야 할 장소를 잊고 대신 난소, 골반, 장 혹은 배안의 다른 장소에 정착한다. 이런 세포들은 대개 골반 안 기관들과 가까운 곳에서 발견되지만, 극히 드문 경우에는 훨씬 더 위에서, 이를테면 폐를 둘러싼 흉막에서 발견

* 자궁 내막증을 겪는 여성의 수가 정확히 얼마나 되는지는 알 수 없다. 증상이 없는 여성이 많은 데다가, 확실한 진단은 수술 중에만 이뤄지기 때문이다 — 원주.

되기도 한다. 그래서 일부 연구자들은 자궁 내막증에 역류성 생리 외에 다른 메커니즘이 더 있을지도 모른다고 여긴다. 혹 줄기세포(어떤 세포로도 분화할 수 있는 세포)가 잘못된 장소에서 자궁 내막 세포로 분화하는 것일까? 아니면 자궁 내막 세포들이 혈류를 타고 몸의 다른 장소로 이동하는 것일까? 어쩌면 몇 년 내에 확실한 답을 알 수 있을지도 모른다.

아무튼 엉뚱한 장소에 정착한 자궁 내막 세포들은, 흡사 스페인 코스타 델 솔 해변에 정착한 영국인 은퇴자들처럼, 새 거주지를 찾았음에도 자신이 원래 어디 출신이고 어떤 목적의 세포인지를 잊지 않는다. 그래서 여전히 자궁 속에 있는 것처럼 행동한다. 여느 자궁 내막 세포들처럼 생리 주기에 따라 변화하는 호르몬에 착실히 반응하는 것이다. 그래서 자궁 내막증이 있는 여성은 매달 자궁 밖에서도 작은 생리를 겪게 된다.

엉뚱한 장소에서 생리가 벌어지는 건 흔한 일이 아니다. 자궁 내막 세포들이 원래 조용하고 질서 있던 딴 동네에 가서 정착하면, 몸의 면역 반응은 그들을 가만히 놔두지 않고 싸움을 건다. 몸은 정확히 어디서 무슨 일이 벌어져야 한다는 엄격한 규칙에 따라 굴러가기 때문에, 만약 자궁 내막 세포들이 엉뚱한 곳에서 피를 흘리기 시작하면 즉각 반란이 일어난다. 느닷없이 생리혈을 뒤집어쓰게 된 이웃 세포들은 영문을 알 수 없고, 그래서 경찰을 부른다. 그러면 우리 몸의 경찰인 면역 세포들이 득달같이 달려와서 사태를 수습한다. 그 결과 자궁 내막 세포 집락을 둘러싼 조직에 염증이 발생하고, 염증은 아프다.

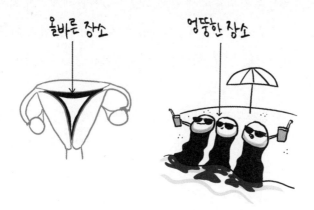

올바른 장소　　　엉뚱한 장소

　대부분의 자궁 내막증 환자들은 이 통증을 심하지만 정상적인 생리통과 잘 구분하지 못한다. 자궁 내막 세포 집락이 대개 자궁 가까운 곳에 자리 잡기 때문이다. 하지만 일부 여성은 영 엉뚱한 곳에서 통증을 느낄 수도 있다. 집락이 요도 근처에 자리 잡았다면 오줌 눌 때 아플 수 있고, 장 근처에 자리 잡았다면 대변 볼 때 아플 수 있다.

　부위를 불문하고 모든 통증에 공통되는 점은 고정된 패턴을 따라 주기적으로 반복된다는 것이다. 통증은 보통 생리 하루 이틀 전에 시작되어 생리가 끝난 뒤에도 며칠 더 이어진다. 자궁 내막증 통증을 평범한 생리통과 구별하는 한 방법은 통증이 점차 심해진 경우인지, 즉 나이 들수록 생리통이 점점 심해진 것처럼 느끼는 경우인지 생각해 보는 것이다. 드물게 10대부터 자궁 내막증 통증이 발생하는 사람도 있지만 흔치 않고, 보통 20대를 넘어서야 진단받는다.

　시간이 많이 흐르면, 자궁 내막 세포 집락 주변에 매달 발생하는 염증 때문에 조직이 섬유화와 유착을 겪을 수 있다. 이를테면 난소가 근처에 있는 자궁과 유착될 수도 있다. 이런 몸속 흉터는 만성적 혹은 장기적 통증 같은 또 다른 문제를 일으킨다. 골반 부위가 지속적으로 뻐근하게 아픈 것은 자궁 내막증의 흔한 문제다. 성교 중 몸속 깊은 곳이 욱신욱신 아픈 여성도 많은데, 이때 통증은 질이나 외음부가 아니라 아랫배에서 느껴진다.

자궁 내막증이 있는 여성의 또 다른 문제는 난임이다. 자궁 내막증은 전체 비자발적 불임 사례 중 약 4분의 1을 일으킨다.[10] 왜 임신이 어려운지는 정확히 모른다. 섬유화와 유착이 자궁관이나 난소에 손상을 입혀서일 수도 있지만, 그 밖에 다른 메커니즘도 있는 듯하다. 면역 반응과 호르몬도 관여하는 듯하다. 만약 자궁 내막증이 있는데 임신하려고 애쓴다면, 인공 수정이 도움이 될 수 있다.[11] 수술로 자궁 밖의 자궁 내막 세포 집락을 제거한 뒤 자연적으로나 인공 수정으로 임신에 성공한 여성들도 있다. 단 이 수술은 딱 한 번만 받는 편이 좋다고 권장되므로, 실제로 아이를 가질 준비가 된 시점까지 아껴 두어야 한다.

왜 자궁 내막증이 발생하는지는 알 수 없다. 유전이 어느 정도 작용하지만, 다른 요인도 있는 듯하다. 우리가 현재 아는 한도에서 여성들이 자궁 내막증을 피할 방법은 없다. 그냥 운이 나쁜 것뿐이다. 은퇴자들 중에도 코스타 델 솔을 좋아하는 사람도 있고 그보다 여름이든 겨울이든 그냥 시골을 더 좋아하는 사람도 있는 것처럼, 여성들 중 일부는 그냥 자궁 밖으로 여행을 떠나고 싶어 하는 자궁 내막 세포를 갖고 있는 것뿐이다.

자궁 내막증의 또 다른 문제는 간단한 검사로 확인할 방법이 없다는 것이다. 피 검사, 부인과 진찰, MRI 같은 영상 촬영으로도 여행에 굶주린 자궁 내막 세포가 있는지 없는지를 거의 혹은 전혀 알 수 없다. 자궁 내막증 여부를 분명히 확인하거나 기각할 수 있는 방법은 배에 작은 구멍을 뚫어 카메라를 집어넣는 복강경 수술로 배 속을 들여다보는 것뿐인데, 모든 수술이 그렇듯이 이 수술에도 자칫 합병증이 따를 수 있으므로 문제가 심각하거나 다른 통증 요인들이 모두 기각된 경우가 아니라면 함부로 시행하지 않는다.

의사들이 수술 대신 택하는 방법은 다른 치료법을 써보고 귀추를 관찰하는 것이다. 대부분의 여성에게는 간단하고 무해한 치료법이 적용된다. 피임약을 중단 없이 복용하거나 호르몬 IUD를 삽입하는 것, 아니면 이부프로펜 같은 진통제를 복용하는 것이다. 피임약을 중단 없이 복용하면 자궁 내막 세포 집락이 피 흘리지 않게 되고, 시간이 흐르면 집락 자체가 축소될 수도 있다.[12] 이부프로펜은 통증을 없애고, 염증도 줄여 준다. 그런다고 해서 집락 자체가 제거되진 않지만, 문제는 확실히 준다.

이런 치료가 통하지 않는다면, 수술을 하거나 더 강한 호르몬을 쓰는 등 다른 방법도 있다. 이 문제는 전문가와 상의해야 한다. 자궁 내막증은 폐경기까지 이어지는 만성(장기적) 질환이다. 안타깝게도 치료법을 쓰더라도 질환이 낫는 건 아니다. 수술로 자궁 내막 세포 집락을 제거하더라도 시간이 흐르면 다시 자랄 수도 있다. 그래도 여러분은 통증을 줄일 방법이 있다는 사실만큼은 알아야 한다. 가장 중요한 첫 단계는 자신이 자궁 내막증인지도 모른다는 사실을 깨닫고 상담해 줄 의사를 찾아보는 것이다. 최근 자궁 내막증을 아는 사람이 차츰 늘고 있다. 여성들이 일상의 심각한 장애물이 될 수도 있는 이

병의 이름을 한 번도 들어 보지 못한 채 자라는 것은 우리 세대가 마지막이기를 바란다.

다낭성 난소 증후군―호르몬이 엉망이 될 때

〈생리보다 더 나쁜 건 생리를 안 하는 거야.〉 우리의 한 여자 친구는 종종 이렇게 말한다. 실제로 많은 여성이 생리가 아예 사라지거나 한 달에 한 번 미만으로 드물어지면 몹시 걱정한다. 생리가 불규칙해지거나 드물어지는 이유로 한 가지 흔한 것은 다낭성 난소 증후군이다. 처음 듣는 병명이라고? 당신만 그런 건 아니겠지만, 모든 여성이 이 증후군을 더 잘 알 필요가 있다. 다낭성 난소 증후군은 가임기 여성이 가장 많이 겪는 호르몬 장애로, 전체의 약 4~12퍼센트가 겪는다고 알려져 있다. 하지만 이 증후군을 겪는다는 사실을 모르는 여성이 많다.[13]

　다낭성 난소 증후군이라는 이름은 보통 난소에서 낭들이 발견되기 때문에 붙여졌다. 난소에 투명한 액체가 든 작은 물집 같은 것들이 자라는데, 그래서 난소가 꼭 포도송이처럼 보인다. 난소에 생길 수 있는 다른 종류의 낭종과는 달리, 이 낭들은 워낙 작기 때문에 터지진 않는다. 그래서 여성 스스로 그 존재를 알아차릴 일은 없다.

　난소의 낭이 가장 유명한 특징이기는 해도, 이것은 이 증후군의 한 가지 작은 특징에 불과하다. 다낭성 난소 증후군은 증후군이므로, 하나가 아니라 여러 문제를 동시에 드러낸다. 한 사람에게 그 문제들이 반드시 전부 발생하는 건 아니지만, 종종 여러 가지가 함께 발생한다. 그런 문제들이 발생하는 건 호르몬 체계의 여러 이상 때문이다.

따라서 난소뿐 아니라 이자(췌장), 소화계, 뇌에 있는 음낭 모양 분비샘인 뇌하수체도 영향을 받는다.

난소는 모든 난자들을 저장하고 있다가 매달 하나씩 배란으로 내보낸다. 그런데 만약 다낭성 난소 증후군이 있으면, 배란에 문제가 생긴다. 난소도 뇌하수체도 생리 주기를 정상적으로 진행시키는 정상적인 농도의 호르몬을 분비하지 못하기 때문이다. 그래서 배란이 드물어지거나 아예 멎는다. 생리가 예전보다 드물어지거나 아예 멎는 것으로 이 사실을 알아차릴 수 있다.

배란은 임신에 꼭 필요하므로, 다낭성 난소 증후군 환자는 임신에 시간이 더 많이 걸리거나 도움이 필요할 수 있다.[14] 다낭성 난소 증후군은 난임의 흔한 이유 중 하나다.[15] 게다가 유산이나 임신성 당뇨 같은 임신 합병증 위험도 높인다.

다낭성 난소 증후군을 치료하지 않고 놓아둔 여성은 생애 후기에 자궁 내막암 발병률도 높아지는 듯하다. 자궁 내막암은 서양에서 여성들이 가장 흔히 걸리는 생식기 암이다.[16] 한 리뷰 연구에 따르면, 건강한 여성은 자궁 내막암 생애 전 주기 발병률이 3퍼센트이지만 다낭성 난소 증후군을 치료하지 않은 여성은 9퍼센트라고 한다.[17] 다낭성 난소 증후군이 자궁 내막암 위험을 높이는 이유 중 하나는 자궁 내막이 간간이 생리로 떨어져 나가지 못하고 계속 쌓이기만 한다는 것이다. 그 결과 자궁 내막 세포들이 두꺼워지고, 이상 행동을 보이기 시작한다. 이 문제는 피임약이나 다른 호르몬 요법의 도움을 받아 1년에 최소 서너 번만 생리를 해도 쉽게 예방된다.

노파심에서 덧붙이자면, 다낭성 난소 증후군으로 생리를 건너뛰어 자궁 내막이 두꺼워지는 현상은 호르몬 피임제를 쓸 때 생리를 건 너뛰는 현상과는 전혀 다르다. 다낭성 난소 증후군일 때는 자궁 내막 이 쉼 없이 계속 자라라는 신호를 받지만, 호르몬 피임제는 자궁 내 막이 애초에 자라지 못하도록 막는다. 둘 다 결과는 생리가 드물어지 는 것이지만, 메커니즘은 전혀 다르다.

다낭성 난소 증후군의 다른 증상들

배란이 어려워질뿐더러, 난소가 ─ 지방 조직과 부신도 그렇다 ─ 안드로젠이라고도 불리는 남성 호르몬을 너무 많이 생산하게 된다. 여성이라도 누구나 남성 호르몬을 조금은 생산하지만, 보통은 여성 호르몬이 우세한 쪽으로 균형이 기울어 있다. 그런데 만약 남성 호르 몬이 우세를 점하면, 얼굴에 수염이 나거나 음모가 배 위쪽까지 넓게 퍼지는 등 ─ 이른바 〈해피 트레일〉이라고 불리는 털이다 ─ 보통 여성에게는 잘 나지 않는 부위에 털이 자란다. 이 현상을 남성형 털 과다증(다모증)이라고 부르며, 다낭성 난소 증후군을 앓는 여성의 절반 이상이 이 문제를 겪는다.[18] 다낭성 난소 증후군 환자들은 또 사 춘기가 한참 지난 뒤에도 여드름으로 고생한다. 살찌는 패턴도 달라 진다. 여자는 보통 엉덩이와 허벅지에 주로 지방이 축적되는 서양배 형태로 살찌지만, 다낭성 난소 증후군을 앓는 여성은 남성 호르몬이 많기 때문에 남자들처럼 배에 지방이 축적되는 사과 형태로 살찐다. 심지어 올챙이배가 생길 수도 있는데, 이것은 지방 중에서도 가장 건 강에 나쁜 지방이다. 남성 호르몬은 눈에 보이지 않는 효과도 일으킨 다. 일례로 혈중 콜레스테롤과 지방산 농도가 높아질 수 있고, 그러면 혈관 벽의 건강에 나쁘다.

다낭성 난소 증후군 때문에 이상이 발생할 수 있는 세 번째 부위는 이자(췌장)다. 이자는 음식을 분해하는 소화 효소와 인슐린이라는 호르몬을 분비하는 기관이다. 식사 후 분비되는 인슐린은 체세포에 피 속의 당을 더 많이 흡수하고 소비하라고 알리는 역할을 한다. 그런데 다낭성 난소 증후군 환자의 50~70퍼센트는 체세포들이 이자가 분비한 인슐린 신호에 정상적으로 반응하지 않는다.[19] 이른바 인슐린 저항성이 생긴 것으로, 그러면 이자는 체세포들에게 메시지를 확실히 전달하려는 마음에서 인슐린을 더 많이 낸다. 사람들이 내 농담에 웃어 주지 않으면 혹시 내 목소리가 안 들렸나 싶어서 목소리를 높이게 되는 것과 비슷한 상황이다.

혈중 인슐린 농도가 높으면 몸에 나쁘다. 인슐린 저항성을 관리하지 않고 방치하면, 나중에 제2형 당뇨에 걸릴 수도 있다. 다낭성 난소 증후군 환자는 몸무게와 생활 양식이 비슷한 다른 여성에 비해 제2형 당뇨에 걸릴 위험이 훨씬 높다.[20] 미국의 여러 조사에 따르면, 다낭성 난소 증후군 환자의 20~40퍼센트는 40세가 될 무렵에 제2형 당뇨 전 단계 혹은 제2형 당뇨에 걸린다.[21] 인슐린 저항성, 고지질 혈증, 복부 지방의 조합은 또 심혈관 질환의 지름길이라서, 이런 변화를 겪으면 나이 들었을 때 심혈관 질환에 걸릴 위험이 높다.

다낭성 난소 증후군은 심각하게 다뤄야 할 문제다

그러니 만약 생리가 너무 불규칙하다면, 다낭성 난소 증후군이 이유일지도 모른다. 확인하고 싶다면 의사를 찾아가면 된다. 의사는 피

검사로 호르몬 농도를 알아보고, 초음파 검사로 난소에 낭이 있는지 살펴본다. 만약 당신이 다낭성 난소 증후군이 있는 것으로 밝혀진다면, 향후 건강을 유지하기 위해서 꼭 명심해야 할 점이 몇 가지 있다.

가장 중요한 조언은 체중을 관리하고 생활 양식을 바꿔야 한다는 것이다. 당신이 과체중이라면 몸무게를 줄이는 것만으로도 문제가 적어진다. 물론 정상 체중이라면 이 점은 고민하지 않아도 된다. 몸무게를 줄이는 것은 말이 쉽지 실천은 어렵지만, 어떤 운동이든 하고 건강한 식생활을 꾸린다면 효과가 있을 것이다. 많게 잡아 과체중 여성 5명 중 4명은 체중을 5퍼센트 줄이는 것만으로도 — 즉, 80킬로그램에서 76킬로그램으로 줄이는 것만으로도 — 배란이 정상으로 돌아온다.[22] 게다가 인슐린 저항성은 물론이고 당뇨와 심혈관 질환 위험도 낮아질 수 있다. 털 과다증과 여드름도 나아질 것이다. 과체중이 되면 그 자체만으로도 남성 호르몬이 더 많이 생산되기 때문이다.

우리는 다낭성 난소 증후군 환자에게 이 질환을 잘 아는 의사와 상의한 뒤 복합 피임약, 패치, 피임 링 같은 복합 피임제를 써보라고 권한다. 복합 피임제는 다낭성 난소 증후군의 가장 중요한 치료법이다. 복합 피임제 속 에스트로겐이 난소에서 생산되는 남성 호르몬의 양과 활성을 줄이기 때문이다. 그러면 털 과다증과 여드름이 나아진다. 에스트로겐은 또 난소에 낭이 더 이상 발달하지 않게 해주고, 자궁 내막암 위험도 낮춰 준다. 혈전 발생 위험이 높아서 에스트로겐을 복용할 수 없는 여성은 호르몬 IUD나 피임용 임플란트 같은 비에스트로겐 피임제를 쓰면 되지만, 이 경우 안타깝게도 남성 호르몬의 영향을 억제하는 효과는 없다.

다낭성 난소 증후군 환자는 아이를 낳고 싶은지 여부를 잘 생각해보아야 한다. 만약 낳고 싶다면, 너무 오래 미루지 않는 편이 좋다. 다낭성 난소 증후군 환자는 임신을 하는 데 도움을 구해야 하는 경우가 많고 그러면 시간이 걸리기 때문이다. 그 점을 고려해서 준비하라.

자궁 근종─자궁에 생긴 혹

최근에 부인과 검진을 받으러 갔다가 불쾌한 소식을 들었는가? 많은 여성이 자궁에 양성 섬유 종양, 즉 근종을 가진다. 몸에 종양이 있다는 말을 들으면 심장이 철렁 내려앉는 게 당연하지만, 이 경우에는 긴장을 풀어도 된다. 그냥 편한 자세로 심호흡을 하라. 자궁 근종은 자궁의 근육 벽 세포들이 자라서 양성 종양을 이룬 것으로, 암과는 무관하다. 지금도 암이 아니고 앞으로도 결코 암이 되지 않는다. 의사들은 근종을 〈근육이 뭉친 것〉이라고 설명하곤 하는데, 양성 종양과 악성 종양의 차이를 쉽게 이해하게끔 해주는 표현이다.

자궁 근종은 민무늬근이자 제대로근(불수의근), 즉 장이나 위에 있는 근육처럼 우리가 의식적으로 통제할 수 없는 근육에 생긴다. 근종은 보통 구형이고 고무처럼 탄력이 있다. 만약 우리 눈앞에 근종이 있어서 칼로 반으로 잘라 본다면, 예상과는 달리 속이 빨갛지 않고 흰 진줏빛인 걸 볼 수 있을 것이다. 근종은 겉모습도 바다 밑 굴 속에서 자라는 진짜 진주를 닮았다.

근종은 자궁의 어느 지점에든 생길 수 있다. 자궁벽 속에 자랄 수도 있고(근층내 근종), 자궁강 안쪽으로 튀어나와 있을 수도 있다(점막하 근종). 근종이 하나만 있는 여성도 있지만, 최대 예닐곱 개까지 여러 개인 경우도 흔하다.[23] 근종은 보통 작지만, 최악의 경우에는 자몽만 하게 커질 수도 있다. 근종이 꼭 시간이 지날수록 더 크게 자라는 건 아니다. 단시일에 엄청나게 커지는 경우도 있지만, 지름이 1센티미터쯤 되면 성장을 멈추기도 한다. 그러다가 오히려 줄어들어 저절로 사라지는 경우도 있다.

근종은 폐경기 미만의 모든 여성에게 아주 흔하다. 생식기의 많은 현상이 그렇듯이 근종도 에스트로겐에 반응하므로, 사춘기 이후에 나타나서 폐경기 이후에 사라지는 경향이 있다. 많게 잡아 여성 2명 중 1명은 근종이 있다.[24] 어쩌면 이보다 더 많을 수도 있지만, 보통은 크기가 워낙 작기 때문에 다들 알아차리지 못하고 넘어간다. 근종은 무해한 양성 종양이므로, 있는지 없는지 알아보려고 일부러 검사받을 필요는 없다. 근종이 무슨 문제를 일으키면 그때 확인하면 된다.

대부분의 근종은 아무 증상이 없다. 하지만 간혹 생리량이 많아지거나 기간이 늘어날 수 있다. 특히 자궁강 안쪽으로 자란 경우가 그렇다. 생리 기간이 아닌 때 출혈이 나는 경우는 드물다. 통증도 전형적인 증상은 아니지만, 만약 근종이 아주 크게 자랐다면 배를 압박해서 통증을 일으킬 수도 있다. 한 예외는 근종이 가령 혈액 공급을 제대로 받지 못해서 저절로 죽어 가는 상황인데, 그때는 몹시 아플 수 있다. 그러면 물론 겁이 나겠지만 — 임신 중이라면 더 그렇다 — 위험하진 않다.

자궁 속에 테니스공만 한 진주가 예닐곱 알 든 모습을 상상해 보면, 왜 근종이 이따금 다른 문제도 일으키는지 이해할 수 있다. 그런 근종은 예를 들면 자궁 앞에 놓인 방광을 눌러서 자꾸만 배뇨 욕구를 일으킬 수 있다. 임신했을 때처럼 아랫배가 더부룩할 수도 있다. 실제로 임신 몇 달째인 것처럼 배가 나오는 경우도 있다.

불행하고도 얄궂은 점은, 최악의 경우 근종 때문에 임신이 오히려 어려워질 수 있다는 것이다.[25] 다행히 이런 경우는 드물지만, 그래도 난임 여성의 1~2퍼센트는 여기에 해당한다.[26] 근종이 왜 임신을 어렵게 하는지는 정확히 밝혀지지 않았지만, 크기보다는 위치가 더 문제인 듯하다.[27] 자궁강 안쪽으로 튀어나온 근종이 있다면 수정란이 자궁 내막에 붙기 어려울 수도 있다. 수정란이 붙어야 할 공간을 근종이 차지하니까. 근종이 혹 자궁관 입구를 막을 수도 있다. 그러면 난자가 초조하게 데이트 상대를 기다리는데도 정자들이 자궁관 속으로 들어가지 못해서 수정이 이뤄질 수 없을 것이다. 근종이 불임 원인으로 추측되는 경우에는 수술로 제거할 수 있지만, 효과가 얼마나 좋은지는 분명하지 않다.[28]

우리가 그보다 더 모르는 문제는 일단 임신이 이뤄졌을 때 근종이 어떤 영향을 미치는가 하는 점이다. 이때도 자궁강 안쪽으로 자란 점막하 근종이 가장 골치인 듯하다. 몇몇 연구에 따르면, 임신부에게 안쪽으로 자란 근종이 있을 때는 유산 위험이 22~47퍼센트로 높은 편이라고 한다.[29] 그 밖에는 임신에 별다른 악영향을 미치지 않는 것 같지만, 만에 하나 근종이 산도를 막아서 아기가 나가지 못한다면 제왕 절개를 해야 할 수도 있다. 아기를 갖기 전에 미리 수술로 근종을 제거할 필요는 없다.[30]

근종 성장을 억제하는 방법이 있기는 하다. 간단한 해결책은 피임용 임플란트나 호르몬 IUD 같은 지속성 프로게스틴 피임제를 쓰는 것이다.[31] 근종 때문에 생리량이 많은 경우라면, 호르몬 피임제를 쓰면 문제가 해결될 수 있다. 피임제에 든 소량의 에스트로겐 때문에 근종이 더 커지진 않으므로, 에스트로겐이 든 복합 피임제를 쓰고 싶다면 써도 좋다.

일반적으로, 자궁 근종은 주근깨와 비슷하다. 사람에 따라 수가 적을 수도 있고 많을 수도 있고, 크기가 클 수도 있고 작을 수도 있지만, 어느 경우든 그 때문에 특별한 문제가 생기는 일은 별로 없다. 근종이 있다고 해서 무조건 제거할 필요는 전혀 없다. 문제가 되면 그때 제거하면 된다. 그리고 기억하라. 자궁 근종은 거의 절대로 암이 되지 않는다.

외음부통—원인을 알 수 없는 생식기 통증

당신은 혹시 어떤 의료인도 이유를 설명해 주지 못하는 생식기 통증을 앓고 있는가? 그런 사람이 당신 혼자만은 아니지만, 그런 통증에 관한 정보가 부족하다는 사실은 당연히 좌절감을 안긴다. 통증은 확실히 있다. 그건 분명하다. 통증 때문에 일상생활이 불편하니까. 섹스하기가 어려울 수도 있다. 하지만 대체 이 통증의 원인은 무엇일까? 현재로서는 우리도 별다른 설명을 갖고 있지 않다.

생식기에 통증을 일으키는 요인이야 한둘이 아니다. 칸디다 질염 같은 질환 때문에 지속적인 작열감과 가려움증이 생길 수 있다. 성매개 감염병 때문에 섹스 중 통증이 발생할 수도 있다. 태선처럼 외음부에 걸릴 수 있고 통증을 유발하는 피부병도 있다. 그보다 드문 경우이지만, 생식기 암으로 통증이 생길 수도 있다. 혹은 바르톨린샘 (23면을 보라)이 감염되어 무척 아플 수도 있다. 열거하자면 끝이 없다. 그런데 이런 모든 문제의 공통점은 대체로 증명 가능하다는 것이다. 즉, 위와 같은 문제인 경우에 의사에게 통증을 설명하면 검사로 원인을 찾아낼 수 있다. 가령 헤르페스가 반복적으로 도지는 경우라면 생식기가 아픈 게 당연하다. 하지만 의사들이 찾고 또 찾아보았는데도 아무것도 발견하지 못한다면?

생식기 통증이 있는데 다른 원인을 찾지 못하는 경우를 외음부통이라고 부른다. 외음부통을 뜻하는 단어 〈vulvodynia〉에서 〈vulvo〉는 외음부를 뜻하고, 〈dynia〉는 그리스어로 통증을 뜻한다.

우리가 맨 먼저 짚고 넘어갈 점은, 설령 의사들이 원인을 발견하지 못하더라도 외음부통은 분명히 실존하는 문제라는 것이다. 이 문제를 겪는 여성들은 의사로부터 자신의 상태에 대한 명확한 설명을 듣지 못한 탓에 무시당한다는 느낌을 받곤 한다. 검사를 수없이 받고 의사를 무수히 바꿔 봐도 문제를 짚어 내지 못할 수 있다. 그렇다면 외음부통이 여성들의 상상에 불과하다는 뜻일까? 절대 아니다. 통증은 실존한다. 우리는 여러분의 말을 믿는다.

외음부통에는 여러 양상이 있다. 이 사실은 다음 두 설명 중 하나로 해석될 수 있을 것이다. 첫째, 외음부통을 일으키는 미지의 문제들은 사실 여러 종류가 있지만 우리가 아직 잘 모르기 때문에 한 용어로 싸잡아 부르고 있을 가능성. 둘째, 설명되지 않는 외음부통의 여러 양상이 동일한 한 문제의 증상이지만 사람에 따라 다르게 나타날 가능성.

　다행히 의학은 빠르게 발전하고 있으므로, 이 분야에서 연구가 더 진행된 뒤 어느 쪽이 옳다고 밝혀지는지 지켜보자. 중세 사람들은 모든 질병이 체액 불균형 때문에 생긴다고 믿었고, 그래서 우울증부터 암까지 모든 질병에 대한 기적의 치료법은 —종종 거머리를 사용한— 방혈이라고 믿었다. 최근 사례를 보면, 얼마 전만 해도 의사들은 위궤양이 스트레스나 커피 섭취 같은 생활 방식 면에서의 요인 탓에 발생한다고 믿었다. 하지만 나중에 알고 보니 헬리코박터 파일로리라는 세균이 범인이었다.

　외음부통도 이런 경우일지 모른다. 혹 신경 질환일까? 아니면 세균이나 바이러스 감염 탓일까? 다른 치료법에 대한 반응으로 발생하는 부작용일까? 두고 봐야 한다.

　외음부통의 증상은 사람마다 다를 수 있다. 어떤 경우에는 생식기를 건드리지 않았는데도 화끈거리는 작열감이 느껴지는데, 이런 통증을 의학 용어로 무해 자극 통증 혹은 통각 과민이라고 부른다. 무해 자극 통증은 정상의 경우라면 아프지 않은 자극이 —가벼운 압력이나 접촉이— 아프게 느껴지는 상태를 말한다. 가령 손가락으로 살짝 건드리기만 해도 외음부가 화끈거리며 아플 수 있다. 무해 자극 통증은 종종 과거에 다른 손상을 입었던 부위에 발생한다. 하지만 생식기의 무해 자극 통증도 그런 경우인지는 확실하지 않다. 한편 통각 과민은 정상적인 경우에도 아픈 자극이 그보다 훨씬 더 크게 느껴지는 상태를 말한다. 가령 바늘에 콕 찔리는 통증은 보통 때라면 그럭저럭 참아 넘길 정도이지만 통각 과민 상태에서는 엄청나게 아프게 느껴진다. 통각 과민도 무해 자극 통증도 신경병증성 통증이라고 불리는데, 말초 신경 즉 뇌와 척수를 제외한 나머지 부위에 있는 신경들이 손상되었거나 질환에 걸려서 발생하는 통증이라는 뜻이다.

외음부통에 가장 자주 연관되는 통증 유형이 신경병증성 통증이기는 해도, 다른 유형의 통증이 없다고 확실히 말할 수는 없다. 통증이 사람마다 다를 수도 있고, 앞에서 말했듯이 모든 외음부통 사례가 다 같은 질환인지도 아직 분명하지 않다. 또 다른 중요한 요소는 우리가 통증을 저마다 다르게 해석한다는 점이다. 이것은 외음부통뿐 아니라 다른 모든 통증에도 적용되는 말이다. 가령 어떤 사람은 외음부통으로 가려울 때 그것을 예전에 겪어 보았기 때문에 익숙한 통증, 이를테면 칸디다 질염으로 해석할 수도 있다. 그래서 실제로는 칸디다균 탓이 아닌데도 항진균제를 반복적으로 쓸지 모른다.[32]

통증의 위치에도 차이가 있다. 이 기준으로 외음부통을 몇 종류로 나누기도 한다. 어떤 여성들은 외음부 전체가 아프다. 질 구멍 옆, 음핵, 음순과 그 주변이 다 아프다. 전반 외음부통이라고 불리는 이 현상은 나이가 많은 여성에게 흔한 편이다. 외음부에서도 특정 부위만 아픈 경우도 있다. 국소 외음부통이라고 불리는 이 현상은 나이가 어린 여성에게 흔한 편이다. 통증이 가장 잦은 지점은 음핵, 혹은 질 구멍 바로 옆의 질어귀다. 그래서 각각을 음핵통, 질어귀통이라고도 부른다.

외음부통, 특히 질어귀통은 과거에는 질어귀염vestibulitis이라고 불렀다. 여러분도 이 용어를 어디서 듣거나 읽어 봤을지도 모른다. 의학 용어가 〈-tis〉라고 끝나는 것은 염증을 뜻한다. 가령 질염은

〈질vagina〉에 〈-itis〉를 더한 〈vaginitis〉다. 하지만 외음부통이 실제 염증 때문임을 증명하는 데 성공한 사람이 없기 때문에, 의사들은 질어귀염이라는 용어를 쓰지 않기로 했다. 그냥 외음부통이라고 부르는 것이 더 정확하다.[33]

통증의 양상에도 차이가 있다. 유발통인 경우도 있고, 자발통인 경우도 있다. 유발통은 보통 신경병증성 통증, 즉 통각 과민이나 무해 자극 통증과 관련된다. 유발통이란 무언가가 생식기에 닿았을 때 아프다는 뜻이다. 구체적인 방식은 경우에 따라 좀 다를 수 있지만, 대부분 여느 때는 안 아픈 접촉이나 압력이 엄청나게 아프게 느껴지는 상황이다. 가령 자전거 안장에 앉았을 때, 성교할 때, 탐폰을 쓸 때, 음핵에 무언가가 직접 닿았을 때 그렇다. 이보다 더 민감해지면 헐렁한 옷이나 속옷이 닿는 것마저도 아프다. 의사들이 유발통을 확인할 때 종종 쓰는 방법은 통증 부위, 가령 질 구멍을 면봉으로 살짝 눌러보는 것이다.

자발통은 아무것도 안 닿았는데도 갑자기 통증이 일어나는 것을 뜻한다. 이런 통증은 작열감 형태일 때가 많다. 유발통과 자발통을 둘 다 겪을 수도 있다. 어떤 여성들은 지속적으로 작열감을 느끼지만 어떤 여성들은 이따금만 통증을 느낀다.[34] 대체로 질어귀통 같은 국소 외음부통은 유발통인 경우가 많고, 전반 외음부통은 주로 자발통이다가 옷에 닿으면 통증이 유발되는 경우가 많다.[35]

외음부통과 다른 생식기 문제들, 이를테면 성 매개 감염병과의 관계는 아직 구체적으로 확인된 바 없다. 하지만 지지를 좀 얻은 가설이 하나 있는데, 외음부통과 칸디다 질염 치료 사이에 관계가 있다는 가설이다. 그렇다고 해서 항진균제를 쓰면 반드시 외음부통에 걸린다는 뜻은 아니다. 앞서 언급했듯이, 여성들 중에는 외음부가 불편하면 당연히 칸디다균 탓이라고 믿고 항진균제를 쓰는 사례가 많다. 그래서 항진균제 사용이 정말 외음부통을 일으키는지 아니면 외음부통 때문에 항진균제를 쓰게 되는 것인지 확실하게 가려서 말하기가 어렵다.

반복적 칸디다균 감염과 외음부통의 관계를 확인한 연구가 하나 있기는 하지만, 실험 대상이 쥐였기 때문에 결과를 인간에게까지 곧바로 적용하기는 어렵다.[36] 실험 대상이 된 쥐들은 반복적 칸디다균 감염 결과 무해 자극 통증을 겪게 되었다고 한다. 감염 부위가 극도로 과민해지는 경향도 확인되었다. 통증을 인식하는 신경 종말의 개수가 늘어난 것이다. 이 실험이 옳다면, 칸디다균 감염을 반복적으로 겪은 쥐들은 순전히 신경학적 측면에서 통증을 느끼는 능력에 영향을 입은 듯하다.

또 다른 연구들에서는 외음부통을 앓는 여성 중 일부는 생식기의 신경 공급 패턴이 달라진다는 사실이 확인되었다. 그 여성들은 통증에 좀 더 민감하게 반응하는 신경 섬유를 기르게 되었다.[37] 하지만 왜 이런 변화가 일어나는지는 연구자들도 모른다.

착한 여자 증후군?

어디서든 외음부통에 관한 글을 읽은 적 있다면, 사람들이 곧잘 이 질병에는 심리적 원인이 있다고 말한다는 점을 눈치챘을지도 모르겠다. 외음부통을 치료하는 사람들, 특히 심리와 섹슈얼리티의 관계를 전문으로 다루는 성 연구자들도 환자들에게 이 점을 강조하곤 한다. 그렇다면 혹 외음부통은 스스로는 섹스를 원하지 않는데도 상대를 위해 억지로 하는 여성이 걸리는 병일까? 이른바 〈착한 여자 증후군〉을 겪는 여성, 아니면 과거에 불쾌하거나 아픈 성 경험을 했던 여성이 걸리는 병일까? 과거에 성폭행이나 성적 학대를 겪었던 여성은 어떨까? 그동안 많은 사람이 영문 모를 외음부통을 설명하기 위해서 이런 가능성을 제기해 왔지만, 이것이 과연 타당한 생각일까?

물리적 원인이 쉽게 밝혀지지 않는 증상에 〈심리적 원인〉을 가져다 붙이기는 너무 쉽지만, 그런 해석은 대단히 신중해야 한다. 환자 스스로가 그런 묘사에 부합한다고 느끼지 못하면, 오히려 혼란과 분노만 생길 수 있다. 특히 〈착한 여자〉라는 말은 여성의 성격이 통증의 원인이라는 그릇된 인상을 줄 수 있다. 그저 마음이 약하고 양심적이라는 사실만으로 일상생활을 저해하는 육체적 질환이 생길 수 있다

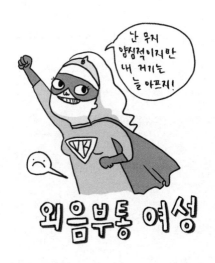

외음부통 여성

니, 긍정적인 일이 못 되지 않는가. 이렇듯 조심스럽게 접근해야 함에도 불구하고, 일부 여성들은 실제로 생식기 통증에 심리적 원인이 있을지도 모른다. 물론 그렇다고 해서 부끄러워할 일은 아니다.

외음부통이 있는 여성은 대화 치료를 받을 때가 많다. 통증에 심리적 원인이 있을지도 모른다는 점에서 도움이 되거니와, 외음부통 자체가 심리적으로 적잖은 부담이기 때문에 통증을 견뎌 내도록 거든다는 점에서도 도움이 된다.

사실은 모든 통증이 심리와 밀접하게 연관되어 있다. 통증을 겪는 사람은 차츰 회피나 긴장 행동을 발달시키곤 하는데, 그러면 그것이 문제를 더 악화시켜서 악순환을 일으킨다. 예를 들어, 섹스하면 아플 거라고 예상하는 여성은 자신을 보호하고자 무의식중에 질을 긴장시키고 그래서 섹스할 때 실제로 더 아파진다.

연구자들이 밝힌 바에 따르면, 오랫동안 통증과 더불어 지낸 사람들의 뇌는 새로운 통증 자극에 점점 더 민감해진다. 통증이 통증을 낳는 것이다. 이완 요법과 심리 치료는 환자들이 이런 통증의 굴레에서 벗어나도록 도울 수 있다. 그렇다고 해서 외음부통의 바탕에 반드시 심리적 원인이 있다는 말은 아니다.

우리가 아는 한, 외음부통과 과거의 성폭행 혹은 성적 학대 경험 사이에 명확한 관계가 있음을 보여 준 연구는 없다. 그래도 일부 여성들은 그런 경험이 기저의 원인일 수 있을 것이다. 외음부통이 있는 여성과 없는 여성의 심리 프로필을 살펴본 연구들은 결과가 제각각이다. 외음부통이 있는 여성 240명과 없는 여성 동수를 비교한 한 연구에서는 과거에 불안 관련 문제를 겪었던 여성일수록 외음부통을 훨씬 더 많이 겪는다는 사실을 확인했다.[38] 하지만 그보다 규모가 작은 두 집단을 비교한 다른 연구에서는 외음부통이 있는 여성과 없는 여성의 심리 프로필에 아무 차이가 없었다.[39] 외음부통이 어느 정도까지 심리적 원인으로 설명되는가 하는 문제는 여전히 논쟁의 대상이다. 단, 과거에 정신적 문제나 폭력적 성 경험을 겪지 않은 여성이라도 외음부통을 겪을 수 있다는 건 분명한 사실이다.

외음부통의 원인에 대해서 아는 바가 적기 때문에, 치료법도 아직은 실험적이고 복잡하다. 의사들은 다른 통증 증후군에 쓰이는 치료법이 외음부통에도 유효할지 모른다는 희망에서 갖가지로 적용해 본다. 아무튼 환자에게 가장 중요한 첫 단계는 일단 외음부통에 전문적인 관심을 품고 있는 부인과 전문의나 일반의를 찾아내는 것이다.

앞서 말했듯이, 외음부통의 몇몇 유형은 종종 신경병증성 통증으로 해석된다. 그 경우에는 특수한 항우울제나 뇌전증 약처럼 상당히 잘 듣는 약이 있다. 신경 통증을 완화해 주는 이런 약은 일부 외음부통 환자들에게도 효과가 있다고 확인되었다.[40] 어떤 여성들은 가령 피임 링 같은 피임제를 써서 에스트로겐을 흡수하면 효과가 있다. 에스트로겐은 질 점막을 더 두껍게 만든다. 진통용 젤도 통증을 줄여 준다. 혹 유발통을 앓고 있지만 섹스하기를 원하는 여성이라면 성교 중 진통용 젤을 쓰면 도움이 된다. 또 대화 치료뿐 아니라 물리 치료에서도 많은 여성이 도움을 얻는다. 물리 치료로 골반 근육 이완에 도움이 되는 특수한 운동을 배울 수 있기 때문이다. 특히 외음부통을 유발통 형태로 앓는 여성 중에는 목과 어깨 통증, 혹은 긴장형 두통처럼 다른 부위에서도 근육 긴장을 겪는 경우가 많다.

외음부통을 앓는 여성에게 전반적으로 줄 조언은 무엇이든 아프게 느껴지는 일은 하지 말라는 것이다. 가령 섹스가 아프다면, 억지로 하지 말아야 한다. 그래도 하고 싶다면, 혼자서든 파트너하고든 통증이 유발되지 않는 다른 방식을 시도해 보라. 이 점에서는 성 전문가들이 조언과 안내를 줄 수 있다. 파트너가 있다면 함께 가보는 것도 좋다. 외음부통 환자는 또 생식기에 향수, 비누, 크림을 쓰는 걸 조심하라는 조언을 듣는다. 그런 물질이 통증을 격화할지도 모른다고 추측하는 사람들이 있다.

질경련

외음부통은 질경련이라는 문제와 함께 이야기될 때가 많다. 질경련 또한 까다롭고 다소 논쟁이 따르는 진단인데, 이것은 여성이 의도하지 않았는데도 자신도 모르게 질 구멍을 둘러싼 골반 근육이 수축되거나 긴장되는 것을 뜻한다. 이런 여성은 종종 — 섹스할 때든 부인과 검진을 받을 때든 — 질에 무언가 넣는 걸 거부한다. 통증과 불편이 느껴지거나 느껴지리라고 예상하기 때문이다. 질경련은 따라서 섹스, 탐폰 사용, 의학적 검사를 어렵게 만든다는 점에서 힘든 문제일 수 있다.

어떤 사람들은 이 문제가 비자발적 근육 경련 때문에 질이 더 좁아지는 것이라고 여긴다. 하지만 근육 활동을 측정하는 도구로 질경련을 겪는 여성들을 조사한 연구에서는 뚜렷한 〈근육 경련〉이 확인되지 않았다. 질경련에 관여하는 근육이 정확히 무엇인가에 대해서도 의학자들 사이에 의견이 엇갈린다.[41]

질어귀통과 질경련 진단은 좀 겹친다. 질경련의 통증은 질어귀통의 통증과 같거나 비슷하게 묘사될 때가 많다. 통증은 주로 질 구멍에서 발생하므로, 자궁 내막증이나 성 매개 감염병 때문에 자궁목에 염증이 생겼을 때 발생하는 질 깊은 곳의 통증과는 구별된다. 질경련과 질어귀통이 한 동전의 양면에 해당하는지, 아니면 서로 다르지만 종종 함께 발생하는 문제인지는 말하기 어렵다.

질경련 치료법도 외음부통 치료법과 거의 같다. 단 질경련일 때는 환자가 질에 무언가를 집어넣는 걸 참을 수 있도록 훈련하는 과정이 함께 실시된다. 보통 환자가 확장기라는 물체를 써서 스스로 연습하는데, 처음에 제일 가는 확장기로 연습하다가 차츰 확장기의 굵기를 키운다. 삽입할 때는 아프지 않도록 반드시 진통용 젤을 쓴다. 이 치료는 부인과 전문의, 성 전문가, 물리 치료사와 협조하여 진행할 수 있다.

둘 다 여성의 일상을 제약하는 문제다

질경련과 외음부통은 여성의 성생활과 일상의 즐거움에 큰 피해를 입힌다. 이 문제를 겪는 여성들은 정상적인 성생활이 불가능할 때가 많고, 그래서 관계가 나빠지거나 깨지기 쉽다. 환자들은 또 자신이 평생 파트너나 아이를 가질 수 없는 게 아닌지, 평생 혼자 살아야 하는 게 아닌지 걱정한다. 스스로 부족한 존재라고 느낀다. 의학이 이 문제에 관하여 아는 바가 없다는 사실 때문에 씁쓸한 기분을 느끼고, 의료계가 자신을 부당하게 대한다고 느낄 수도 있다. 우리가 더 많은 정보를 알 수 있을 때까지 의지할 만한 작은 위안이 있다면 대부분의 환자는 시간이 흐르면 나아진다는 것, 결국 완벽하게 건강해지는 환자도 많다는 것이다.

클라미디아, 임질 그리고 그들의 먼 친척들

우리 저자들은 리얼리티 TV 쇼「패러다이스 호텔」의 열광적인 팬이다. 그런데 어느 날 한 남성 출연자가 자신은 여자가 성병에 걸렸는지 안 걸렸는지를 외모만 보고 알 수 있기 때문에 콘돔을 쓸 필요가 없다고 말하는 장면을 보고, 그만 폭소를 터뜨렸다.[42] 그에게 무슨 초능력 같은 게 있는지는 모르겠다. 호그와트 마법 학교라도 졸업했을까? TV에 종종 나오는 심령술사 같은 능력이 있는 걸까? 아무튼 분명한 사실은 누구도 여성의(그리고 남성의) 외모만 보고 그가 성병에 걸렸는지 아닌지 알아낼 재간은 없다는 것이다. 그렇기는커녕, 많은 사람이 스스로 성병에 걸렸다는 사실조차도 모른다. 이것이 성 매개 감염병의 결정적 문제다. 병에 걸리고도 그 사실을 몰라서 콘돔을 끼지 않고 섹스하고 그래서 부지불식간에 남에게 병을 옮긴다는 것.

흔히들 성병이라고 부르는 질환을 우리는 성 매개 감염병sexually transmitted infection, STI 이라고 부른다. STI는 그 병에 걸린 사람과의 섹스 혹은 성적 접촉으로 전달된다. STI의 원인은 세균, 바이러스, 기생 생물 등 여러 종류의 미생물이다. 어떤 병은 피나 정액 같은 체액을 통해서만 전달되고, 또 어떤 병은 피부나 점막을 접촉하기만 해도 전달된다. 흔한 병도 있고, 서구에서는 드문 병도 있다. 여러분도 평생 한 번 이상은 STI에 걸릴 가능성이 높다. 이것은 섹스의 몇 안 되는 단점 중 하나다.

과거 오랫동안 사람들은 섹스를 — 특히 여성의 섹스를 — 부끄러움과 죄의식을 느껴야 할 문제로 여겼기 때문에, 성 매개 감염병도 그렇게 여겼다. 요즘도 자신이 성기 사마귀나 클라미디아증에 걸렸다는 사실을 공공연히 말하는 사람은 거의 없다. 그런 문제는 무척 흔한 데다가 별다른 예방법이 없는데도, 사람들은 그런 병에 걸리면 섹스를 삼가야 한다고 여기고 상대를 감염시키지 말아야 한다고 생각한다. 우리는 여러분이 STI를 더 잘 알고 정상적인 일로 여김으로써 그런 수치심을 일부나마 덜기를 바란다. 감염은 우선 콘돔을 제대로 쓰지 않아서 생기는 문제이지만, 그다음에는 사실 운의 문제다. 당신의 〈성적 도덕성〉 문제가 아니다. 어떤 사람은 콘돔 없이 수백 명과 섹스하고도 신비롭게도 한 번도 감염되지 않지만, 어떤 사람은 딱 하룻밤 낯선 상대와 섹스한 것 때문에 성기 사마귀에 걸린다. 성생활에서도 가끔은 재수 없는 일이 벌어지기 마련이다.

현대 의학과 항생제가 등장하기 전에는 일부 STI가 단순히 부끄러움의 문제가 아니었다. STI는 심한 고통을 일으켰고, 최악의 경우에는 죽음을 불렀다. 과거에 임질은 아이들에게 실명을 일으키는 흔한 원인이었다. 임신부가 임질에 걸려 있으면 태아도 감염되었다. 그런 사례가 어찌나 흔했던지, 노르웨이에서는 모든 신생아에게 세상의 빛을 보자마자 눈에 안약을 넣어 주어 임질을 예방하는 것이 관행이었다. 헨리크 입센Henrik Ibsen의 1881년 희곡 「유령Gengangere」에서, 고통받는 예술가 오스발드는 매독에 걸린다. 매독은 결국 그의 뇌와 중추 신경계를 망가뜨린다. 요즘은 매독을 페니실린으로 치료할 수 있다. 감염되더라도 완벽하게 건강해질 수 있다. 하지만 19세기에는 그렇지 못했기에, 오스발드처럼 많은 사람이 고통받다가 죽어 갔다.

의학이 놀랍도록 발전한 오늘날에도 STI는 전 세계 인구의 건강을 위협하는 장애물이다. 1980년대부터 젊은 게이 남성들이 에이즈(후천성 면역 결핍증acquired immune deficiency syndrome, AIDS)로 수천 명씩 죽어 나가자, 뉴스에서는 거의 매일 에이즈 기사가 났다. 그럴 만했다. 에이즈는 몸을 세균, 바이러스, 기타 이물질로부터 보호해 주는 방어벽인 면역 체계를 망가뜨린다. 문제를 일으키는 범인은 HIV(인간 면역 결핍 바이러스human immunodeficiency virus)다. 2015년에 총 110만 명이 HIV 연관 질환으로 사망했고, 현재 전 세계 HIV 보균자는 3천만 명이 넘는다. 에이즈가 유행한 뒤로 지금까지 이 병으로 사망한 사람은 3천5백만 명이다.[43] 일단 HIV에 걸리면 완치는 없다. 하지만 영국에서는 HIV 양성 환자들이 치료를 잘 받기 때문에 오랫동안 (그리고 거의) 정상적으로 살 수 있다. 치료를 철저히 받는다면 전염성도 없다. 이렇듯 HIV를 억제하는 약이 있지만, 안타깝게도 전 세계적으로는 감염자 중 절반만이 그 약을 구할 수 있다.

노르웨이에서는 매독도 HIV도 흔치 않지만 발생하기는 한다. 2015년에 새로 HIV 양성 진단을 받은 사람은 221명이었고, 2014년에 매독 진단을 받은 사람은 189명이었다.[44] 풍토병이라고 불러도 과언이 아닌 다른 성 매개 감염병들에 비하면 극히 적은 수다.

HIV와 매독은 피 검사로 확인할 수 있다. 하지만 이처럼 극히 드물기 때문에, 특별히 위험에 노출된 일이 없다면 정기적으로 검사받을 필요는 없다.

클라미디아 감염증

세균성 성 매개 감염병 중 가장 흔한 것은 클라미디아균 감염이다. 노르웨이에서는 2014년에 클라미디아 검사를 받은 사람이 총 29만 2천772명이었고 그중 2만 4천811명이 양성 판정을 받았다. 즉, 8퍼센트가 넘었다![45] 양성 판정이란 클라미디아균이 발견되었다는 것이다. 특히 15~19세 연령 집단과 20~24세 집단의 양성 판정 건수가 다른 모든 연령 집단의 건수를 다 합한 것보다 많았다. 15~19세 집단에서는 여성 피검사자 중 13.6퍼센트가 양성이었고, 남성 피검사자 중에서는 16.1퍼센트가 양성이었다. 20~24세 집단에서는 여성 피검사자의 10.6퍼센트, 남성 피검사자의 16.3퍼센트가 양성이었다. 하지만 검사받지 않는 사람이 많기 때문에, 숨은 감염자는 더 많다고 가정해야 한다.*

양성 판정을 받은 사람 중 다수가, 무려 60퍼센트가 여성이었다. 그렇다고 여성이 클라미디아에 더 많이 감염된다는 뜻은 아니다. 여성이 검사를 더 많이 받는 것뿐이다. 15~19세와 20~24세 집단의 수치에서 보았듯이, 검사를 실제 받는 사람들 중에서는 남성이 양성 판정을 더 많이 받는다. 자신이 클라미디아증에 걸린 걸 모르는 사람은 여성보다 남성이 더 많다는 뜻이다.

남자들은 클라미디아증 검사를 받는 일을 여자들에게 미루고 만에 하나 옛 파트너가 양성으로 판정받으면 자신에게도 전화해 주겠지, 하고 생각하는 것 같다. 이것은 그다지 고상한 전략이 못 되는 데

---

* 국내에서는 2017년 총 1만 178명이 클라미디아증 진단을 받았다. 임질을 제외한 모든 성 매개 감염병이 점점 증가하는 추세이다.

다가 믿을 만한 전략도 못 된다. 설령 당신의 섹스 상대가 음성이더라도 당신은 감염된 상태일 수 있기 때문이다. 성적 접촉으로 인한 감염 가능성이 1백 퍼센트는 아니므로, 둘 다 검사받아야 한다. 그러니 「패러다이스 호텔」의 남성 출연자처럼 콘돔을 안 쓰는 남자들은 정말로 습관을 바꿔야 한다. 당신은 비록 검사를 받았더라도, 새 상대를 만나서 처음 섹스할 때는 콘돔을 쓰는 게 현명하다. 상대도 당신처럼 현명하리라는 보장은 없으니까. 그리고 우리는 챙긴다고 챙겨도 가끔은 콘돔을 잊는데, 엎질러진 물은 어쩔 수 없다. 콘돔 없이 섹스했다면, 검사를 받아 보라.

미코플라스마 감염증과 임질

클라미디아증과 비슷한 두 가지 세균성 질환은 미코플라스마증과 임질이다. 콘돔은 셋 모두를 효과적으로 막아 준다. 임질은 클라미디아증보다 훨씬 드물다. 노르웨이에서는 2014년에 총 682명이 임질 진단을 받았다.* 그중 이성애자 여성은 119명뿐이었지만, 이성애자 여성 임질 감염자는 계속 느는 추세다.[46]

　미코플라스마증은 의사들이 간과하기 쉬운 질환이다. 클라미디아증의 동생이라고 불러도 좋을 만큼 아주 비슷하여, 증상도 같고 후유증도 같은 듯하다. 후유증 이야기는 뒤에서 더 하겠다. 하지만 미코플라스마증은 정기 검사 대상이 아니다. 대개는 환자가 증상이 있을 때만 확인하는데, 그런 경우라도 의사가 미코플라스마증을 떠올리지 못할 때가 있다. 하지만 치료법이 클라미디아증과는 다르기 때문

　　*　국내에서는 2017년 총 2천259명이 임질 진단을 받았다.

에, 병명을 정확히 확인하는 게 중요하다. 만약 당신이 증상이 있는데 클라미디아증 검사에서는 음성이 나왔다면, 의사에게 미코플라스마증 검사를 요청해 보라.

어떤 증상이 나타날까?

클라미디아증, 미코플라스마증, 임질에 공통된 흔한 증상은 냉의 형태가 바뀌거나 양이 느는 것, 소변 볼 때 따끔한 것, 감염 위치에 따라 다르지만 생식기나 요도나 항문이 전체적으로 불편하거나 가려운 것 등이다. 세 세균성 감염병은 모두 자궁목을 공격하므로, 자궁목에 염증이 생겨서 성교할 때 불쾌감이나 통증이 느껴질 수도 있다. 연약해진 자궁목이 압박을 받는 바람에 섹스 도중이나 직후에 피가 좀 비칠 수도 있다. 원인을 모르는 하혈, 특히 섹스와 관련된 하혈에는 늘 주의를 기울여야 한다. 물론 생리나 호르몬 피임제가 원인일 수도 있지만, 만에 하나 성 매개 감염병이나 기타 질환 탓일 수도 있으니 늘 의사를 찾아가 봐야 한다.

하지만 이런 증상이 모두에게 나타나는 건 아니다. 클라미디아증에 감염된 남성 중 절반, 여성 중 3분의 1만이 증상을 겪는다.[47] 미코플라스마증도 증상이 없는 경우가 허다하며, 심지어 임질에 걸리고도 증상이 없는 사람도 있다. 정말 그렇다면, 스스로 알아차리지도 못하는 병을 왜 염려해야 할까? 첫째, 세균성 질환은 감염성이 높다. 콘돔 없이 섹스할 때 클라미디아에 옮을 확률은 20퍼센트다.[48] 둘째, 장기적 손상의 우려가 있다.

세균은 기회만 되면 자궁목을 통과해 올라가서 자궁과 자궁관까지 도달하고, 그곳에서 염증을 일으킬 수 있다. 골반염이라고 불리는 그런 상태는 클라미디아증, 미코플라스마증, 임질 모두가 일으킬 수 있다.[49]* 클라미디아증을 치료하지 않고 둔 사람들 중 10~15퍼센트가 급성 골반염을 일으킨다고 알려져 있다.[50] 염증 때문에 자궁관에 흉터가 질 수도 있는데, 그래서 자궁관이 막힐 수 있고 (여성 난임의 흔한 원인이다) 만성 통증이 발생할 수도 있다.

골반염에 걸리면 보통 몸이 안 좋아진다. 심한 아랫배 통증, 하혈, 열, 냉 증가가 따른다. 통증은 시간이 흘러도 사라지거나 줄지 않고 보통 더 심해진다. 이런 증상은 심각하게 여겨야 하고, 최대한 빨리 의사를 찾아가야 한다. 응급 수술이 필요할 수도 있다.

드문 경우이지만, 골반염에 걸렸는데도 증상이 없을 수도 있다. 그래서 몇 년이 흐른 뒤 불임 검사를 받다가 뒤늦게 발견하는 경우도 있다.[51] 이 때문에라도 섹스 상대가 바뀌었을 때는 정기적으로 검사를 받아 보는 편이 좋다.

클라미디아증, 미코플라스마증, 임질은 모두 항생제로 치료된다. 요즘은 감염자 대부분이 장기적 손상 없이 완벽하게 회복하지만, 항생제 내성이라는 우려스러운 문제가 심해지는 추세다. 특히 미코플라스마균과 임균의 경우가 그렇다. 항생제 내성이란 세균이 특정 종류의 항생제에 내성이 생긴 탓에 그보다 더 강력한 항생제를 투여해야만 없앨 수 있는 상황을 말한다. 그러니 늘 콘돔을 써서 애초에 감

---

* 미코플라스마균이 골반염을 얼마나 많이 일으키는가에 대해서는 전문가들의 의견이 엇갈린다. 이 분야에 관한 연구가 부족하지만, 몇 안 되는 연구들에 따르면 골반염을 일으킬 수 있는 듯하다. 그러니 나중에 후회하느니 미리 조심하는 편이 낫겠다 — 원주.

염되지 않는 게 최선이다.

헤르페스와 HPV

클라미디아증보다 더 흔한 성 매개 감염병은 두 가지가 있다. 헤르페스와 HPV이고, 둘 다 바이러스 감염병이다. HPV는 인간 유두종 바이러스human papillomavirus 라는 뜻이고, 여러 종류가 있다. 어떤 종류는 성기 사마귀를 일으키고, 어떤 종류는 자궁 경부암을 일으킨다. 헤르페스는 입술 포진, 즉 입술 헤르페스와 동일한 병으로 피부에 작은 물집들이 잡히는 병이다.

헤르페스와 HPV는 피부나 점막 접촉으로 전달된다. 감염자가 정확히 얼마나 많은지는 알 수 없지만, 둘 다 광범위하게 퍼져 있는 것만은 분명하다. 감염자가 스스로 감염되었다는 사실을 모르는 경우도 흔하다.

둘 다 증상이 꼭 드러나는 건 아니기 때문에, 스스로 전염성이 있다는 사실을 모르는 사람이 상대에게 감염시키는 경우가 많다. 그래서 예방도 어렵다. 콘돔으로 확실히 예상되는 것도 아닌 듯하다. 남성이 음경 뿌리 부분에 성기 사마귀나 헤르페스가 걸렸다면, 콘돔을 써도 감염 부위까지 다 덮지 못하기 때문에 상대에게 옮길 수 있다.

HPV는 예방 백신이 있다. 백신 중 몇몇 종류는 성기 사마귀를 일으키는 HPV와 자궁 경부암을 일으키는 HPV를 둘 다 예방해 준다(364면을 보라). 성기 사마귀에 걸린 경우, 냉동 요법으로 제거할 수도 있고(액체 질소로 사마귀를 얼려서 떼어 내는 방법이다) 면봉으로 약을 발라서 사라지게 만들 수도 있다. 한마디로 수영장 샤워실에서 사마귀에 옮았을 때 치료하는 방법과 같다. 성기 사마귀는 위험하지 않고, 암과는 무관하다. 사마귀를 일으키는 HPV와 암을 일으키는 HPV는 종류가 다르다.

HPV 감염은 종종 저절로 낫는다. 사마귀도 종종 저절로 사라지지만, 가끔 반복적으로 재발해서 골치를 앓는 사람도 있다.

반면 헤르페스는 한 번 걸리면 몸에서 없앨 수 없다. 일단 몸에 들어온 헤르페스 바이러스는 신경 세포로 침투하여 동면이라도 하는 것처럼 평생 그곳에 머무른다. 그러다 이따금 증상이 발생할 수 있는데, 그 경우 의사에게 항바이러스제를 처방받으면 발생 기간을 줄일 수 있다. 하지만 헤르페스는 위험하지 않고, 증상도 시간이 흐르면 줄어드는 편이다.

성 매개 감염병은 어떻게 예방할까?

HIV, 클라미디아균, 미코플라스마균, 임균은 콘돔으로 막을 수 있다. 하지만 HPV와 헤르페스 바이러스는 피부 접촉으로 전달되므로, 콘돔에 가려지지 않은 부위를 통해 감염될 수 있다.

여성이 오럴 섹스를 받을 때는 러버댐이라는 것을 써서 감염을 막을 수 있다. 러버댐은 라텍스로 된 얇고 투명한 시트로, 그것을 외음부에 덮는다. 그러면 입에서 성기로, 혹은 성기에서 입으로 헤르페스 바이러스 등이 옮는 걸 막을 수 있다. 하지만 러버댐은 그다지 실용적이지 않아서 (구하기도 어렵다. 영국에서는 치과 의사들이 치아 뿌리 수술에 쓰기 때문에 덴탈댐이라고도 부른다) 널리 쓰이지는 않는다. 하지만 원한다면 직접 만들면 된다. 콘돔 끝의 막힌 부분을 잘라 낸 뒤, 원통 모양이 된 것을 길게 잘라 펼치면 투명하고 널찍한 사각형 라텍스 시트가 만들어진다.

검사는 언제 받아야 할까?

스스로 아무 증상을 느끼지 않더라도, 새로운 상대와 콘돔 없이 섹스한 뒤에는 클라미디아증 검사를 받아 보는 게 좋다. 당신과 상대가 둘 다 가급적 관계 초기에 검사를 받아 두는 것도 좋다. 성 매개 감염병은 걸린 지 오래되어도 이상을 못 느끼는 경우가 많기 때문에, 둘 다 클라미디아에 감염되었는데도 모르고 있을 수도 있다. 증상이 없는 경우라면, 병원에서 소변 검사를 받거나 면봉으로 질 혹은 항문에서 채취한 샘플을 검사받는 것으로 충분하다. (만약 콘돔 없이 애널 섹스를 했다면, 항문 검사를 받아야만 감염 여부를 확실히 알 수 있다. 따라서 당신이 항문 검사를 요구해야 한다.)

하지만 만약 증상이 있다면, 의사에게 생식기 진찰을 받아야 할 수도 있다. 이 점은 보통 의사가 결정한다. 소변 볼 때 따끔거리거나, 성기가 가렵거나, 냉에 변화가 있거나, 발진이나 포진이 났거나, 이상한 출혈이 있거나, 그 밖에 다른 이상 징후가 있다면 의사와 꼭 상의하라. 헤르페스나 HPV는 문제가 드러나야만 검사를 실시하는 편이니까.

클라미디아 검사에서 명심할 점은 감염 가능성이 있는 섹스를 한 때로부터 두 주가 지난 뒤 받아야만 결과가 확실하다는 것이다. 달리 말해, 문제의 섹스로부터 두 주 뒤에 받은 검사에서 음성 판정이 나와야만 안심할 수 있다. 물론 그보다 일찍 검사해 볼 수도 있는데, 실제 많은 사람이 두 주가 못 되었을 때 받은 검사에서 양성 판정을 받고 일찌감치 치료를 시작한다. 즉, 두 주가 되기 전에 받은 검사에서 양성 판정이 나왔다면 확실히 클라미디아증에 감염된 것이다. 하지만 일찍 받은 검사에서 음성 판정이 나왔다면, 두 주가 지난 뒤 새로 검사받아서 확인하기 전에는 결과를 확신할 수 없다. 두 주 규칙은 미코플라스마증과 임질에도 똑같이 적용된다.[52]

휴가지의 위험한 섹스와 감염 위험

우리는 지금까지 여러 성 매개 감염병을 소개했지만, 검사에 관해서는 클라미디아증 검사에만 집중해서 말했다. 그러면 다른 질병의 검사는 어떻게 해야 할까? 어떤 여성들은 의사에게 갈 때마다 〈모든 검사를 다 해달라〉고 요청하지만, 그럴 필요는 없다. 의사와 상의해서 어떤 검사를 받을지 고르면 되고, 그 선택은 어떤 성 매개 감염병에 걸렸을 위험이 있는가에 따라 결정된다.

만약 당신이 영국에서 사는 이성애자 여성이고 역시 영국에서 사는 이성애자 남성들하고만 섹스한다면, 가령 휴가차 태국에 놀러갔을 때 그곳 성 노동자와 콘돔 없이 섹스했을 때에 비해 HIV, 매독, 임질 같은 심각한 병에 걸릴 위험은 훨씬 낮다. 당연한 소리다. 영국 이성애자들에게 가장 흔한 성 매개 감염병은 클라미디아증이니, 보통은 그것만 검사하면 충분하다. 추가한다면 임질도 검사하면 좋다.

하지만 만약 해외에 놀러가서 콘돔 없이 섹스했다면, 의사에게 그 사실을 밝혀야 한다. 의사들은 그런 질문을 던지는 걸 곧잘 잊으므로, 먼저 물어보리라고 기대해서는 안 된다. 당신이 태국의 만월 파티 때 영국 남자들하고만 섹스했더라도 역시 검사를 받아 보는 게 좋은데, 그 남자들이 배낭 여행에서 당신 외에 또 누구와 섹스했는지는 모를 일이기 때문이다. 당신이 성병이 만연한 나라를 여행하고 막 돌아온 사람과 섹스한 경우에도 마찬가지다. 그리고 공정을 기하기 위해 밝혀 두자면, 이런 경우는 당연히 태국 여행에만 적용되는 게 아니다. 많은 영국인이 독일, 스페인, 폴란드처럼 성병 감염 패턴이 영국과는 다른 나라에서 감염되어 온다. 그리고 만약 당신이 섹스를 팔거나 샀다면, 당연히 훨씬 폭넓은 검사들을 받아야 한다. 당신이 주사로 약물을 주입한 경우, 혹은 그러는 사람과 섹스한 경우도 마찬가지다.

영국에서는 남성과 섹스하는 남성 집단이 심각한 성병에 걸릴 위험이 가장 높다.* 그런 남성 집단의 임질과 매독 감염률은 이성애자 집단에 비해 훨씬 높다. 따라서 그런 남성들은 검사를 철저히 받아야 한다. 또 명심할 점은 그런 남성들과 섹스하는 여성도 마찬가지라는 사실이다. 당신이 하룻밤 섹스를 했던 상대가 남성들과도 섹스하는 남성이었다면, 여성들하고만 섹스하는 남성이었을 때에 비해 당신의 성 매개 감염병 위험이 더 높다. 우리가 남성과 섹스하는 남성 집단을 지목해서 말하는 것은 무슨 창피를 주기 위해서가 아니다. 그저 엄연한 통계의 문제다.

물론 당신은 여성하고 섹스하든, 남성하고 섹스하든, 남성과 섹스

---

* 우리가 〈동성애자 남성〉 대신 〈남성과 섹스하는 남성〉이라는 표현을 쓴 것은 남성과 섹스하는 남성들 중에는 스스로를 동성애자로 정체화하지 않는 사람도 있기 때문이다. 성적 지향은 어느 성과 섹스하는가 하는 문제와 반드시 일치하지는 않는다 — 원주.

하는 남성하고 섹스하든 운이 좋을 수도 있고 나쁠 수도 있다. 따라서 덜 흔한 감염병들을 검사받아 봐도 해될 건 없겠지만, 위험이 그렇게 높지는 않으니 매번 전부 다 받을 필요는 없다. 자주 검사받고, 위험에 맞게 검사 종류를 고르고, 가급적 늘 콘돔을 쓰면 된다는 것만 기억하라.

헤르페스—내 성생활은 이제 끝장일까?

입술이나 성기에 작고 쓰라린 물집들이 나는 건 절대 재밌는 일이 못 된다. 헤르페스(단순 포진)는 여러분이 생각하는 것보다 훨씬 흔하고 감염성이 높고 귀찮은 데다가 예방이 거의 불가능하지만, 다행히 해롭지 않다. 그런데도 많은 사람들은 성 매개 감염병 중에서도 헤르페스를 제일 겁내는 것 같다.

사람들이 겁내는 건 헤르페스를 뿌리 뽑기가 불가능하기 때문이다. 일단 몸에 들어온 헤르페스 바이러스는 평생 몸속에 남는다. 자연히 이런저런 의문이 떠오른다. 그렇다면 내가 늘 남을 감염시킬 수 있다는 뜻인가? 앞으로 콘돔 없이는 누구와도 섹스할 수 없다는 뜻인가?

만약 안정된 관계를 맺고 있던 두 사람에게 갑자기 헤르페스가 나타난다면, 불신과 불확실성이 피어난다. 누가 누구에게 옮긴 거지? 3년 동안 함께해 온 상대가 당신을 배신했다는 뜻일까?

헤르페스를 둘러싼 낭설과 오해가 많다. 감염된 사람도, 감염될까 봐 걱정하는 사람도 불안해한다.

헤르페스는 피부와 점막에 영향을 미치는 바이러스성 질환이다. 원인이 되는 바이러스는 유형이 살짝 다른 두 가지가 있는데, 1형 단순 헤르페스 바이러스herpes simplex virus 1, HSV-1 와 2형 단순 헤르페스 바이러스HSV-2 다. 헤르페스 바이러스는 키스나 섹스 중에 피부나 점막 접촉을 통해 전달된다. 간접적으로 전달될 수도 있다. 꼬마들이 유치원에서 다른 아이가 갖고 놀던 플라스틱 공룡을 입으로 빨며 놀다가 헤르페스에 걸리는 경우가 전형적이다. 전체 인구의 절반 이상이 유년기에 입에 HSV-1 감염을 겪는다고 알려져 있다.[53]

헤르페스 감염자가 정확히 몇 명인지는 알 수 없다. 하지만 여러분이 가령 부모님에게 남들도 다 게임보이를 갖고 있으니까 당신도 가져야 한다고 주장했을 때와는 달리, 헤르페스의 경우는 진짜 남들도 다 걸려 있다고 말해도 과언이 아닐 것이다. 추측하기로는 전체 인구 중 무려 70퍼센트가 HSV-1에 감염되어 있고 40퍼센트가 HSV-2에 감염되어 있다고 한다. 더구나 실제 감염 인구는 이보다 더 많을 수도 있다. 감염자가 모두 관련 증상을 겪는 건 아니기 때문에, 자신이 감염된 사실을 전혀 모르는 사람이 많을 것이다.

저 수치를 잠시 곱씹어 보자. 그렇다면 감염되지 않은 사람보다 감염된 사람이 더 많다는 뜻이다. 그런데도 사람들은 헤르페스에 감염되면 세상이 끝나는 것처럼 여긴다. 하지만 노르웨이 인구의 70퍼센트 이상이 인생이 망가지거나 두 번 다시 섹스할 수 없게 되는 일은 벌어지지 않았다!

그런데 잠깐. 입술 헤르페스와 성기 헤르페스는 서로 다른 병 아니냐고? 왜 두 가지가 같은 병인 것처럼 말하느냐고? 성 매개 감염병과

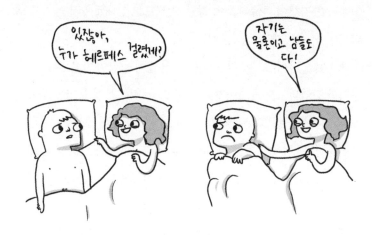

입술에 돋는 포진은 당연히 다른 것 아니냐고?

사실 헤르페스는 어느 부위에 발생하든 다 같은 헤르페스다. 과거에는 HSV-1은 주로 입술 헤르페스를 일으키고 HSV-2는 성기 헤르페스를 일으킨다고 여겼지만, 사실 HSV-1도 성기에 감염되면 성기에서 증상을 발생시킬 수 있고 HSV-2도 입술에 감염되면 입술에서 증상을 발생시킬 수 있다. 항문, 손가락, (운이 정말 나쁘다면) 눈에도 헤르페스가 감염될 수 있다. 하지만 똑같이 성기에 감염되더라도 HSV-1보다는 HSV-2가 증상이 훨씬 더 잦고 심하기는 하다.[54]

요컨대, 성기 헤르페스가 곧 입술 헤르페스이고 입술 헤르페스가 곧 성 매개 감염병이다. 따라서 성기에서 입술로 바이러스가 옮을 수도 있고, 입술에서 성기로 옮는 경우는 더 흔하다. 실제로 요즘 성기 헤르페스에 걸리는 젊은 여성 중 무려 80퍼센트는 오럴 섹스를 받던 중 상대의 입술에서 HSV-1에 옮는 경우다.[55]

자신이 헤르페스에 감염된 사실을 모르는 사람이 많다 보니, 젊은 여성들은 자신이 헤르페스에 걸린 걸 모르는 상대로부터 옮기가 쉽다. 그러면 어떻게 스스로를 보호할까?

헤르페스 바이러스에 감염되면, 며칠 내에 증상이 발생할 수 있다. 하지만 감염되고도 증상이 없는 경우도 흔하다. 몸에 들어온 헤르페스 바이러스는 감염 부위 피부의 신경 세포를 찾아가서 그 속에 파묻힌다. 흡사 겨울잠 자는 곰처럼 잠들어 그곳에서 우리의 일생 내내 머무른다. 그런데 이따금 그 바이러스가 신경을 타고 올라와서 피부 표면으로 나올 때가 있다. 그러면 증상이 또 한 번 발생한다. 지난번과 같은 자리에 또 물집이 생기는 것이다. 하지만 잠복 발병도 가능하다. 바이러스가 피부로 올라와도 겉으로 드러나는 증상은 없는 경우다. 눈에 보이지 않는 곰이 겨울잠에서 깨어나 어슬렁거리는 것과 비슷한 상황이다.

눈에 보이는 발병이 일어날 경우, 성기나 입술 피부가 따끔거리고 화끈거리기 시작하다가 작은 물집이 돋는다. 물집은 여러 개가 한데 뭉치는 형태로 돋는다. 며칠이 흐르면 물집은 다 마르고, 그 자리에 대신 딱지가 앉는다. 딱지도 곧 떨어져 나간다.

보통 첫 번째 발병이 제일 심하다. 이것을 일차 발병이라고 부르는데, 어떤 사람들은 몹시 아플 수도 있다. 열이 나고, 성기가 너무 따가워서 소변보기가 힘들 수도 있다. 늘 그렇듯이, 문제가 뭔지 모르는데 심한 증상이 나타날 때는 반드시 의사를 찾아가 보라. 일차 발병은 후속 발병보다 보통 더 길게 간다. 1~2주 동안 물집이 계속 나고, 딱지도 3~4주가 지나야 완전히 사라진다.[56] 일차 발병이 이처럼 격렬하다면, 다음번 발병 때는 이만큼 심하진 않으리라는 사실에 위안

받길 바란다. 그것도 다음번 발병이 있을 때의 이야기다.[57] 첫 발병 후 더 이상 발병을 겪지 않는 사람도 많다.

발병을 또 겪는다면, 늘 지난번과 같은 자리에 발생할 것이다. 발병은 세월이 흐를수록 보통 뜸해진다. 헤르페스를 근절하는 약은 없지만, 발병이 임박한 듯 느껴질 때 의사를 찾아가면 증상을 완화해 주고 발병 기간을 단축해 주는 약을 처방받을 수 있다. 매년 몇 번씩 발병할 만큼 문제가 심하다면, 약을 더 오래 써서 증상을 억제하는 방법도 있다.

발병은 면역력이 약해졌을 때 벌어지곤 한다. 입술 헤르페스를 흔히 〈감기 물집〉이라고 부르는 것이 이 때문이다. 감기에 걸렸을 때처럼 몸이 약해졌을 때 바이러스가 발병하기 쉬운 것이다. 그 밖에도 스트레스, 생리, 햇빛 등이 발병을 촉진할 수 있다. 피부가 속옷에 쓸렸을 때, 혹은 왁싱이나 면도를 했을 때처럼 자극이 가해졌을 때도 그렇다.

HPV와는 달리 헤르페스에는 예방 백신이 없다. 하지만 필요하지도 않다. 헤르페스 바이러스는 그 자체가 스스로에 대한 백신처럼 기능하기 때문이다. 당신이 헤르페스에 한 번이라도 걸렸다면, 가령 어려서 걸린 적 있다면, 이후에는 평생 같은 부위는 물론이고 다른 부위에도 똑같은 바이러스는 걸리지 않는다. 예전에 걸렸던 바이러스 때문에 몸의 면역 반응이 활성화되어, 똑같은 바이러스가 다시 들어오면 금세 알아보고 그것이 다른 신경 세포에 정착하는 걸 막는다. 즉, 한 가지 헤르페스 바이러스에는 딱 한 군데만 감염될 수 있다. 만약 당신이 입에 바이러스가 감염되었다면, 성기에 똑같은 바이러스가 감염될 일은 없다. 거꾸로 성기에 감염되면 입에는 감염되지 않는다.

하지만 앞서 말했듯이, 헤르페스 바이러스는 두 종류가 있다. 만약 당신이 HSV-1에 감염된 적 있다면, HSV-2에 대한 예방은 기대할 수 없다. 따라서 이론적으로는 서로 다른 두 부위에 두 헤르페스 바이러스가 각각 감염되는 것도 가능하지만, 실제로는 두 유형 사이에도 약간의 교차 예방 능력이 있다. HSV-1에 감염된 적 있다면 다음에 HSV-2에 감염되더라도 증상이 약하거나 아예 없는 경우가 많다는 뜻이다.

이처럼 헤르페스 바이러스 자체가 백신처럼 기능하므로, 당신이 스스로를 더 감염시킬 순 없다. 성기에 헤르페스가 걸렸다면 그 바이러스가 몸의 다른 부위로 옮지는 않는다는 뜻이다. 하지만 조심하라! 이것은 면역계가 제대로 활성화한 뒤에만 해당되는 말이다. 면역계가 헤르페스를 알아보고 공격을 준비하는 데는 시간이 좀 걸리기 때문에, 실제로는 한 유형의 헤르페스가 처음 발병했을 때 스스로 다른 부위에 감염시키는 게 가능할 수도 있다. 그러니 첫 발병을 겪을 때는 손 씻기와 위생에 엄청나게 신경 써야 한다. 바이러스가 묻은 손으로 눈을 비벼서는 안 된다. 절대!

첫 발병 때 스스로 다른 부위에 더 감염시킬 수는 없더라도, 다른 사람을 감염시킬 수는 있다. 우리가 헤르페스에 관해서 제일 자주 받는 질문도 〈내가 언제 남을 감염시킬 수 있나요?〉다. 성기 헤르페스 감염자는 당연히 남들을 감염시킬까 봐 걱정한다. 그런데 언제 안전할까? 사람들은 또 약으로 치료하면 남을 감염시키지 않을 수 있는지 궁금해하고, 섹스해서는 안 되는 시기가 있는지 궁금해한다.

답은 이렇다. 바이러스가 피부와 점막 접촉으로 전달되려면, 일단 바이러스가 당신의 피부나 점막에 있어야 한다. 하지만 헤르페스는 보통 몸속 깊은 곳의 신경 세포에 잠들어 있으므로, 평소에는 남을 감염시킬 위험이 없다. 바이러스가 신경 밖으로 나와서 피부로 올라 왔을 때, 그때만 남을 감염시킬 수 있다. 즉, 당신이 발병했을 때만 가능하다. 남을 감염시킬 위험은 바이러스가 피부로 올라오는 시기인 발병 전 일주일과 발병 도중에 가장 높다. 물집에는 바이러스가 꽉 차 있다. 그러니 곧 발병할 것 같은 느낌이 들면, 섹스를 삼가는 것이 현명하다. 보통 물집이 돋기 며칠 전부터 심상찮은 느낌이 든다. 하지만 발병이 임박한 것 같다는 느낌을 일주일 전부터 확실히 알기는 어려울 때가 많다.

게다가 잠복 발병도 있다. 바이러스가 피부에서 돌아다니는데도 당신은 아무것도 느끼지 못하고 물집도 생기지 않는 경우다. 하지만 남을 감염시킬 수는 있다. 그렇다면, 당신이 평소에는 남을 감염시킬 위험이 없겠지만 그럼에도 불구하고 언제든 감염시킬 수도 있다는 말이다. 남을 감염시킬 위험이 절대로 없다고 확신할 수 있는 시기는 없는 것이다. 안전한 시기란 없다. 당신은 속으로 이렇게 외칠지도 모른다. 〈그렇다면 총체적 위기잖아요!〉 남을 감염시키지 않는다고 확실히 말할 수 없다니, 아마 감염자들이 가장 어려워하는 문제가 이 점일 것이다. 하지만 다시 생각해 보라.

당신이 성기에 HSV-1를 갖고 있다고 하자. 그런데 이제 새로운 상대와 섹스하고 싶다. 이때, 상대도 이미 성기에 HSV-1 감염을 겪은 뒤라서 자신도 모르는 사이에 보호력을 갖추고 있을 확률이 70퍼센트나 된다. 이것만 해도 위험이 극적으로 낮아지지 않는가? 게다가 만약 상대가 입술에 헤르페스를 앓은 적 있다면, 그때도 당신이 상대를 감염시키지 않을 게 거의 분명하다. 입술 헤르페스는 대체로 HSV-1 탓이기 때문이다. 요컨대, 상대가 성기에든 입술에든 이미 HSV-1를 겪은 적 있다면 당신 때문에 새로 감염될 위험은 없다.

아니면 이렇게 생각할 수도 있다. 어차피 대부분의 사람이 언젠가는 헤르페스에 감염될 테니까 괜찮다고. 당신이 감염시키지 않더라도, 상대는 나중에 다른 사람에게 감염될 수 있다. 그리고 헤르페스는 무해하다. 감염된 사람도 그 사실을 알아차리지 못할 때가 많을 만큼.

안정된 관계에서 발생한 헤르페스

마지막으로, 좀 더 까다로운 경우를 생각해 보자. 안정된 관계를 맺고 있는 두 사람에게 헤르페스가 발생한 경우다. 당신도 파트너도 과거에 헤르페스 물집을 겪은 적이 한 번도 없다고 하자. 입술에도 성기에도. 두 사람은 3년 동안 함께하면서 환상적인 관계를 유지해 왔다. 그러던 어느 날 일이 터졌다. 당신의 성기에 헤르페스 물집이 돋기 시작한 것이다. 당신은 최악의 상황을 상상한다. 〈난 딴 사람과 잔 적 없잖아. 그러니까 그이가 그랬다는 거 아냐?〉

하지만 이제 여러분도 알듯이, 헤르페스 바이러스를 갖고 있는 사람이 그 사실을 반드시 깨닫고 있는 건 아니다. 감염되면 반드시 물집이 생기는가 하면, 그것도 아니다. 당신은 예전부터 헤르페스를 갖고 있었지만 그동안 겉으로 드러나는 증상이 없었을 수도 있다. 혹은 상대가 예전에 잠복 발병을 했을 때 그에게서 옮았을 수도 있다. 한마디로, 이 때문에 상대의 배신을 상상할 필요는 없다! 벌써 여러 번 말했듯이, 헤르페스는 매우 흔한 데다가 감염자가 감염 사실을 꼭 안다는 법도 없다. 그런데도 우리는 커플 중 한 명이 헤르페스 발병을 겪고서 상대가 배신한 게 틀림없다고 몰아붙이는 바람에 관계가 망가지는 사례를 자주 목격했다. 물론, 실제로 배신이 관여했을 수도 있다. 그렇더라도 헤르페스는 아무 증거가 되지 못한다. 상대를 의심할 만한 다른 이유가 있지 않은 한, 헤르페스만으로 의심의 씨앗을 심어서는 안 된다.

여러분이 파트너에게 성 매개 감염병을 옮기지 않으려고 애쓰는 건 책임감 있는 행동이다. 그것이 클라미디아증 이야기라면, 우리도 칭찬을 아끼지 않을 것이다. 하지만 헤르페스 이야기라면, 우리는 슬플 따름이다. 헤르페스 때문에 섹스를 꺼리는 건 불필요한 일이다. 헤르페스는 HIV가 아니다. 둘 다 바이러스성 질환이고 근절할 수 없는 점도 같지만, 그래도 다르다. 헤르페스는 무해하다. 성기 헤르페스에 걸려도 세상이 끝나는 건 아니다. 당신은 수많은 감염자 중 한 명일 뿐이다. 정말로 다수 감염 인구 중 한 명일 뿐이다. 당신이 헤르페스 때문에 이후 무슨 심각한 문제를 겪을 확률은 아주 낮다. 문제를 겪더라도, 시간이 흐르면 대부분 사라진다. 만에 하나 당신이 발병을 연거푸 겪는 소수의 불운한 집단에 속하더라도, 증상을 치료할 방법이 있다.

극심한 가려움증과 상한 생선 냄새—
누구나 틀림없이 살면서 한 번은 겪을 생식기 문제들

가랑이 사이가 심상치 않다. 그곳이 빨갛고 이상한 냄새가 난다. 혹은 너무 가려워서 잠을 이루지 못할 정도다. 이런 증상을 일으키는 칸디다 질염(질 곰팡이균 감염증)과 세균성 질염은 성 매개 감염병이 아닌 질병 중 생식기에서 가장 흔히 발생하는 문제다. 대부분의 여성은 살면서 둘 중 하나를, 혹은 둘 다를 겪는다. 둘 다 무해하지만, 엄청나게 성가실 수도 있다. 여러분도 아마 틀림없이 이 문제를 겪을 테니, 좀 더 자세히 살펴봐도 좋을 것이다.

세균이나 곰팡이균이라는 말에서는 보통 부정적인 상상이 떠오르고, 비누와 곰팡이균 제거제를 찾고 싶어진다. 여러분도 행주의 세균은 눈 깜박할 사이에 증식한다는 말을 들었을 테고, 습한 지하실 벽에 곰팡이가 퍼진 모습을 보았을 것이다. 그러니 진저리 낼 만도 하지만, 사실 미생물이라고 해서 다 해로운 것은 아니다.

어떤 세균은 인체의 기능에 꼭 필요하다. 가령 장 속의 세균들은 소화를 돕는다. 우리 몸에는 사실 체세포 수보다 열 배 더 많은 세균들이 있지만, 그렇다고 해서 우리가 아픈 건 아니다.

외음부와 질의 점막에도 미생물이 산다. 그것들을 통칭하여 생식기의 정상 세균총이라고 부른다. 정상 세균총은 외부에서 들어온 미생물과 싸우는 면역계를 지원함으로써, 그리고 질 환경을 건강하게 유지함으로써 질을 지킨다. 기억하겠지만 질은 스스로 청소할 줄 안다. 그래서 비누나 특히 질 세정제로 정상 세균총을 씻어 내면 오히려 자연 보호력이 사라진다.

질내 정상 세균총의 구성은 인생의 시기에 따라 달라진다. 사춘기 이전과 폐경기 이후에는 정상 세균총이 주로 피부 세균과 장 세균으로 구성된다. 하지만 가임기에는 몸이 에스트로겐의 영향을 받는데, 에스트로겐은 질 점막을 두껍게 만들고 그에 따라 정상 세균총도 그 환경에 맞게끔 달라져서 인체 다른 부위의 세균총과는 다른 구성을 갖게 된다.

가임기 여성의 정상 세균총은 주로 다양한 종류의 젖산균(유산균)으로 구성된다. 이 균들은 에스트로겐을 영양소로 삼아서 생존하고, 이름대로 요거트에서 나는 것 같은 시큼한 맛이 나는 젖산을 생성한다. 그래서 질은 약 pH 4.5의 산성을 유지하고, 해로운 세균은 대개 산성 환경에서 잘 살지 못하기 때문에 덕분에 그런 세균들이 서식하기 힘든 조건이 갖춰진다. 정상 세균총에는 그 밖에도 다른 세균들도 좀 있고, 곰팡이균의 일종인 효모균과 바이러스도 좀 있다.[58] 이 모든 미생물들이 하나의 서식지와 영양소를 놓고 경쟁하지만, 종류가 워낙 많기 때문에 어느 하나가 압도적 우위를 차지하진 않는다. 면역계의 활동에 더하여, 여러 종류의 미생물들끼리 서로를 견제하는 데서 보호력이 생기는 셈이다. 하지만 이 정상 세균총의 균형이 깨지면, 그때는 문제가 발생할 수 있다.

칸디다 질염

칸디다 질염부터 살펴보자. 전체 여성의 약 20퍼센트는 칸디다 알비칸스라는 곰팡이균의 일종인 효모균을 질내 정상 세균총에 갖고 있다.[59] 항문에 이 곰팡이균이 있는 여성도 많다. 그 경우 서식 조건이 갖춰진다면 항문에 있던 균이 질로 옮겨 올 수도 있다. 임신부의 무려 50퍼센트가 질에 이 균이 있다.[60] 칸디다 알비칸스는 에스트로겐을 좋아하고, 임신했을 때는 몸에 에스트로겐이 넘치기 때문이다. 칸디다 알비칸스는 대부분의 칸디다 질염을 일으키는 원인균이다.

그런데 잠깐, 효모균이라니, 빵을 발효시킬 때 넣는 균 아닌가? 거의 비슷하다! 슈퍼마켓에서 파는 효모균과 같은 종류는 아니지만, 그래도 비슷하다. 실제로 2015년 11월에는 칸디다 질염에 걸린 한 여성이 그 균을 써서 빵을 만드는 데 성공함으로써 인터넷에서 센세이션을 일으켰다.[61] 그는 딜도를 써서 자신의 냉을 소량 받아 낸 뒤 그것으로 사워도를 발효시켰다. 반죽은 멋지게 부풀었고, 그는 그 반죽으로 빵을 구워서 먹었다. 본인의 말을 빌리자면 〈끝내주게 맛있었다〉고 한다.

당신이 평소에도 질에 칸디다균이 있는 20퍼센트의 인구에 해당하더라도, 그것이 칸디다 질염에 걸렸다는 뜻은 아니다. 칸디다균이 점막에 염증을 일으키는 상황만을 칸디다 질염이라고 부른다. 그러니 만약 칸디다 질염에 걸리면, 당신도 이상을 느낄 것이다.

질 칸디다증, 질 효모 감염증이라고도 부르는 이 감염증은 질 내부뿐 아니라 소음순에도 영향을 미칠 수 있다. 성기가 심하게 가렵고, 따갑거나 화끈거릴 수도 있다. 성교할 때 아플 수도 있고, 소변볼 때 외음부가 따끔할 수도 있다. 감염된 점막은 빨갛게 붓는다. 어떤 여성들은 코티지치즈와 비슷하다고 묘사되는 희고 덩어리진 냉이 나오는데, 그보다 묽게 나오는 경우도 있다.

여성이 칸디다 질염에 걸렸을 때 남성 파트너도 음경에 발진이나 가려움증 같은 증상이 발생할 수 있다. 그렇다고 해서 칸디다 질염이 성 매개 감염병이라는 말은 아니다. 칸디다 질염이 있어도, 그리고 혹시 치료를 받는 중이라도 섹스해도 괜찮다. 남성의 증상을 따로 치료할 필요는 없다. 여성이 나으면 남성의 증상도 사라진다.

칸디다 질염은 워낙 흔하기 때문에, 어느 약국에서나 처방전 없이 치료제를 살 수 있다. 치료제는 종류도 많고, 모두 잘 듣는다. 연고도 있고, 질정(페서리)도 있고, 경구 항진균제 알약도 있다. 질정을 쓴다면, 자기 전에 삽입하여 밤새 효과가 나도록 하는 게 좋다. 낮에 삽입하면 약이 금세 녹아 팬티로 흘러 나가기 쉽다. 생리 중일 때는 피하는 편이 낫다. 해로워서 그런 건 아니고, 생리혈 때문에 약이 쉽게 쓸려 나가기 때문이다. 연고를 쓴다면, 소음순에 얇게 펴바르되 앞쪽 음핵에서 뒤쪽 항문까지 빠짐없이 발라야 한다.

칸디다 질염 치료제를 구하기가 쉽다 보니, 많은 여성들이 이와 비슷한 증상을 겪으면 재깍 칸디다 질염으로 자가 진단하고 치료제를 쓴다. 문제는 가렵다고 해서 다 칸디다 질염은 아니라는 점이다! 성기가 가려울 때 칸디다 질염일 확률은 50퍼센트밖에 안 된다.[62] 다양한 생식기 질환이 엇비슷한 증상을 일으킬 수 있다. 그래서 우리는 여러분이 뭔가 새로운 증상을 겪기 시작했다면 반드시 의사를 찾아가 보라고 권한다. 가려움증과 냉의 변화는 다른 어떤 질환으로도 생길 수 있는 막연한 증상이다. 이를테면 클라미디아증이나 임질 같은 성 매개 감염병 때문일 수도 있는데, 이런 질환이라면 가급적 빨리 진단받는 게 좋다. 다양한 유형의 습진을 비롯하여 생식기 피부를 가렵게 만드는 다른 문제도 많다. 가끔은 속옷에 남은 세제 때문에,

혹은 가향 비누나 여성 생식기 전용 물티슈 때문에 문제가 생기기도 한다.

그리고 대부분의 여성은 칸디다 질염과 다른 문제들을 잘 구별하지 못한다. 이전에 칸디다 질염에 걸려 본 여성이라도 마찬가지다. 칸디다 질염 자가 진단이 옳은 경우는 셋 중 하나 꼴에 불과하다.[63] 그런데도 의사를 찾아가지 않고 처방전 없이 살 수 있는 치료제에 의존하면, 증상이 개선되지도 않으면서 무의미하고 부정확한 조치만 남발하게 된다. 항진균제를 남용하느라 정확한 진단을 받는 시간이 늦어지면 그 때문에 다른 증상이 추가로 생길 수도 있다. 심지어 항진균제 남용 자체가 점막을 자극하여 칸디다 질염과 비슷한 증상을 일으킬 수도 있다. 요컨대, 진짜 칸디다 질염인지 확인하기 위해서 의사를 찾아가는 것은 절대 멍청한 짓이 아니다. 최소한 문제가 처음 발생했을 때나 증상이 자꾸 재발할 때는 꼭 찾아가라.

칸디다 질염으로 진단받고 항진균제를 쓰기 시작했다면, 의사나 약사의 지시를 정확히 따라야 한다. 문제가 사라졌더라도 약을 끝까지 다 써야 한다. 증상이 사라진 뒤에도 최소한 이틀 더 연고를 쓰라. 약을 일찍 끊으면, 감염이 좀 남았다가 금세 다시 기승을 부릴 우려가 있다.

칸디다 질염은 흔하다. 전체 여성 4명 중 3명은 평생 한 번은 겪는다. 하지만 왜 생기는 걸까? 그 답은 뭐라고 꼭 집어 말하기 어렵다. 단 어떤 조건에서 여성이 칸디다 질염에 취약한지는 안다. 많은 여성이 항생제를 복용한 뒤에, 혹은 성기를 너무 자주 씻은 뒤에 칸디다 질염에 걸린다. 비누와 항생제는 둘 다 성기를 건강하게 지켜 주는 정상 세균총을 씻어 내니까 그럴 만하다. 에스트로겐도 관련이 있다. 사춘기 이전과 폐경기 이후의 여성은 에스트로겐의 영향을 받지 않기 때문인지 칸디다 질염을 거의 겪지 않지만, 임신부들은 자주 겪는다. 칸디다 질염은 또 생리 주기 중 특정 시점에 유난히 자주 나타난다. 주로 생리 직전에 나타나는데, 이 점에서 뒤에서 이야기할 세균성 질염과 다르다.

당뇨가 있는 여성도 칸디다 질염에 취약하다. 혈당을 제대로 관리하지 못하면 더 그렇다. 또 성생활을 활발하게 하는 여성일수록 칸디다 질염을 겪기 쉽고, 섹스를 한 달에 여러 번 하는 여성일수록 좀 더 취약하다.

칸디다 질염이 싹 사라지지 않고 장기적으로 문제를 일으키는 경우도 있다. 그때는 일상생활에 큰 지장을 준다. 전체 여성의 약 3~5퍼센트가 1년에 네 번 이상 칸디다 질염을 겪는다.[64] 당신이 그런 경우라면, 의사에게 꼭 말하기 바란다. 의사는 적절한 검사 후 약국에서 구할 수 있는 것보다 더 강력한 항진균제를 처방해 줄 수도 있다.

안타깝게도, 칸디다 질염을 효과적으로 예방하는 방법은 알려지지 않았다. 하지만 인터넷에서나 병원에서나 민간 요법은 잔뜩 들을 수 있다. 한 가지 흔한 조언은 프로바이오틱스 유산균 알약을 복용하거나 생균이 든 요거트를 많이 마셔서 질에 젖산균을 보충하라는 것이다. 하지만 이 요법의 효과는 증명된 바 없으므로, 요거트를 엄청 좋아하는 사람이 아니고서는 아마 돈 낭비일 것이다.[65]

그 밖에도 일반적인 조언은 칸디다균이 축축하고 따뜻한 환경을 좋아하니까 성기를 가급적 건조하게 유지하라는 것이다. 즉, 합성 섬유로 된 속옷과 꽉 끼는 바지를 피하고 팬티라이너는 꼭 필요할 때만 쓰라는 것이다. 통풍이 잘되는 면 속옷을 입어야 하고, 바람이 잘 통하도록 옷을 벗고 자는 것도 좋다. 이 방법들도 과학적으로 효과가 입증된 건 아니지만, 칸디다 질염으로 고생하는 사람이라면 시도해 볼 만하다. 돈이 안 드는 데다가 부작용도 없으니까.

세균성 질염

칸디다 질염 못지않게 흔한 또 다른 문제, 세균성 질염을 살펴보자. 여성 성기의 냄새를 생선 냄새에 비유하는 걸 — 새우 파티니, 생선 타코니 하는 식으로 — 들어 본 적 있는가? 건강한 성기에서는 생선 냄새가 나지 않지만, 만약 그런 냄새가 난다면 아마 세균성 질염 탓일 것이다.

세균성 질염은 질내 정상 세균총이 교란되어 발생하는 문제다. 몸에 이로운 젖산균은 줄고 문제를 일으킬 수 있는 다른 균들이 늘어난 탓이다. 젖산균은 질을 산성으로 건강하게 유지하는 역할을 한다. 따라서 세균성 질염에 걸리면 질의 산성이 떨어져, 좀 더 알칼리성을 띠게 된다. 의사가 세균성 질염인지 아닌지 확인하러 온 환자에게 우선 질의 pH(산성도)를 재보는 게 이 때문이다.

어느 한 종류의 세균이 세균성 질염을 일으키는 건 아니다. 전체 상태의 균형이 문제다. 그중에는 원래 질에서 사는 세균도 있고, 몸의 다른 부위에 살던 세균도 있다. 그런 세균들이 수가 갑자기 너무 많아졌을 때, 혹은 갑자기 질로 옮겨 왔을 때 문제가 되는 것이다.

대부분의 전문가들은 여성이 성생활을 시작해야만 세균성 질염에 걸린다고 본다. 세균성 질염 위험은 또 섹스 상대의 수가 많을수록 높아지고, 콘돔을 사용하면 낮아진다고 본다. 이것은 남성과 섹스하는 여성뿐 아니라 여성과 섹스하는 여성도 마찬가지다. 아무튼 섹스 상대가 많을수록 세균성 질염 위험은 커진다.[66] 그렇다면 세균의 일부가 섹스 상대에게서 온다는 뜻인 것 같은데, 그러면 세균성 질염이 성 매개 감염병이라는 뜻일까? 그렇진 않다. 세균성 질염은 클라미디아증처럼 어느 한 종류의 유해한 감염성 세균 탓에 발생하는 문제가 아니라 여러 종류의 세균들 때문에 발생하는 문제임을 명심하자. 앞서 말했듯이, 모든 사람은 제각기 독특한 정상 세균총 구성, 달리 말해 균형을 갖고 있다. 그러니 당신만의 독특한 정상 세균총에 그와는 내용물이 좀 다른 타인들의 정상 세균총이 좀 들어와서 섞였다고 보면 된다. 요리사가 너무 많으면 수프를 망치듯이, 그러면 정상 세균총의 균형이 깨진다.

섹스 상대가 여러 명이 아니라도 세균성 질염에 걸릴 수 있지만, 그래도 섹스는 해야 걸린다. 세균성 질염은 무해하므로, 안정된 관계를 맺고 있는 상대를 보호하겠다고 굳이 콘돔을 쓸 필요는 없다. 치료받는 도중에 섹스를 삼갈 필요도 없다. 섹스 상대가 여러 명이라면 늘 콘돔을 쓰는 게 좋지만, 그것은 성 매개 감염병을 예방하기 위해서지 세균성 질염 때문은 아니다.

상한 생선 냄새라고 묘사되는 독특한 냄새 외에도, 세균성 질염에 걸리면 평소보다 냉이 는다. 아주 묽고 회색을 띤 냉이 나오고, 속옷을 하루에 여러 번 갈아입어야 할 때도 있다. 냄새가 너무 심해서 겉옷을 뚫고 풍기는 경우도 있다. 생선 냄새가 간헐적으로만 날 때도 있다. 아니면 질로 섹스한 뒤 혹은 생리 중이나 생리 후에만 더 심해지는 경우도 있다. 그렇다면 생리와 섹스가 세균성 질염의 원인이라는 뜻일까? 아니다. 다만 생리혈과 정액이 이미 있던 세균성 질염의 증상을 악화시킬 수는 있다.

냄새는 성기의 알칼리성이 강해질수록 심해진다. 그러니 질에서 젖산균이 적어질수록, 혹은 알칼리성 물질이 많아질수록 심할 것이다. 그런데 혈액과 정액은 둘 다 질보다 알칼리성이 강한 물질이고, 따라서 생선 냄새를 악화시킬 수 있다. 만약 생리 후나 섹스 후에만 생선 냄새가 난다면, 세균성 질염이 원래 있었지만 심한 증상은 없다가 질내 환경의 산성도가 떨어지자 증상이 격화한 것일지도 모른다.

이렇게 설명하니까 세균성 질염을 알아차리기가 쉬울 것 같지만, 사실 세균성 질염도 칸디다 질염처럼 증상만으로 정확히 자가 진단하기는 어렵다. 그리고 간혹 가려움증을 유발하기 때문에, 칸디다 질염으로 착각할 수 있다. 냉 변화는 여러 성 매개 감염병의 흔한 증상인 데다가, 어쩌면 여러 문제를 동시에 겪고 있을지도 모른다. 생식기 문제들은 증상이 엇비슷해서 구별하기가 늘 까다롭다. 그러니 생식기가 평소와 다르게 느껴진다면, 늘 의사에게 진료를 받아 보라. 냉이 변했거나, 성기가 가렵거나, 따끔한가? 의사를 찾아가라.

성기에서 상한 생선 냄새가 나면 더러워서 그런가 보다 하고 생각하는 사람이 많다. 하지만 세균성 질염에 걸렸다고 해서 생식기가 더럽다는 뜻은 아니다. 오히려 냄새를 없애겠노라고 열심히 씻으면 문제가 악화된다. 질의 산성을 지켜 주는 좋은 세균들이 씻겨 나가기 때문이다. 세균성 질염은 가만 두어도 저절로 사라지지만, 그래도 약을 처방받는 것이 더 좋다. 세균성 질염은 세균 때문에 생기는 질환이므로, 항생제나 항균제를 처방받을 것이다. 젖산균이 들어 있어 질 환경을 개선해 준다는 질정도 구입할 수 있지만, 아쉽게도 그런 요법이 효과가 있다는 연구 결과는 없다.

소변보는 게 아플 때

요로 감염에 걸리면 소변볼 때 철조망을 누는 것 같다고 묘사하는 건 괜한 말이 아니다. 요로 감염은 정말 불쾌한데, 우리는 여성이라서 더 취약하다. 일단 요도가 짧은 것이 문제다. 항문과 요도구가 가까이 있는 것도 문제다. 항문에 있는 세균들은 제자리에 있는 게 제일 좋지만, 우리가 세균이 돌아다니지 못하도록 담을 쳐서 막을 순 없는 노릇이다. 그래서 항문의 장 세균은 요도구로 쉽게 옮겨 오는데, 그 랬다가 요도를 타고 올라가서 요도와 방광 안쪽 점막에 자리 잡곤 한다. 그러면 그 지점에 염증이 발생한다.

요로 감염에 걸리면 스스로 알 수 있다. 오줌 눌 때 아프기 때문이다. 꼭 철조망을 누는 것처럼 따끔따끔하고 화끈거린다. 특히 오줌이 끝나 갈 때 제일 아픈데, 방광이 속을 다 비운 터라 내벽끼리 맞부딪히기 때문이다. 또 요의를 자주 느끼겠지만 소변량은 적을 것이다. 소변에서 이상한 냄새가 날 수도 있고, 피가 좀 섞여 나올 수도 있다.

젊은 여성들이 걸리는 요로 감염은 거의 대부분이 — 약 95퍼센트가 — 단순성 감염이다.[67] 감염이 그다지 위험하지 않고, 따라서 간단한 치료로 충분하거나 아예 치료가 필요 없는 상황이라는 뜻이다. 과거에는 모든 요로 감염 환자에게 항생제를 처방하곤 했다. 가만 놔두면 감염이 콩팥까지 확산되어 콩팥 깔때기염(신우신염)을 일으킨다고 믿었기 때문이다. 하지만 요즘은 많은 나라에서 항생제 처방을 삼가는 추세다. 어차피 대부분의 요로 감염은 항생제를 복용하지 않아도 물을 많이 마시고 필요하면 진통제를 먹으면서 며칠만 두면 저절로 낫는다.

물론 증상이 악화할 때는 주의를 기울여야 한다. 열이 나거나 통증이 심해지면, 특히 통증이 등 쪽으로 올라오면 당장 의사에게 가야 한다. 필요하다면 응급실이라도 찾아가라. 그것은 세균이 콩팥 깔때기염을 일으켰다는 증후일 수 있고, 그러면 콩팥이 망가질 위험이 있다.

한편 임신부라면, 요로 감염을 늘 진지하게 여겨야 한다. 임신부의 경우에는 자동적으로 복잡성 감염으로 분류되고, 특수 항생제를 처방받게 된다. 요로 감염이 빈번히 발생하는 경우도 복잡성 감염으로 분류된다. 이 경우에는 정확히 어떤 세균이 문제인지 조사해 봐야 할 수도 있고, 감염에 취약하도록 만드는 기저 질환이 있는지 확인해 봐야 할 수도 있다. 그러나 어떤 여성들은 조사해 봐도 이유가 밝혀지지 않는 채 요로 감염을 거듭 겪는다. 그런 여성들은 아마 요로 점막의 면역 반응이 좀 특수한 데가 있어서 세균이 정착하기가 쉬운 게 아닐까 생각된다.

많은 여성이 요로 감염을 피할 방법을 간절히 찾고 있다. 지난 수백 년 동안 인기리에 사용되어 온 민간 요법은 크랜베리 주스 혹은 알약이다. 크랜베리에는 세균이 방광 점막에 붙지 못하도록 막아 주는 물질이 들어 있다는 것이다. 하지만 권위 있는 의학 정보 센터인 코크런 라이브러리Cochrane Library가 기존 연구들을 검토한 바에 따르면, 크랜베리에 예방 효과가 있다는 증거는 없다.[68]* 하지만 당신이 크랜베리 주스를 좋아한다면, 굳이 끊을 건 없을 것이다. 부작용도 없으니까. 또 다른 조언은 물을 많이 마셔서 요로를 씻어 내라는 것, 요의가 느껴지면 당장 방광을 비우라는 것, 그리고 당연하지만 대변을 본 뒤에는 항상 몸 앞쪽에서 뒤쪽으로 항문을 닦으라는 것이다.

연구자들이 확실히 아는 사실도 있다. 섹스가 요로 감염 확률을 높인다는 사실이다. 섹스 중에는 성기가 축축해지기 마련이고, 그래서 세균이 여기저기 옮겨 다니기가 쉬워진다. 더구나 성기끼리 비비고 쑤시고 하다가 세균을 엉뚱한 구멍에 쑤셔 넣기도 한다. 30세 미만의 여성들은 섹스 후 이틀 동안 요로 감염 위험이 평소보다 60배나 높다고 알려져 있다.[69]

여러분도 아마 섹스 후 바로 소변을 보면 나중에 성가시게 따끔거리는 일이 적어진다는 조언을 들어 본 적 있을 텐데, 실제로 좋은 조언이다. 섹스 후 바로 소변을 보면, 혹시 장 세균이 요도로 올라갔더라도 그것이 점막에 침투하여 문제를 일으키기 전에 씻어 낼 수 있다.

요로 감염이 섹스와 연관된다고는 해도, 보통의 요로 감염은 성 매개 감염병이 아니다. 그저 항문에 있던 정상적인 장 세균이 실수로

---

* 2012년 코크런 리뷰는 효과를 증명할 정도로 잘 설계된 연구가 부족하다는 결론이었지만 이후 추가된 연구들에서는 효과를 증명한 연구들이 더 나왔고, 그래서 교과서에서도 크랜베리의 예방 효과는 계속 실려 있다.

엉뚱한 장소에 가게 된 것뿐이다. 하지만 클라미디아증, 임질, 미코플라스마증도 소변 중 따끔함을 일으키는 흔한 원인이므로, 주의는 기울여야 한다. 단 그런 경우에는 감염 양상이 좀 다르다. 성 매개 감염병 세균들은 장 세균과는 달리 방광이 아니라 요도에 더 많이 정착하므로, 성 매개 감염병일 때는 소변이 끝나 갈 때 더 아픈 특징이 없다. 잦은 요의(빈뇨)도 드물다. 그래도 스스로 차이를 알아차리기는 어려우므로, 의사를 찾아가라. 요로 감염 증상이 클라미디아증 증상과 비슷할 수도 있고, 클라미디아증 증상이 요로 감염 증상과 비슷할 수도 있다. 운이 정말 나쁘다면 둘 다 걸렸을 수도 있다.

찔끔찔끔 — 요실금의 모든 것

당신이 19살이고 아이도 없다면, 가게에서 요실금용 특대형 패드를 사는 게 전혀 재밌지 않을 것이다. 하지만 꼭 노인이나 아이를 많이 낳은 여성만 요실금을 겪는 건 아니다. 소변이 찔끔찔끔 새는 것을 뜻하는 요실금은 모든 여성이 흔히 겪는 문제다. 나이와 출산 경험, 높은 체질량 지수BMI가 중요한 위험 요인이기 때문에 자연히 연령이 높은 집단일수록 더 많이 겪고, 아마 그래서 출산 경험이 없는 여성에게는 요실금이 드물다는 통념이 생겼겠지만, 실은 모든 연령대의 여성이 다 겪을 수 있다.

요실금을 겪는 여성의 수가 정확히 얼마나 되는지는 알기 어렵다. 조사마다 수치가 다른 데다가, 요실금을 겪는 여성들 중 의사를 찾아가는 비율은 절반도 안 된다고 하니 드러나지 않은 수가 많을 것이다.[70] 노르웨이 여성들을 살펴본 한 조사에서는 30퍼센트가 요실금을 겪는다고 확인되었지만,[71] 출산한 지 3개월 된 여성들을 살펴본 다른 조사에서는 20~30퍼센트가 겪는다고 확인되었다.[72] 다른 나라들의 조사에서는 요실금 정도에 따라 다르지만 10~60퍼센트까지 다양한 결과가 확인되었다.[73]*

그중에서도 젊고 출산 경험이 없는 여성들의 상황은 알려진 바가 더 적다. 몇 안 되는 조사들도 수치의 편차가 크다. 호주의 16~30세 여성들을 살펴본 조사에서는 무려 12.6퍼센트가 요실금을 경험한 것으로 확인되었다.[74] 한편 스웨덴의 조사에서는 결과가 사뭇 달라서, 20~29세 여성들 중 약 3퍼센트만이 요실금을 겪은 것으로 확인되었다.[75]

어느 수치가 사실에 가깝든, 젊고 출산 경험이 없는 여성 사이에서도 요실금이 드물지는 않다고 말해도 과히 틀리지 않을 것이다.

요실금에는 여러 형태가 있다. 크게 복압성 요실금, 절박성 요실금, 두 가지가 섞인 혼합성 요실금으로 나뉜다.

가장 흔한 형태는 복압성 요실금으로, 요실금 환자의 약 50퍼센트가 여기에 해당한다.[76] 이것은 배에 압력이 높아질 때, 이를테면 기침, 재채기, 웃음을 터뜨렸을 때나 점프하거나 달릴 때 소변이 새는 걸 말한다. 절박성 요실금에 비해 새는 양은 적지만, 심각도는 사람마다 차이가 크다. 새는 빈도도, 한 번 샐 때의 양도 사람마다 다르다.

절박성 요실금은 요의의 문제다. 절박성 요실금을 겪는 여성들

---

* 한국은 통계에 따라 20~40퍼센트의 유병율을 보이나, 진료를 받은 인원은 2015년 11만 4천 28명으로 진찰과 치료를 소홀히 하고 있다고 볼 수 있다.

은 문득문득 지금 당장 소변을 보고 싶다는 욕구를 강하게 느끼고, 그러다가 가끔 실제로 다량의 소변이 샌다. 전체 요실금 환자의 약 10~15퍼센트가 이 형태다.[77] 절박성 요실금 환자는 과민성 방광일 때도 많다. 소변이 새지는 않더라도 문득문득 강한 요의를 느낀다는 뜻이다. 과민성 방광을 가진 여성은 남들보다 소변을 더 자주 보고, 밤중에 자다가도 소변을 보고 싶어서 깬다.[78]

여성 요실금 환자의 약 35~50퍼센트는 복압성 요실금과 절박성 요실금을 둘 다 겪는 혼합성 형태로, 상황에 따라 요실금 형태가 달라진다. 어떤 때는 점프하거나 재채기할 때 소변이 찔끔 샜다가, 또 어떤 때는 갑자기 강한 요의를 느낀 뒤 다량의 소변이 새는 식이다.

요실금의 원인은 여러 가지다. 만약 당신이 물을 필요 이상 많이 마신다면, 줄여 보는 것도 좋다. 많이 마실수록 건강에 좋다고 믿는 사람들이 많지만, 사실 운동을 아주 많이 하거나 몹시 무더운 기후에서 사는 사람이 아닌 한 24시간마다 약 2리터면 충분하다. 우리는 음식에서도 수분을 좀 섭취하기 마련이므로, 보통은 24시간마다 1.5~2리터 이상은 마실 필요가 없다. 커피나 차 같은 이뇨성 음료를 줄이는 것도 좋다.

요실금이 다른 질환의 증상일 때도 있다. 가령 요로 감염 때문에 요실금을 겪는 여성도 있고, 몇몇 신경 질환도 요실금을 일으킨다. 그러니 당신이 출산 후 요실금이 시작되었거나 갑자기 하루에 5리터씩 물을 마시기 시작한 뒤 요실금이 시작되었거나 하는 식으로 분명한 이유가 있는 게 아니라면, 의사를 찾아가 보는 게 좋다. 의사는 이유와 해법을 찾도록 도와줄 것이다.

당신이 요실금을 겪는다고 해서 남은 평생 오줌 샌 자국이 드러나지 않도록 까만색 하의만 입어야 한다거나, 달리기를 그만둬야 한다거나, 웃지 말아야 하는 건 절대 아니다. 다행히 시도해 볼 방법들이 있다. 맨 먼저 시도해 보는 방법에는 노력이 좀 든다. 복압성 요실금을 겪는 사람은 골반 근육이 너무 약해서, 이를테면 출산으로 약해져서 그런 경우가 많다. 골반 근육은 소변을 보다가 잠시 배뇨를 멈출 때, 혹은 질을 꽉 조일 때 사용하는 근육이다. 그 근육이 강해지면, 복압이 높아졌다고 해서 소변이 찔끔찔끔 새는 걸 더 잘 방지할 수 있다. 그 근육을 훈련하는 방법도 다양하지만, 보통은 우리가 체육관에서 다른 부위 근육을 훈련할 때 그러듯이 그 근육을 짧은 간격을 두고 반복적으로 수축시키는 방식이다. 의사나 물리 치료사의 도움을 받을 수도 있다. 골반 근육을 단련하는 특수한 운동 프로그램들이 있고, 그 용도로 제작된 앱들도 있다. 질 운동용 공 같은 도구를 쓸 수도 있다. 질로 공을 붙잡아서 최대한 오래 떨어뜨리지 않도록 노력함으로써 골반 근육을 쓰는 방식이다. 어떤 방식을 쓰든, 꾸준히 운동하면 그 근육이 강해질 테고 시간이 흐르면 요실금도 덜 겪을 것이다.

절박성 요실금을 주로 겪는 여성에게도 골반 근육 운동이 도움이 될 수 있지만, 이 경우에는 그보다는 방광 훈련이라고 불리는 연습이 더 중요하다. 절박성 요실금의 문제는 골반 근육이 아니다. 방광 근육이 엉뚱한 순간에 수축하는데 그것을 통제하지 못하는 것이 문제다. 절박성 요실금 환자가 다량의 소변을 흘릴 때가 많은 것은 그 때문이다. 방광 훈련은 소변보는 빈도를 차츰 줄이려고 연습하는 것이다. 이때 핵심은 요의에 따라 배뇨하는 게 아니라 미리 정해 둔 시간

표에 따라 배뇨하도록 애쓰는 것이다. 예를 들어, 소변을 한 시간에 한 번만 보겠다고 정해 두고는 그 사이에 갑작스럽게 요의가 들더라도 화장실에 가지 않고 참는 것이다. 그러다가 차츰 배뇨 간격을 두 시간, 세 시간, 그 이상으로 늘이면 된다. 이 방법을 꾸준히 연습하면 절박성 요실금에 도움이 될 때가 많다.

어떤 경우에는 요실금에 의학적 치료나 수술이 필요할 수도 있다. 어떤 여성들은 외래 환자로 간단한 처치를 받는 것만으로 한결 나아지지만, 어떤 여성들은 운동만이 답이다. 당신에게 어떤 방법이 도움이 되는가는 당신의 목표가 무엇인가, 요실금이 얼마나 심각한가, 요실금이 일상에 얼마나 영향을 미치는가에 따라 달라진다.

치핵(치질)과 항문 쥐젖(연성 섬유종)

당신이 자신의 항문을 볼 수 있다면, 맨 먼저 눈에 들어오는 점은 주름이 정말 많이 잡혀 있다는 점일 것이다. 사람들이 가끔 항문을 풍선 매듭이라고 부르는 데는 이유가 있다. 주름은 항문을 꽉 조여 주는 두 조임근이 만든다. 항문은 필요할 때는 크게 벌어질 수도 있어야 하므로, 마치 주름치마처럼 생긴 구조에 여분의 지름이 숨어 있다. 평소에는 그 주름이 구멍 둘레에 고르게 잡혀 있기 때문에, 표면이 평평하다. 그러니 만약 그곳에서 뭔가 낯선 것이 튀어나와 있는 걸 발견하면, 심장이 철렁 내려앉는 것도 당연하다. 돌출물은 당신의 관심을 갈구하는 듯하고, 많은 여성들이 아예 잊고 살려고 애쓰는 구멍으로 자꾸 주의를 당긴다. 그 돌출물은 항문 쥐젖 아니면 치핵일 텐데, 둘 다 무해하다.

치핵은 여성에게도 남성에게도 놀랄 만큼 흔하다. 전체 성인의 약 3분의 1이 치핵이 있지만, 그렇다고 해서 치핵을 여느 때 저녁 식사 자리에서 대화 소재로 꺼내기는 좀 그렇다.[79] 치핵은 항문 안쪽 장에 날 수도 있고(내치핵), 항문 주변에 나서 밖으로 튀어나올 수도 있다 (외치핵). 우리는 외치핵만 다루겠지만, 어디에 나든 치핵은 다 같은 치핵이다.

치핵은 항문 정맥에 정맥류가 발생한 것이다. 그래서 보랏빛을 띠는 푸르스름한 풍선 같은 것이 돌출된 모양새다. 치핵은 (뒤에서 말할 항문 쥐젖과는 달리) 거의 늘 원래 자리로 집어넣을 수 있지만, 다음번에 대변을 누거나 유난히 용쓰면서 스쾃을 하거나 하면 도로 튀어나온다. 종종 가렵고, 쓰라리다. 뒤를 닦을 때 휴지에 피가 좀 묻어나는 것 외에는 다른 문제가 없을 수도 있는데, 치핵은 제자리를 벗어난 정맥이니까 피가 묻어나는 건 놀랄 일이 아니다. 항문 주변 혈관은 보통 결합 조직과 점막에 둘러싸여 지지되기 때문에, 우리 눈에 보일 일이 없다. 하지만 우리가 나이 들면 그 지지 구조가 좀 늘어지기 마련이고, 그러던 중 골반에 압력이 가해지면 — 화장실에서 용썼다거나, 무거운 걸 들었다거나, 임신과 출산을 겪었다거나 — 마치 한군데가 뱅글 꼬인 호스처럼 혈관 일부가 제자리에서 밀려나 튀어나온다. 꼬인 부분은 압력을 더 받기 쉽고, 그래서 혈관에 피가 고여 작은 풍선처럼 부푼다. 그 풍선이 치핵이다.

치핵은 심각한 문제는 아니다. 하지만 정말 성가실 수 있다. 혈관은 그런 식으로 자꾸 손길 타는 걸 좋아하지 않기 때문에, 주변에 작은 염증이 쉽게 발생한다. 그러면 점액이 분비될 수 있고 아프고 가려울 수도 있어서, 대변을 보는 건 고사하고 가만히 앉아 있는 것조차 진 빠지는 일이 된다. 피가 날 수도 있다. 양은 적을 수도 있고 좀 많을 수도 있다.

다행히 도움이 되는 방법들이 있다. 시시한 소리로 들릴 테지만 그래도 가장 중요한 건 올바른 용변 습관을 들이는 것이다. 물을 많이 마셔서 대변이 무르게 나오도록 해야 하고, 급할 때만 화장실에 가는 버릇을 들여서 잘 나오지도 않는데 괜히 힘쓰는 일을 피해야 한다. 읽던 신문은 식탁에 놔두고 가길 바란다. 변기에 너무 오래 앉아 있으면 치핵 주변의 압력이 커지고 그래서 문제가 악화할 수 있다. 올바른 용변 습관을 들이는 것만으로도 치핵이 제자리로 돌아가는 경우가 많다. 치핵이 밖으로 튀어나왔을 때는 손가락으로 살짝 밀어 넣어 줘도 좋다. 그러면 치핵이 제자리를 찾아갈 가능성이 높아진다. 항문에 손가락을 찔러 넣는다는 게 이상하게 느껴질 수도 있겠다. 위안이 될지 모르겠지만, 의사들은 매일매일 낯선 사람들에게 그렇게 해주고 있다.

약국에서 다양한 종류의 치핵 연고를 살 수도 있다. 다들 효과가 좋은 편이다. 그걸로도 안 되면 의사를 찾아가면 된다. 의사는 수술을 비롯하여 여러 효과적인 치료법을 제안할 것이다. 그리고 이제 여러분도 알겠지만, 의사들은 그런 일을 처리해 주는 데 익숙하다!

항문에서 튀어나온 것이 치핵이 아니라면, 아마 쥐젖(연성 섬유종)일 것이다. 이것은 항문 둘레 피부에 주름이 좀 크게 잡힌 것일 뿐인데, 보통 치핵이 꺼지면서 생긴다. 치핵이 밖으로 비어져 나올 때,

항문 둘레 주름의 일부가 덩달아 제자리에서 벗어날 수 있다. 그러다가 치핵이 줄어들면, 그것이 피부와 합쳐져서 좀 큰 주름을 이루는 바람에 평평한 표면에서 그 부분만 살짝 돌출된다. 항문 쥐젖이 하나나 둘쯤 있다고 해서 문제가 되는 경우는 드물지만, 만약 그 부분이 꽉 낀 팬티에 쓸리거나 잦은 배변 등으로 자극을 받으면 일시적으로 가렵거나 분비물이 나올 수도 있다. 쥐젖 때문에 뒤를 깨끗하게 닦기가 어렵다고 느끼는 경우도 있다.

하지만 어떤 사람들은 항문 쥐젖이 보기 흉하다고 여긴다. 수술로 제거할 순 없을까? 물론 가능하다. 하지만 수술을 택하기 전에 생각을 깊게 해봐야 한다. 수술에는 늘 합병증의 위험이 따른다. 제거하면 아프다는 것도 염두에 두어야 한다. 항문 한가운데 흉터가 남을뿐더러, 당신이 막 수술을 끝낸 몸이라고 해서 대변이 잠시 사정을 봐주는 일은 안타깝게도 없다. 우리의 조언은 항문 쥐젖이 문제를 잔뜩 일으키지 않는 한 마음을 편히 먹고 내버려 두라는 것이다.

자궁 경부암 그리고 그 예방법

자궁목(자궁 경부)은 자궁과 질을 잇는 통로다. 질에 손가락을 넣어서 가장 깊은 곳, 맨 위쪽을 만져 보면 자궁목을 느낄 수 있다. 자궁목은 질감이 코끝과 비슷한 마개 같고, 그 한가운데에 작은 구멍이 나 있다. 그 좁은 통로로 정자들이 헤엄쳐 들어가서 자궁에 다다른다. 생리혈도 그 통로로 빠져나오고, 출산할 때는 아기가 빠져나올 수 있을 만큼 자궁목이 확장된다. 자궁목은 또 자궁 경부암이 생기는 부위다.

자궁 경부암은 암 중에서도 특이하다. 1800년대부터 사람들은 이 암이 다른 암들과는 좀 다르다는 걸 알았다. 기혼 여성들보다는 창녀들이 훨씬 더 많이 걸렸고, 수녀들은 거의 걸리지 않았다. 혹시 난잡한 성생활에 신이 내리는 벌일까?

요즘 우리는 자궁 경부암이 신이 내리는 벌 따위가 아니란 걸 안다. 자궁 경부암은 그냥 섹스로 감염되는 바이러스성 질환 때문에 발생하는 병이었다! 문제의 바이러스는 앞서 성 매개 감염병을 이야기할 때 이미 소개했다. 바로 인간 유두종 바이러스HPV다.

HPV는 종류가 아주 많은 바이러스 집단으로, 그중 일부는 사람에게 사마귀를 일으킨다. 가령 HPV 중 한 종류는 피부에 평범한 사마귀를 일으킨다. 그렇듯이 대부분의 HPV는 무해한 편이다. 그런데 HPV 중 일부는 생식기에서 제일 잘 산다. 그런 바이러스는 성적 접촉을 통해 전달되고, 우리 중에서 성생활을 활발히 하는 사람은 대부분 평생 한두 종류의 HPV에 감염된다. 전체 인구의 80퍼센트 이상이 50세 이전에 HPV에 감염된다. 따라서 HPV는 가장 흔한 성병으로 여겨지며, 어느 시점이든 20~24세 인구의 절반 가까이는 HPV에 감염되어 있을 것이다.[80]

HPV는 대체로 걱정할 거리가 못 된다. 헤르페스와는 달라서, 몸은 감기 바이러스를 물리치듯이 HPV도 대부분 물리친다. 특정 유형의 HPV에 걸렸던 여성들이 시간이 흐른 뒤 다른 유형의 HPV를 갖고 있는 것으로 확인된다는 사실만 봐도 알 수 있는데, 그것은 곧 애초의 감염이 짧게 끝났고 이후 여성들이 새로운 섹스 상대를 만나서 새로운 유형의 HPV에 다시 감염되었다는 뜻이다.

하지만 HPV 중 일부는 자궁목에 장기적 감염을 일으킬 수 있다는 점에서 다른 유형들과 다르다. 이런 유형을 고위험 바이러스라고 부르고, 대표적인 것이 HPV 16과 HPV 18이다. 이런 바이러스에 감염되었다가 시간이 흐르면, 그리고 운이 나쁘면 감염이 암으로 진행될 수 있다. 전체 자궁 경부암 발병 사례의 절반 이상이 HPV 16 탓이다. HPV 16은 질, 외음, 항문뿐 아니라 입과 목에도 암을 일으킬 수 있다. 하지만 감염만으로 다 암에 걸리는 건 아니다. HPV 16 감염은 흔하지만, 감염자들 중에서도 극소수만이 암에 걸린다. 이것은 암 발달에 관여하는 다른 요인이 있다는 뜻이다. 어떤 사람은 취약성을 타고났을 수도 있고, 흡연 같은 환경적 요인도 있을 것이다. 하지만 그 요인이 정확히 무엇 무엇인지는 우리가 아직 잘 모른다.

다르게 설명하자면 이렇다. 자궁 경부암에 걸린 여성들은 거의 전부가 HPV에 감염되었겠지만, HPV에 감염된 여성 중에서는 극소수만이 암에 걸린다.

섹스에서 암까지는 멀다

다행인 점은 암이 하루아침에 생기지는 않는다는 것이다. 바이러스는 먼저 자궁목 세포에 변화를 일으킨다. 전문 용어로 세포 형성 이상이라고 부르는 현상으로, 세포에 작은 결함이나 이상이 생겨서 정상적으로 행동하지 못하게 되는 것이다. 처음에는 이런 〈아픈〉 세포가 아주 약간 다를 뿐이지만, 우리 몸의 면역 반응이 그것을 일찌감치 처리해 주지 않는다면 세포는 갈수록 더 특이해진다. 시간이 흐르면 그 세포는 점점 더 변형되어 처음과는 전혀 다른 모습이 되고, 제자리가 아닌 곳에서 자라기 시작한다. 이 단계에서야 우리는 그것을 암세포라고 부른다.

해롭지 않은 세포 변화가 처음 나타난 때로부터 엄연한 자궁 경부암이 확인되는 때까지 걸리는 시간은 보통 최소 10~15년이다. 그동안 이상 세포는 여러 단계의 변화를 겪는 듯하고, 매 단계마다 세포는 마음을 바꿀 수도 있고 면역계의 공격을 받아 사라질 수도 있다.

어쩌면 전암 단계일지도 모르는 그런 세포 변화는 가급적 빨리 발견할수록 좋다. 최소 3년마다 한 번씩 정기적으로 자궁목 세포 검사를 받으면(아래에서 더 설명하겠다), 그런 변화를 제때 알아차려서 이상 세포들이 위협을 가하기 전에 제거할 수 있다. 이것이 자궁 경부암을 효과적으로 예방하는 방법이다.

세포 변화와 자궁 경부암은 병이 꽤 진행되기 전에는 이렇다 할 증상이나 징후를 드러내지 않는 편이다. 정기 검사가 중요한 것이 이 때문이다. 자궁 경부암 증상에는 생리 기간이 아닐 때의 출혈, 섹스와 연관된 출혈 같은 비정상 출혈이 있다. 섹스 중에, 혹은 일상생활에서 성기나 아랫배에 통증을 느끼는 여성들도 있다. 냉에서 냄새가 나거나 피가 섞여 나오는 경우도 있다.

한마디로, 자궁 경부암에 따르는 증상은 대단히 비특이적이다. 이보다 더 흔하고 덜 해로운 수많은 생식기 질환들의 증상과 겹친다. 그러니 이런 증상 중 하나라도 나타난다면 당연히 의사에게 검진을 받아 봐야 하지만, 그렇다고 암일까 봐 걱정할 필요는 없다. 대개는 아마 성 매개 감염병, 피임제 부작용, 섹스와 관련된 다른 문제일 것이다. 그래도 물론 확인해 보는 건 중요하다.

자궁 경부암 검진

당신은 영국 여성이고, 곧 25세가 되는가? 그렇다면 곧 국가 보건 서비스NHS(국내의 국민건강보험공단)에서 자궁목 세포 검사를 받으라는 안내장이 날아올 것이다. 영국에서는 일반의(GP, 보건의라고도 한다)에게 등록된 사람들 중 모든 25세 여성에게 NHS가 안내장을 발부한다. 당신이 인생에서 절대 거절하지 말아야 할 제안이 하나 있다면, 바로 이 제안이다. 자궁목 세포 검사를 정기적으로 받는 여성은 자궁 경부암의 생애 전 주기 발병 위험이 70퍼센트나 준다. 엄청나게 값싼 보험이 아닌가! 이 제도 때문에라도 영국 시민이라면 반드시 일반의에게 등록해 두는 게 좋다. 노르웨이에서는 이 업무를 노르웨이 암 등록소가 맡는다.* **

문제는 노르웨이의 25~34세 여성들 중 절반 가까이가 안내장을 쓰레기통에 처박는다는 것이다. 그 연령 집단에서 검사를 받는 비율은 예전에는 71퍼센트였지만 현재는 57퍼센트까지 떨어졌다. 요즘은 젊은 여성들이 과거보다 더 많이 자궁 경부암에 노출되는 환경인데도, 바로 그 젊은 여성들이 검사를 받지 않는다. 당연히 부정적인

---

* 노르웨이의 몇몇 주에서는 얼마 전부터 자궁목 세포 검사 대신 HPV 바이러스 검사를 실시하는 프로그램을 시범적으로 운영했다. 바이러스 검사를 통해 HPV 16이나 18에 감염된 것으로 확인된 여성들만 다시 불러서 세포 검사를 받게 하는 것이다. 앞으로 노르웨이에서는 모든 자궁 경부암 검진 과정이 이렇게 바뀔 가능성이 높다. 어쩌면 몇 년 안에 바뀔 수도 있다. 그러면 많은 여성들이 불필요한 부인과 진찰과 세포 검사를 받지 않아도 될 것이고, 비정상 세포를 갖고 있을 위험이 높은 여성들만 검사받게 될 것이다 — 원주.
** 국내에서는 20세부터 2년에 한 번씩(짝수 년 출생자는 짝수 년에, 홀수 년 출생자는 홀수 년에) 자궁 경부 세포 검사 무료 검진을 받을 수 있다.

결과가 발생하고 있다. 노르웨이의 젊은 여성들은 예전보다 자궁 경부암에 더 많이 걸린다. 노르웨이 암 등록소에 따르면, 최근 40세 미만 여성의 자궁 경부암 발생률이 30퍼센트나 증가했다. 영국에서는 지난 10년간 자궁 경부암 발생 건수가 5퍼센트 늘었다.[81]*

왜 그럴까? 젊은 여성이 암을 유발하는 유형의 HPV 바이러스에 감염되는 사례가 과거보다 늘었는데도 바로 그 여성들이 정기적인 자궁목 세포 검사를 받지 않기 때문이다.

요컨대, 자궁목 세포 검사는 자궁 경부암 예방의 손쉬운 해법이다. 첫 안내장을 받은 뒤에는 49세까지 3년마다 한 번씩 검사받아야 하고, 50~65세에는 5년마다 한 번씩 받으면 된다. 당신이 마지막으로 검사받은 지 3년이 되는 해에 NHS가 알아서 새로 검사받을 때가 되었다고 알리는 안내문을 보내 올 것이다. 자궁목 세포 검사를 받으려면 당신의 주치의(일반의)에게 진료 예약을 잡아야 한다. 부인과 전문의에게 받을 수도 있지만, 그러려면 보통 주치의가 써준 진료 의뢰서가 필요하다. NHS 프로그램이 아니라 사적으로 받더라도 마찬가지다.

생리 중에는 자궁목 세포 검사를 받을 수 없고, 검사 이틀 전부터는 질로 섹스하는 건 피해야 한다. 검진은 몇 분이면 끝난다. 의사는 우선 질경이라는 깔때기 모양의 기구로 당신의 질을 확장시키고, 그 다음 자궁목을 들여다보면서 작은 붓 같은 것으로 세포 표본을 채취

---

* 국내의 전체 여성 암 진료 인원 중 자궁 경부암 비중은 약 7.0퍼센트(2015년 기준)로 점차 낮아지고 있지만, 20~30대 여성 암 진료 인원 중 자궁 경부암 비중이 10퍼센트 이상으로 다른 연령대에 비해 높게 나타난다. (출처: 건강보험심사평가원).

한다. 붓으로 자궁목을 부드럽게 쓸어서 세포를 일부 떼어 내는 것이다. 의사는 그 세포를 실험실로 보내고, 실험실에서는 현미경으로 세포를 검사한다. 아무 이상이 없다면, 당신은 곧 정상임을 알리는 통지문을 받을 것이다. 만약 자궁목 세포가 변한 것이 확인되었다면, 그때는 의사에게서 연락이 올 것이다.

세포가 변했다고 해서 암인 것은 아니다

당신은 자궁목 세포 검사를 받았고, 얼마 뒤에 의사로부터 제대로 이해할 수 없는 말이 적힌 통지문을 받았다. 당신에게 비정상 세포가 있다고 한다. 하지만 그게 대체 무슨 뜻이지?

우리가 만나는 여성들은 종종 이 검사 과정에서 자궁목 세포 변화에 관한 정보를 제대로 듣지 못하여 여간 답답하고 불안한 게 아니라고 털어놓는다. 비정상 세포가 있다고 확인된 여성들은 스스로 꽤 건강하다고 느낄 때가 많고, 따라서 암에 걸릴 것이라고는 상상도 해보지 않은 경우가 많다. 그러니 통지문이 의료인들의 예상보다 훨씬 더 큰 충격으로 느껴질 만하다.

세포 변화가 확인되었다는 말을 들은 여성들은 당장 암에 걸렸으며 곧 죽을 거라는 결론으로 비약하곤 한다. 우리는 그들에게 성생활을 하는 젊은 여성의 자궁목에 약간의 세포 변화가 발견되는 건 무척 흔한 일이라고 알려 준다. 어떤 HPV 바이러스에든 감염되면, 비록 그것이 저위험 바이러스라도 세포가 변할 수 있다. 이것은 25세 미만의 여성들을 검사하지 않는 이유이기도 하다. 군이 그들까지 검사했다가는 수많은 여성들이 쓸데없는 걱정과 과잉 치료를 겪겠지만 그런다고 해서 우리가 암을 더 많이 잡아낼 수는 없을 것이다.

자궁목 세포 변화는 대부분 치료하지 않아도 저절로 사라진다. 대개의 바이러스가 그렇듯이, 시간이 지나면 없어진다. 우리 몸의 면역계는 스스로 문제를 해결하는 능력이 환상적이고, 당신의 주치의는 이 사실을 잘 안다. 당신의 머릿속에는 내가 암이래 하는 생각뿐인데 의사가 딱히 걱정하지 않는 표정인 건 이 때문이다.

당신을 안심시킬 만한 수치를 좀 더 살펴보자. 노르웨이 여성 중 자궁목 세포 검사에서 비정상 세포가 발견되는 여성은 매년 약 2만 5천 명이지만, 그중 전암 단계로 확인되어 치료받아야 하는 경우는 약 3천 명뿐이다. 그리고 그중 나중에 자궁 경부암으로 진행되는 수는 더 적어서, 약 3백 명에 불과하다. 영국에서는 매년 약 17만 5천 명이 비정상 세포가 있다고 확인되지만, 그중 어떤 식으로든 치료를 받아야 하는 경우는 약 1만 5천 명뿐이다.[82]*

아무튼, 당신이 받은 통지문을 좀 더 자세히 살펴보자. 당신이 의사를 찾아가서 세포 검사를 받은 뒤, 어떤 일이 벌어졌을까? 의사는 당신의 자궁목에서 채취한 세포를 실험실로 보낸다. 실험실에서는 그 세포를 물들인 뒤 현미경에 끼우고, 눈으로 들여다보면서 비정상적인 세포가 있는지 확인한다. 세포가 얼마나 특이하게 생겼나, 그런 세포가 얼마나 많은가에 따라서 세포 변화는 약한 수준, 중간 수준, 심한 수준으로 분류된다. 심한 변화라도 저절로 사라질 수 있지만,

---

* 2017년 국내에서 건강 검진을 받은 5백만 명 중 비정상 세포가 보고된 경우는 13만 4천 건이었고, 같은 해 자궁 경부암 진단을 받은 건수는 3천6백 명이었다. (출처: 통계청)

그래도 모든 변화는 추적해야 한다.

실험실에서는 세포를 육안으로 살펴보는 것 외에 표본에 HPV 검사를 실시할 수도 있다. 세포 변화 수준과 HPV 검사 결과에 따라 향후 진행될 과정이 결정된다.

세포 표본에서 불확실한 세포 변화, 혹은 낮은 수준의 세포 변화가 확인되었을 때

당신은 의사를 다시 찾아가야 한다. 영국에서는 경계 수준이나 낮은 수준의 세포 변화(이핵증이라는 현상이다)가 확인된 경우에는 모두 고위험 HPV 검사를 받도록 정해져 있다. 고위험 HPV 검사에서 음성으로 나오면, 그 뒤에는 다시 3년에 한 번이라는 정기적인 검사 일정을 따르면 된다. 고위험 HPV 검사에서 양성으로 나오면, 부인과 전문의를 찾아가서 질확대경 검사를 받아야 한다(아래를 보라).

세포 표본에서 높은 수준, 혹은 위험 수준의 세포 변화가 확인되었을 때

이 경우, 당신은 주치의가 써준 진료 의뢰서를 가지고 부인과 전문의를 찾아가야 한다. 부인과 전문의는 두 가지 조치를 취한다. 첫째, 질확대경이라는 특수 도구로 당신의 자궁목을 들여다보면서 점막에 변화가 있는지 살펴본다. 그다음에는 자궁목에서 조직 표본을 채취하여(생검이라고 한다), 그것을 현미경으로 살펴봐 줄 병리학자에게 보낸다. 세포 검사 때는 자궁목 점막 표면을 붓으로 가볍게 쓸어서 세포를 몇 개만 떼어 냈지만, 생검 때는 점막 속에도 비정상 세포가 있는지 알아보기 위하여 자궁목 표면에서 조직 일부를 작게 떼어 낸다. 점막 구조 전체를 살펴보려는 것이다.

생검은 생각만큼 불쾌하진 않다. 자궁목 표면은 피부만큼 민감하진 않으므로, 의사가 조직을 떼어 낼 때 당신은 그냥 살짝 꼬집히는 듯한 느낌만 든다. 필요하다면 국소 마취를 받을 수도 있다. 생검 후에는 약간 불편할 수는 있어도 보통 정상적으로 생활할 수 있다. 검사 전에 미리 이부프로펜 진통제를 먹어 두는 것도 좋다. 생검 후 피가 좀 나기도 하므로, 대부분의 여성들은 그날 하루는 생리대를 써야 한다(탐폰은 안 된다!).

한편 병리학자는 당신의 생검 조직을 현미경으로 검사하여, 그 변화를 다시 약한 수준, 중간 수준, 심한 수준 중 하나로 분류한다. 어떤 수준이라도 이 자체가 곧 암을 뜻하는 건 아니다. 비정상 세포가 점막 깊숙이 파고든 것이 확인되었을 때만 자궁 경부암일지도 모른다는 가능성이 제기된다.

질확대경 검사와 생검에서 정상 혹은 약한 변화만 확인된다면, 긴장을 풀어도 좋다. 하지만 이후 6~12개월 사이에 다시 한 번 주치의를 방문하여 새로 세포 검사와 HPV 검사를 받고 상태가 괜찮은지 확인해야 한다. 이때 10명 중 9명은 변화가 사라졌거나 어떤 식으로도 악화하지 않고 안정된 상태일 것이다.[83]*

만약 질확대경 검사나 생검에서 중간 수준 혹은 심한 수준의 전암 단계 변화가 확인되었다면, 당신은 원칙상 병원으로 가서 자궁목 표면의 비정상 조직 중 일부를 떼어 내야 한다. 자궁목 변형대 환상 투

* 약한 변화의 약 60퍼센트는 저절로 사라지고, 약 30퍼센트는 안정된 상태를 유지한다. 약 10퍼센트만이 더 심한 변화로 진행되고, 단 1퍼센트만이 여성의 생애 전 주기 내에 자궁 경부암으로 진행된다 — 원주.

열 절제술large loop excision of the transformation zone, LLETZ 이라고 하는 이 과정은 약 85퍼센트의 경우 외래 진료로 시행된다. 의사가 그러는 편이 낫겠다고 판단하는 경우에는 전신 마취를 할 수도 있다. 이 문제는 의사와 상의할 수 있다. 간단한 시술이기는 하지만, 꼭 필요한 경우에만 시행한다.

과거에는 의사들이 원추 절제술을 썼다. 전기 루프나 슬링으로 자궁목 겉부분을 도려내는 방법으로, 환상 투열 절제술보다 더 복잡한 시술이다. 하지만 원추 절제술을 받은 여성들 중 일부가 이후 임신했을 때 조산이나 유산 위험이 살짝 더 높다는 것이 확인되었다. 여성 1백 명 중 약 1~3명만 그렇기는 하지만.

환상 투열 절제술을 받은 여성들은 대부분 ─ 약 90퍼센트가 ─ 완벽하게 낫는다. 치료 후에는 확인차 주치의에게서, 혹은 질확대경 검사를 받을 수 있는 병원에서 세포 검사를 받아야 한다. 고위험 HPV 검사도 다시 받아야 한다. 고위험 HPV 검사가 음성으로 나오면, 당신은 싹 나은 것이다! 그 뒤에는 다시 정상적인 간격으로 세포 검사를 받으면 된다. 즉, 50세 미만이라면 3년마다 한 번씩 받으면 된다. 만약 세포 변화가 저절로 사라졌거나 환상 투열 절제술로 제거되었다면, 자궁 경부암을 걱정할 필요는 없다. 〈뱀과 사다리〉 보드게임처럼, 당신은 다시 시작점으로 돌아간 셈이다.

하지만 치료된 뒤에 또 HPV에 걸릴 수도 있다는 점을 명심해야 한다. 그러니 HPV 백신을 맞아 두는 것이 현명할지도 모르는데, 백신 이야기는 뒤에서 다시 하겠다. 그리고 물론 정기적인 세포 검사는 남은 평생 계속 받아야 한다. 하지만 전반적으로는 긴장을 풀어도 좋다. 당신이 비정상 세포 재발을 막기 위해서 달리 할 수 있는 일은 없을까? 한 가지 바람직한 생활 양식 변화는 금연이다. 담배는 약한 수준의 비정상 세포가 정상으로 돌아가는 것을 늦춘다고 알려져 있다. 한 번 치료받았던 여성이라도 흡연을 하면 다시 고위험 HPV에 감염되었을 때 비정상 세포가 생길 위험이 높아진다.

자궁 경부암 예방 백신

지금까지 우리는 HPV 감염과 자궁목 세포 변화를 어떻게 이해해야 하는가를 두고 길게 설명했다. 하지만 처음부터 발암성 바이러스에 감염되지 않도록 예방할 수 있는 방법이 있다면 어떨까! 정말로 그런 방법이 있다. 불과 몇 년 전만 해도 이 말은 과학 소설 속 상상처럼 들렸겠지만, 지금은 실제 자궁 경부암을 예방해 주는 백신이 있다. 의학적 기적이라고 해도 과언이 아니다.

앞서 설명했듯이, 인간 유두종 바이러스HPV는 유형이 1백 가지가 넘고 그중 소수만이 암을 일으킨다. HPV 백신은 가다실Gardasil과 서바릭스Cervarix의 두 종류가 있는데, 둘 다 가장 위험한 유형인 HPV16과 HPV18을 막아 준다. HPV16과 18 두 바이러스가 전체 자궁 경부암 증례의 70퍼센트를 일으킨다. 두 바이러스에 대한 예방 접종을 맞으면 두 바이러스에 감염될 위험은 거의 1백 퍼센트 사라지고, 따라서 두 바이러스에 의한 세포 변화와 자궁 경부암 위험도 사라진다. 최근 선보인 새 HPV 백신은 9가지 유형의 HPV에 대한 보호력을 제공한다. 그래서 자궁 경부암의 90퍼센트 이상을 예방해 주지만, 노르웨이에서는 아직 국가 의료 보험으로 보장되지 않는다.

가다실 백신은 성기 사마귀를 일으키는 HPV 6과 HPV 11도 막아 준다. 몇몇 연구에 따르면, 서바릭스도 성기 사마귀 예방 능력이 부분적으로 있다고 한다. 물론 성기 사마귀와 자궁 경부암 사이에는 아무 관련도 없지만, 그래도 둘 다 피할 수 있으면 당연히 좋다. 백신을 맞지 않을 경우, 노르웨이 인구의 약 10퍼센트는 성기 사마귀에 걸릴 것이다. 그리고 노르웨이 여성의 약 10퍼센트는 심각한 자궁목 세포 변화로 치료받을 것이고, 1퍼센트는 자궁 경부암에 걸릴 것이다.

영국에서는 2008년부터 12~13세 여자아이들을 대상으로 HPV 예방 접종을 하기 시작했고, 이후 3년에 걸쳐서 18세까지 접종 대상을 확대했다. 백신은 반 년에 걸쳐서 3회 접종해야 한다. 백신은 약이 아니다. 하지만 혹시 미래에 바이러스가 몸에 들어오더라도 그것이 자리 잡고 병을 일으키지 못하도록 막아 준다. 백신이 미리 몸의 면역계를 자극하여 바이러스를 알아보게 하고, 만에 하나 바이러스가 나타나면 가장 빠르고 효과적인 방법으로 그것을 무찌르도록 사전에 전투 계획을 세워 두게 만드는 것이다. 하지만 당신이 이미 HPV 16이나 18에 감염되어 있다면, 백신이 그 바이러스를 몸에서 없애주진 못한다. 예방 접종 프로그램이 어린 여자아이들을 대상으로 삼는 건 이 때문이다. 그들이 섹스를 시작하여 바이러스 감염 위험에 노출되기 전에 미리 보호력을 갖춰 두려는 것이다.

백신은 9~26세의 남녀에게 접종하도록 되어 있고, 45세까지도 효과가 있다고 알려져 있다. 이유는 두 가지다. 첫째, 우리 중 HPV 16과 18에 둘 다 감염된 사람은 극히 드물다. 따라서 만약 당신이 아직 두 유형 모두에 감염되지 않았다면, 백신으로 보호 효과를 기대할 수 있다. 둘째, 대부분의 HPV 감염이 저절로 치료되기는 하지만 안타깝게도 HPV에 대한 자연 면역은 약한 편이다. 무슨 말인가 하면, 당신이 이전에 HPV에 감염된 적 있더라도 다른 섹스 상대에게 똑같은 바이러스를 다시 옮아서 또 감염될 수도 있다는 뜻이다. HPV 백신은 이런 재감염을 막아 준다.

현재로서는 영국의 국가 백신 프로그램에 남자아이들은 포함되지 않는다. 하지만 앞으로 바뀌리라고 기대해 본다. 노르웨이의 공공 보건 연구소는 HPV 백신을 남녀 청소년이 모두 맞는 게 좋다고 권한다. HPV 백신은 여성뿐 아니라 남성에게도 효과가 좋아서, HPV가 일으키는 성기 사마귀나 음경, 항문, 구강의 암을 막아 준다. 요즘 들어 남성들 사이에서 구강암이 증가 추세인데, 전문가들은 오럴 섹스가 흔해짐에 따라 남성들이 구강 HPV에 감염되어 그런 게 아닌가 하고 추측한다. 백신은 구강의 HPV 감염과 암 발생도 막아 준다. 특히 남성 동성애자들은 여성들의 면역력으로부터 간접적으로 받는 보호, 즉 집단 면역의 혜택을 누릴 수 없으므로 백신을 맞으면 좋다.

안타깝게도 노르웨이에서는 1991년 이전에 태어난 사람은 여자든 남자든 HPV 백신을 맞고 싶다면 비용을 스스로 부담해야 한다. 자비를 들여서까지 맞을 필요가 있을까?

따져 보자. 당신이 앞으로 만날 섹스 상대 한 명당 HPV 감염 위험은 약 10퍼센트다. 당신이 이미 몇 가지 HPV에 걸린 적 있더라도, HPV 16이나 18에는 걸리지 않았을 가능성이 높다. 그러니 백신을 맞는다면, 미래에 만날 섹스 상대들로부터 감염될지도 모르는 위험에서 보호받을 수 있다. 앞서 말했듯이, 백신은 45세까지는 남녀 모두에게 효과가 있다. 하지만 꽤 비싸기 때문에, 자비를 들여야 하는 상황이라면 백신으로 얻을 편익과 미래의 감염 위험을 잘 저울질해 봐야 한다. 간단히 말하자면, 이것은 당신이 과거에 만났던 섹스 상대의 수가 중요하다는 뜻이다. 과거 섹스 상대가 적었던 사람일수록 미래에 백신의 덕을 볼 확률이 높다. 미래에 만날 섹스 상대의 수도 고려해야 한다. 미래에 더 많은 상대를 만날 사람일수록 감염 위험이 높으니, 백신의 덕을 볼 확률도 높다. 이미 비정상 자궁목 세포를 치료받았던 여성이라면 아마 그 과정에서 HPV 백신을 맞았을 테니 재발 위험이 낮다.*

HPV 백신은 안전하고 효과적이다

현재 노르웨이에서는 12세 여자아이 4명 중 1명 꼴로 HPV 백신을 맞지 않기로 선택한다.[84]** 사람들이 백신을 거부하는 이유를 정확히는 알 수 없지만, 부작용에 대한 걱정 때문인 듯하다. 어떤 부모들은 자신들의 12세 딸은 앞으로도 한동안 섹스를 안 할 테니 HPV 백신을 맞을 필요가 없다고 생각한다. 덴마크에서는 부작용 여부에 언론의 관심이 뜨거웠고, 그런 보도 때문에 백신을 맞는 여자아이의 비율이 현저히 떨어졌다.[85] 노르웨이 언론에서도 최근 HPV 백신에 관한

---

* 국내에서는 2016년부터 건강여성첫걸음클리닉사업을 통해 만 12세 여성 청소년을 대상으로 무료 예방 접종을 한다. 2가(16, 18번)와 4가(6, 11, 16, 18번) 중 선택해서 맞을 수 있고, 이 이외의 연령의 여성이 접종을 원하거나, 남성이 접종을 원하거나, 9가 백신의 접종을 원하는 사람은 본인 부담으로 맞아야 한다.

** 한국은 2018년 기준, 1백 명의 대상 여성 청소년 중 49.1명이 접종하고 있다. (출처: 질병관리본부)

무시무시한 이야기들이 보도되었다. 하지만 근거가 적은 이야기들이다.

노르웨이에서는 지금까지 16만여 명의 여자아이가 약 50만 회 분량의 HPV 백신을 맞았다. 그중 부작용으로 의심되는 사례가 보고된 건 고작 645건이었고, 그중에서도 92퍼센트는 심각하지 않은 문제였다. 주사 맞은 부위가 붓고 쓰라렸거나, 열이 났거나, 메스꺼웠거나, 설사가 났거나 하는 일시적 문제였다.[*]

2009년 이후 보고된 부작용들 중 심각한 것은 극소수로 단 52건이었는데, 그중 10건은 만성 피로 증후군이었고 5건은 기립성 빈맥이었다. 기립성 빈맥은 갑자기 일어서거나 할 때 맥박이 높아지고 혈압 불안정, 피로, 어지러움이 따르는 증상이다. 하지만 노르웨이 의약품국은 이 연령 집단에서 이 증상을 보인 사례의 수는 백신을 맞은 아이들과 안 맞은 아이들이 차이가 없었다고 밝혔다. 노르웨이 여자아이 17만 5천 명을 대상으로 한 최근 조사에서는 백신을 맞은 아이들이 만성 피로 증후군을 더 많이 겪는다는 결과를 확인하지 못했다.[86] 요컨대, 백신이 이런 문제의 원인이라고 볼 수는 없다.

물론 심각한 부작용이 있을지도 모르는 가능성은 늘 진지하게 살펴봐야 한다. 덴마크에서 HPV 백신 접종 후 기립성 빈맥 같은 증상들이 여럿 보고된 뒤, 유럽 의약품 기구는 안전 조사를 실시하기로 결정했다. 조사 결과는 2015년 11월에 발표되었다. 결론은 HPV

---

[*] 한국은 2016년 무료 접종 사업을 시작하였고, 2017년 5월 27일까지 시행된 39만 7천384건의 접종 중 이상 반응이 신고된 건수는 29건이었다. 이중 접종 직후 실신이 8건, 알레르기 7건, 접종 부위 국소 이상이 5건, 어지러움 3건 등이었고, 29건 모두가 증상이 소실되었다고 보고되었다.

백신과 기립성 빈맥 혹은 복합 부위 통증 증후군complex regional pain syndrome, CRPS 사이에 인과 관계가 있다고 볼 근거가 없다는 것이었다.[87] 이런 문제들은 원래 드문 데다가, 백신을 맞은 아이들 집단이 나머지 인구 집단에 비해 발병률이 더 높다는 통계는 없다. 백신과 만성 피로 증후군 사이에도 아무런 인과 관계가 확인되지 않았다. 더 최근에는 덴마크와 스웨덴 성인 여성 310만 명을 대상으로 대규모 인구 집단 조사가 실시되었다. 여기서도 HPV 백신과 자가 면역 증후군, 신경 질환 등을 포함한 44가지 심각한 만성 질환들 사이에 아무런 연관 관계가 확인되지 않았다. 어쩌면 관계 있을지도 모르는 질환은 셀리악병(글루텐 불내성 증후군)뿐이었고, 이것도 덴마크 여성들에게서만 확인되었다.[88]

지금까지 전 세계에서 1억 8천만 명이 넘는 여성들이 HPV 백신을 맞았지만, 백신과 관련된 심각한 안전 문제는 보고되지 않았다. 약이나 백신에는 당연히 늘 부작용의 가능성이 수반된다. 하지만 대체로 약하고 일시적인 문제들이다. 반면 자궁 경부암은 절대로 약하거나 일시적인 문제라고 할 수 없다.

유산—페이스북에서 현실로

2015년 여름, 페이스북 창립자 마크 저커버그Mark Zuckerberg는 좀 특이한 글을 올려서 자신의 3천3백만 페이스북 친구들에게 공개했다.[89] 그는 곧 자신과 의사 아내 사이에서 첫 아이인 딸이 태어날 것이라서 두 사람이 기쁨에 몸 둘 바 몰라 하고 있다고 말했고, 딸을 위해서라

도 세상을 더 좋은 곳으로 만들고 싶다고 말했다. 〈별 재밌는 소식도
아니잖아.〉 여러분은 이렇게 생각하면서 자동적으로 〈좋아요〉 버튼
을 눌렀을지도 모른다. 겸손 떠는 척하면서 은근히 자기 자랑을 하고
자기 이미지를 공들여 세공하는 장소가 된 페이스북에서는 이런 개
인적 발표가 일상이나 다름없다.

　하지만 저커버그의 말은 거기서 끝나지 않았다. 그는 팔로워들에
게 자기 부부가 임신, 해피엔딩, 160만 건의 〈좋아요〉를 얻기 위해서
얼마나 험난한 과정을 거쳤는지 설명했다. 그 이야기는 여느 부모들
이 자주 들려주지 않는 이야기였다. 저커버그 부부는 부모가 되려고
몇 년 동안 애썼지만 유산을 세 번 겪었다고 했다. 네 번의 임신 끝에
마침내 아이 하나를 얻었던 것이다.

　유산은 임신이 24주 이전에 중단되는 것을 말한다. 수정란이 발달
을 멈추거나 배아가 자궁에서 죽어 버리는 것이다. 임신한 여성이 유
산을 하면 대개는 스스로 알 수 있다. 갑자기 통증과 함께 하혈이 나
기 때문이다. 하지만 임신 중에는 다른 이유로도 하혈이 날 수 있다.
임신부 4명 중 1명은 제1 석 달 동안 하혈을 겪는다. 그러나 하혈한 여
성 중에서도 유산이 되는 경우는 10건 중 1건뿐이다.[90] 그래도 물론
임신 중 피가 비친다면 늘 의사에게 알리고 확인해 봐야 한다.

　유산은 임신 초기의 가장 흔한 합병증 중 하나다. 임신한 여성이
스스로 임신 사실을 자각하는 상황을 뜻하는 임상적 임신의 경우에
는 약 4건 중 1건 꼴로 유산된다.[91] 임신 테스트기로 임신 사실을 확
인할 수 있기도 전에 일찌감치 유산되는 경우도 있는데, 그런 상태는
화학적 임신이라고 부른다. 화학적 임신까지 포함하면, 전체 수정란

의 절반만이 지속 가능한 임신 상태로 이어지는 듯하다.[92] 요컨대, 유산은 성공적인 임신만큼 흔하다.

요즘 임신 테스트 도구들은 무척 민감하기 때문에 엄청나게 일찍 임신 사실을 확인해 주지만, 당신이 임신을 기다리는 사람이라면 그렇게 일찍 확인해 보는 게 현명하지 않을 수도 있다. 대부분의 유산은 수정 후 첫 몇 주, 즉 다음번 생리 예정일 사이의 기간에 발생하기 때문이다. 초기 임신이 유산되는 경우가 이토록 흔하므로, 다음번 생리 예정일이 지날 때까지 기다렸다가 테스트를 해보면 쓸데없는 실망을 피할 수 있다. 생리 예정일로부터 두 주 더 지난 시점, 즉 임신 6주째까지 기다린다면 유산 위험은 10~15퍼센트로 떨어진다. 따라서 그 시점에 임신 양성 결과가 나왔다면 그것은 곧 당신이 여덟 달 뒤에는 거의 분명히 부모가 된다는 뜻이다. 임신 8주째에는 유산 위험이 3퍼센트로 떨어지고, 일단 3개월을 넘어서면 그다음에는 약 0.6퍼센트에서 안정화된다.[93] 한 주 한 주 지날수록 매사가 순조롭게 진행될 확률이 점점 더 높아진다.

많은 여성들이 임신 석 달이 지난 뒤에야 주변에 임신 사실을 알리는 건 만에 하나 유산되면 어쩌나 싶어서다. 만약 사태가 잘못되었을 때 임신부가 부담을 덜게 하자는 것이다. 간절히 바라던 아이를 잃은 것만 해도 괴로운데 친구와 친척에게 전화를 돌려서 기쁜 소식을 취소해야 하는 괴로움까지 없을 필요는 없으니까. 하지만 석 달이 합리적인 기준인가는 따져 볼 만하다. 굳이 기준을 두겠다면, 한 달 더 당겨서 8주로 잡아도 괜찮을 것이다.

그런데 이처럼 비밀을 유지하는 관행은 유산을 겪는 커플들이 안타깝게도 일종의 부끄러움을 느끼기 때문인 듯하다. 유산을 겪은 사람들은 종종 이렇게 말한다. 〈애초에 그렇게 일찍 사람들한테 말한 게 좀 그랬지.〉 배아가 죽은 게 자신이 임신 사실을 입 밖에 낸 탓이었다는 말처럼 들리지만, 물론 터무니없는 생각이다. 저커버그는 유산이 외로운 경험이라고 말했다. 〈사람들은 유산 사실을 밝히면 남들이 자신과 거리를 둘까 봐, 혹은 자신에게 안 좋은 인상을 품을까 봐 언급을 삼갑니다. 자신이 결함이 있거나 무슨 안 좋은 행동을 했다는 인상을 줄까 봐 걱정하는 거죠. 그래서 그냥 혼자 끙끙 앓습니다.〉

그런 느낌을 품는 것이 저커버그만은 아니다. 최근 미국 학술지 『산부인과학 *Obstetrics & Gynecology*』에 실린 조사에 따르면, 유산을 겪은 사람 중 절반 가까이는 자신의 탓이 있다는 느낌, 혹은 자신이 뭔가 잘못한 것 같다는 느낌을 품었다고 한다. 또 외롭고 부끄러웠다고 한다.[94] 슬픈 일이다. 이런 자기 비난은 많은 사람이 유산의 원인을 오해하는 데서 비롯한다. 같은 조사에 따르면, 유산 경험자 중 4분의 1 가까이는 흡연, 음주, 약물 사용 같은 생활 양식 측면의 선택들이 유산의 가장 흔한 원인이라고 믿는 것으로 드러났다. 무거운 걸 드는 행동이나 스트레스도 유산의 원인이라고 여기는 사람이 많았다. 인터넷에서 의견을 나누는 여성들은 커피나 거품 목욕도 유산의 원인으로 언급하곤 한다.

현실은 다르다. 유산이 여성의(혹은 아버지인 남성의) 잘못된 행동 탓인 경우는 드물다. 가장 흔한 원인은 배아의 염색체 이상, 즉 수정 순간에 결정된 배아의 유전 부호에 뭔가 오류가 있는 경우다. 그러니 당신이 임신 사실을 알기 전에 마셨던 술, 몸에 나쁜 식습관, 사람들과 어울려서 피웠던 담배 따위는 잊어라.

어머니와 아버지의 유전 물질이 하나로 합해져서 새로운 한 인간의 레시피를 이루는 과정은 엄청나게 복잡한 데다가, 거의 한 글자도 틀리지 않아야 할 만큼 정확하게 진행되어야 한다. 그러니 그 과정에서 별다른 이유 없이 오류가 자주 발생하는 것도 놀랄 일이 못 된다. 유산은 우리가 건강한 삶을 살 수 있는 아이를 낳도록 보장해 주는 인체의 통제 기법이다. 물론 몹시 고통스러운 일이겠지만, 그런 유산은 사실 당신의 몸이 당신에게 좋은 일을 해주는 셈이다.

그러면 언제 당신에게(혹은 남성에게) 문제가 있는지 알아봐야 할까? 유산을 연속으로 두세 번 겪은 뒤에야 그렇다. 그 전에는 지극히 정상이다. 상습적 유산의 이유는 여성의 해부학적 이상, 호르몬 장애, 자가 면역 질환, 유전성 혈액 장애까지 다양하다. 그런 조건을 갖게 된 것은 누구 탓도 할 수 없는 일이지만, 다행스러운 경우라면 아마 치료할 수 있을 것이다.

요컨대, 유산의 가장 흔한 원인은 단순한 불운이다. 하지만 그 밖에도 유산 위험을 높이는 요인이 몇 가지 알려져 있기는 하다. 가장 중요한 요인은 어머니의 나이이다. 한 덴마크 조사에서 확인된 수치를 보면, 35~39세 여성의 임신은 25퍼센트가 유산으로 이어졌지만 25~29세 여성들은 그 비율이 12퍼센트였다.[95] 여성이 40세가 되면 전체 임신의 절반만이 출산으로 이어졌다. 여러 이유가 있겠지만, 그중 하나는 나이 들수록 난자의 상태가 나빠지기 때문에 배아가 생존할 수 없는 염색체 오류 혹은 유전자 오류가 더 자주 발생한다는 것이다.

임신에 흡연이 나쁘다는 것은 상식이다. 당신은 임신 사실을 확인하자마자 담배를 끊어야 한다. 하지만 그 전에 피운 건 어쩔까? 임신 사실을 몰랐을 때 파티에 갔다가 피웠던 건? 이 문제에 관한 리뷰 연구들 중 가장 대규모였던 연구에서는 흡연과 유산의 연관 관계가 뚜렷하게 확인되었다.[96] 만약 비흡연자 1백 명과 흡연자 1백 명이 임신한다면, 비흡연자 중에서는 20명이 유산하겠지만 흡연자 중에서는 약 26명이 유산할 것이다.* 유산 10건 중 1건 정도가 흡연으로 인해 발생하는 듯하지만,[97] 단 위험이 유의미한 정도로 높아지려면 담배를 아주 많이 피워야 하는 것 같다. 하루에 열 개비 넘게 피워야 한다.[98] 그러니 임신 첫 몇 주 동안 사람들과 어울리다가 담배를 몇 개비 피운 것 정도로는 큰 죄책감이나 불안감을 느낄 필요가 없다.

술도 어느 정도 비슷하다. 술이 태아에 극도로 해롭다는 것은 잘 알려진 사실이지만, 정확히 어느 정도를 마셔야 해로운지는 알려지지 않았다. 임신부가 술을 얼마나 마셔야 태아가 손상을 입거나 죽는지 알아보기란 쉬운 일이 아니다. 그걸 알아보겠다고 임신부들에게 술을 마셔 보게 하는 건 당연히 말도 안 되게 비윤리적인 짓이다. 음주량의 구체적인 한계를 모르기 때문에, 영국 국가 보건 서비스를 비롯한 여러 나라의 보건 당국은 아예 금주할 것을 권한다. 그러면 안전할 테니까.

하지만 완벽한 금주만이 올바른 방법이라는 데 모두가 동의하는 건 아니고, 그래서 임신부들은 엇갈리는 정보에 혼란스러울 수 있

* 임신 중 흡연자의 상대적 유산 위험도는 비흡연자의 1.32배였다. 위의 사례에서는 우리가 비흡연자의 절대적 유산 위험도를 20퍼센트로 가정했는데, 너무 높을지도 모르겠지만 상대적 위험도를 이해하기 쉽게 드러내고자 선택한 수치다 — 원주.

다. 나나도 임신했을 때 많은 의사들이 가끔 와인 한 잔쯤은 괜찮다고 말하는 걸 듣고 혼란스러웠다. 한편 세계적 경제학자 에밀리 오스터Emily Oster는 상반된 주장들에 짜증 난 나머지 이 조언의 근거가 되는 연구들을 직접 검토해 보기로 결심했다. 그리고 결과를 『산부인과 의사에게 속지 않는 25가지 방법 Expecting Better』이라는 책으로 썼다. 책 속에서 그는 임신 중 완전 금주를 권하는 조언에는 근거가 부족하다고 결론 내렸다.[99] 오스터의 분석이 옳다면, 일주일에 술 한두 단위를 마시는 것은 아마 안전할 것이다. 이때 한 단위는 와인이라면 작은 잔으로 한 잔, 맥주는 큰 잔으로 한 잔을 뜻한다. 하지만 두 단위라면 하루가 아니라 각각 다른 날 마셔야 한다. 이 정도로는 아이의 행동이나 지능에 장기적 영향을 미치지 않는다는 것이다. 오스터는 의료계의 공식 조언이 완전 금주인 것은 여성들이 좀처럼 자제하지 못할 것이라는 전제하에 하는 말이라고 보았다. 임신부가 생일이니까 와인 한 잔쯤은 괜찮겠지 하고 마셨다가는 금세 한 병을 비우게 될 거라는 가정이 깔려 있다는 것이다. 그런 조언이 여성의 절제력을 폄훼한다는 데 대해서는 우리도 오스터에게 동의한다. 대부분의 여성은 사실 아홉 달 내내 완전히 끊자면 끊을 수도 있지 않은가. 당신이 이 의견에 호기심이나 의심이 든다면, 오스터의 책을 직접 읽어 보고 수긍이 가는지 따져 보라.

하지만, 당신이 양성으로 나온 임신 테스트기를 마주했을 때 걱정하는 건 저녁 식사에 곁들였던 한 잔의 와인이 아닐 수도 있다. 많은 여성은 임신 사실을 알기 전에 일주일에 두어 번 파티에 가서 한 번에 한두 잔 이상, 그보다 훨씬 더 많이 마셨던 것을 걱정한다. 2012년에 덴마크 연구진이 덴마크 여성들을 조사한 결과에 따르면, 임신 첫 석 달 동안 술을 일주일에 4잔 이상 마신 여성들은 유산 위험이 두 배 높았다.[100] 따라서 이론적으로는 당신이 임신 사실을 알기 전에 진탕 마셨던 술이 유산을 일으킬 수도 있겠지만, 그렇다고 해서 반드시 그렇게 된다는 말은 아니다. 게다가 만약 유산되더라도 그게 확실히 술 때문이라고 말할 수는 없다. 어쩌면 술을 안 마셨어도 유산되었을지 모른다. 애초에 유산이 얼마나 흔한지 생각해 보라!

마지막으로 인터넷에서 나도는 낭설을 살펴보자. 무거운 것을 들거나, 스트레스를 받거나, 정상적인 수준으로 커피를 마신다고 해서 유산이 되는 건 아니다. 커피 때문에 위험이 있을지도 모르는 상황이라도 되려면 하루에 무려 열 잔씩 마셔야 하는 듯하다.[101] 노르웨이 크로스컨트리 스키 챔피언 마리트 비에르겐Marit Bjørgen은 임신 중 매일 6시간씩 운동했지만 건강한 아이를 낳았다. 비타민 보충제 같은 것이 유산을 막아 준다는 말도 사실이 아닌 듯하다. 한 가지 먹으면 좋은 것은 엽산, 즉 비타민 B9이다. 엽산 보충제는 임신 사실을 안 시점부터 12주째까지는 먹으면 좋다. 더 일찍부터, 임신하려고 애쓸 때부터 먹으면 더 좋다.[102] 엽산은 태아의 신경계 손상을 예방해 준다.

마크 저커버그는 소셜 미디어에 유산 사실을 털어놓은 몇 안 되는 사람들 중 하나였다. 여전히 많은 사람들이 이 경험은 공공연히 털어놓기에는 너무 사적이고 남우세스러운 일이라고 여기지만, 그래도 모두가 저커버그의 말에서 느껴야 할 바가 있다. 유산 경험을 털어놓고 말하는 것은 유산이 현실에서 무척 흔한 일인 데다가 누구나 겪을 수 있는 일이라는 사실을 드러내는 데 꼭 필요하다는 점이다. 유산은 부끄러운 일이 아니다. 보통은 누구의 탓도 아니다. 한 가지 긍정적인 사실은 유산을 경험했던 여성 중 대다수가 나중에는 완벽하게 건강한 아이를 낳는다는 것이다.

앞서 말했던 석 달간의 비밀 규칙은 원래 여성이 유산 사실을 남들에게 알리는 괴로움을 겪지 않아도 되도록 하려고 생겨났지만, 이 규칙에는 어쩌면 장점보다 단점이 더 많은지도 모른다. 사람들이 유산을 정상적인 일로 여기고 여성을 위로하도록 이끌기보다는 유산에 대한 오해와 낙인을 지속시키는 데 일조하는 것 같기 때문이다. 그래서 많은 여성들이 고립감을 느끼고, 근거 없는 창피함과 죄책감을 느낀다. 주변 사람들의 온기와 배려가 가장 절실한 시점에. 그러니 이제 모두 유산에 대해서 터놓고 이야기하자!

똑딱똑딱 흘러가는 시간 ─ 임신을 언제까지 미룰 수 있을까?

당신이 서른 살을 앞두면, 갑자기 낯선 사람들조차 당신의 사생활에 참견할 권리를 갖게 되는 듯하다. 〈시간이 똑딱똑딱 흐르고 있잖아. 이제 아이 갖는 문제를 고민해 봐야 할 때 아니야?〉 이런 참견꾼들에게는 당신이 싱글이든, 막 새 사람을 사귀기 시작했든, 일과 결혼한 몸이든 당신의 처지 따위는 고려 대상이 아닌 것 같다. 그들은 당신이 하던 일을 싹 내팽개치고 누가 되었든 맨 먼저 만난 남자를 덮쳐서 당장 생식 활동에 돌입해야만 만족할 것 같다.

아이 갖는 문제를 고민해 보라고? 그러지 뭐. 하지만 많은 여성들이 고민하고 또 고민해도 결국 아이를 낳지 않는다. 당신이 아이를 낳고 싶더라도 — 이렇게 바라는 것 자체도 절대 당연한 일이 아니다 — 장애물이 많을 수 있다. 제일 큰 장애물은 함께 아이를 갖고 싶고 그럴 준비가 된 사람을 찾는 일이다. 하지만 이상하게도 많은 남자들은 술집에서 만난 귀여운 아가씨가 술 두 잔째에 눈을 반짝이면서 유모차와 안정된 관계를 말하기 시작하면 꽁무니를 뺀다.

아쉽게도 우리는 당신이 완벽한 아이 아빠를 찾는 일은 도울 수 없지만, 당신에게 자꾸 아이 이야기를 꺼내는 참견꾼들에게 맞설 무기를 갖춰 줄 수 있다. 혹은 스트레스를 받기 시작했다면 당신을 안심시켜 줄 만한 정보를 줄 수 있다. 사람들은 종종 30세를 최후의 한계처럼 말하지만, 그것은 진실과는 거리가 멀다.

몇 가지 사실부터 살펴보자. 임신하려고 애쓰는 커플들 중 약 75퍼센트는 6개월 내에 임신한다. 1년 내에는 약 85~90퍼센트가 임신한다.[103] 불임은 피임 없이 자주 섹스했는데도 1년 넘게 임신되지 않는 경우를 일컫는다. 그러니 전체 커플의 약 10~15퍼센트가 불임인 셈이다. 하지만 이게 다가 아니다. 불임으로 규정된 커플 중 절반은 이후 1년 내에 자연적으로 임신한다. 이런 사람들은 사실 준불임이라고 불러야 한다. 임신이 쉽지 않아 고생은 좀 하겠지만 시간을 충분히 두고 시도하면 결국 성공하는 사람들이다. 그렇다면 전체 이성애자 중 최대 95퍼센트는 시간만 충분하다면 보통의 성생활로 아이를 가질 수 있는 셈이다.

다음은 나이 문제를 살펴보자. 여성의 첫 출산 연령은 여성이 노동 시장에 합류하기 시작한 이래 계속 높아졌다. 2014년에 여성들의 첫 출산 연령은 평균 30.8세였다.[104]* 여성들이 예전보다 아이 갖기를 미루는 건 예전보다 공부를 오래 해야 하는 데다가 직업 경력을 쌓고 싶어서다. 그런데 의료계는 그런 여성들에게 경고한다. 나이가 들면 생식력이 현저히 저하된다는 수치를 보여 주면서 임신을 무작정 미루지 말고 잘 생각해 보라고 말한다. 이 조언에도 타당한 근거는 있다. 무엇보다 여성의 나이가 많을수록 임신 합병증 위험과 아이에게 이상이 있을 위험이 높아지는 건 사실이다. 이 이야기는 뒤에서 다시 하겠다. 문제는 30세가 되자마자 당장 아이 갖기가 어려워지는 것처럼 말하는 것은 과장이 아닌가 하는 점이다.

최근 건강한 여성들의 임신 가능성을 살펴본 연구가 더러 나왔다. 그 결과를 보면, 나이 들수록 자연적 임신 확률이 떨어지는 건 사실이지만 그 변화가 생각만큼 극적이진 않다. 한 조사에서는 아이를 가지려고 애쓰는 커플 782쌍을 살펴보았는데,[105] 그중 생식력이 가장 뛰어난 것은 19~26세 여성 집단으로 92퍼센트가 1년 내에 임신했다. 26세를 넘으면 임신율이 낮아지기 시작했지만, 20대 후반과 30대 초반 여성의 생식력 차이는 그다지 크지 않았다. 27~34세 여성 중에서는 86퍼센트가 1년 내에 임신했고, 35~39세 여성 중에서는 82퍼센트가 1년 내에 임신했다. 다른 조사들의 수치도 비슷했다. 여성 3천 명을 살펴본 덴마크의 조사에서는 35~40세 여성들 중 72퍼센트가 1년 내에 임신한 것으로 확인되었다. 그중에서도 배란기에 맞춰서 성교하는 방법을 쓴 여성들 중에서는 78퍼센트가 임신했다.

* 한국은 2016년 기준, 여성 초혼 연령은 30.1세, 초산 연령은 31.4세이다. (출처: 통계청)

한편 30~34세 여성들 중에서는 87퍼센트가 1년 내에 임신했다.[106]

여기서 얻을 수 있는 결론은 뭘까? 만약 모든 여성이 학교를 졸업하자마자 임신하려고 시도한다면, 그래도 10명 중 1명은 실패할 것이다. 그리고 그로부터 20년이 흐른 뒤에는 실패하는 사람의 수가 10명 중 2~3명으로 늘 것이다. 좋은 면을 찾자면, 30세를 한참 넘은 뒤에도 여성들 중 다수는 결국 임신한다는 것이다. 그러니 굳이 나이 한계선을 긋고 싶다면 차라리 35세가 진실에 가깝다.

임신이 잘 되지 않아 고생하는 사람 중 대부분은 나이가 직접적 원인이 아니다. 우선, 전체 불임 사례의 3분의 1은 남자가 문제다. 남자의 나이도 영향을 미치기 때문이다. 나머지 3분의 2만이 여자가 문제이거나 문제의 일부인 경우인데, 그렇다면 무엇이 문제일까? 불임의 가장 큰 원인은 배란을 제어하는 호르몬에 이상이 생긴 것이다. 호르몬 균형에 이상이 생기는 다낭성 난소 증후군일 때가 많고(294면을 보라), 그다음 흔한 것은 자궁관 손상이다. 이것은 과거에 클라미디아증 같은 성 매개 감염병에 걸렸을 때 자궁관이 세균으로 인해 염증을 겪다가 상처가 남은 결과일 수 있다. 자궁 내막 세포들이 엉뚱한 곳에 가서 자라는 자궁 내막증도 원인일 수 있다(288면을 보라). 마지막으로, 자궁 근종이 임신을 방해할 수도 있다. 불임의 가장 흔한 원인은 이런 문제들이지, 나이가 아니다.

하지만 나이가 들수록 유산 위험이 커지는 건 사실이다. 앞서 말했듯이, 여성이 35세가 넘으면 유산 위험이 2배로 높아진다.[107] 자연히 나이 들어 임신한 여성들은 더 어려서 임신한 여성들보다 유산을 더 자주 겪는다.

여성의 나이는 임신할 확률, 유산 위험, 임신 합병증 그리고 다운 증후군 같은 태아의 염색체 이상에 명백히 부정적 영향을 미친다. 하지만 대부분의 여성은 30세를 한참 넘어서도 〈구식의 방식으로〉 아무 문제 없이 건강한 아이를 낳는다. 물론 당신이 운 나쁘게 고생하게 될 소수의 여성 중 한 명인지 아닌지는 이런 통계만으로는 미리 알 수 없지만, 만약 그런 경우라면 아마 28세에 임신을 시도했더라도 애먹었을 것이다. 당신에게 자궁 내막증이나 다낭성 난소 증후군이 있는 것 같다면, 혹은 클라미디아증을 여러 번 겪었다면, 임신을 너무 오래 늦추지 않는 편이 좋을지도 모른다. 그리고 성공하는 데 추가의 도움과 시간이 필요할지도 모른다.

성기 훼손

매년 수백만 명의 여자아이들이 평생 상처가 남을 성기 훼손*을 당한다. 여성 성기 훼손이란 성기를 도려내거나, 꿰매 붙이거나, 바늘로 콕콕 찌르는 등 괴롭히는 일을 말한다. 여성 성기 훼손은 아직도 세계 여러 지역에서 문화적 관습으로 남아 있지만, 다행히 점점 드물어지고 있다. 요즘은 아프리카와 중동의 일부 지역 그리고 일부 아시아 국가들에서만 주로 행해진다. 하지만 과거에는 서양에서도 여성 성기 절제를 실시했다. 가령 1800년대 중반부터 미국과 영국의 많은 부

* 성기 절제, 성기 성형, 트리밍 등의 용어로 이 행태의 폭력성을 감추고 미화하려는 시도에 대항하여, 의료계와 여성계 모두 〈여성 성기 훼손female genital mutilation〉을 공식 명칭으로 사용하고 있다.

인과 의사들은 여성의 자위행위가 신경증, 뇌전증, IQ 저하 등을 낳는다는 이유로 자위를 치료한다는 명목에 음핵을 잘라 냈다.[108] 여성 성기 절제는 예나 지금이나 여성의 성을 통제하려는 잔혹한 시도다.

노르웨이와 영국에서는 오래전부터 이민자 집안의 여자아이들이 성기 훼손을 당하는 걸 막으려는 노력이 이뤄져 왔고, 노력은 결실을 본 듯하다. 하지만 이미 돌이킬 수 없는 손상을 입은 여성들도 많다. 우리가 이 장을 포함시킨 건 그 때문이다. 우리는 또 이 문제를 살펴봄으로써 세계의 많은 지역에서는 아직도 여성 성기를 위협적인 존재로 여기는 실태를 상기할 수 있을 것이다.

세계 보건 기구는 여성 성기 훼손을 네 유형으로 나눈다. 첫 번째 유형은 음핵 귀두의 전부나 일부를 도려내는 것이다. 음핵 귀두를 덮고 있는 피부도 함께 제거할 때가 많다. 이 일을 시행하는 사람들은 음핵을 가만 놔두면 음경처럼 크게 자랄지도 모른다고 믿어서 그런다지만, 이유야 어찌 되었든 음핵을 제거하거나 손상시키는 것은 여성의 성적 쾌락에서 핵심 요소를 없애는 것이고 따라서 여성의 성을 통제하려는 시도라는 사실에는 변함이 없다. 하지만 어떤 여성들은 이 시술을 받고도 감각이 좀 남아 있어서 오르가슴을 느낄 수 있다. 음핵 복합체는 주로 몸속에 담겨 있기 때문이다.* 한편 어떤 여성들은 음핵에 형성된 흉터 조직 때문에 지속적인 통증을 느낀다.

두 번째 유형은 소음순을 도려내는 것이다. 이때 음핵에도 다양한

* 메리 로치Mary Roach가 『봉크: 성과 과학의 의미심장한 짝짓기Bonk: The Curious Coupling of Science and Sex』라는 책에서 들려준 이야기인데, 연구자 마리 보나파르트가 만난 몇몇 이집트 여성들은 성기 훼손을 겪고서도 흉터 진 음핵을 자극하여 계속 자위하더라고 했다 ─ 원주.

형태의 손상을 함께 가하곤 한다. 소음순은 여성이 사춘기에 이르면 성에 눈뜨는 것과 맞물려서 더 커진다. 이 일을 시행하는 사람들은 여성 성기의 성장과 성에 대한 관심에 연관성이 있다고 보는지도 모른다. 그래서 소음순을 제거함으로써 아이다운 순수함이라는 망상을 지키려고 하는 것이다.

세 번째 유형은 가장 많은 관심을 받는 유형이다. 성기를 가장 공격적으로 변형시키는 방식이기 때문이다. 이 경우에는 대음순을 서로 맞대고 꿰매어 질 구멍 위쪽으로 작은 구멍만 남기고 막아 버린다. 소음순과 음핵도 도려낼 때가 많다. 오줌과 생리혈은 인공적으로 만든 구멍으로 나오게 된다. 우리가 만났던 소말리아 출신의 한 노르웨이 여성은 처음 노르웨이에 와서 공중 화장실에서 소변을 볼 때 충격을 받았다고 말했다. 다른 노르웨이 여성들이 꼭 코끼리처럼 소변을 보더라는 것이다! 그 자신은 오줌발이 하도 가늘어서 방광을 다 비우려면 20분이 걸리는 데 익숙해져 있었다. 생리혈도 같은 문제를 일으킨다. 그래서 질에 피가 고일 수도 있는데, 그러면 세균의 온상이 되어 성기 및 요로 감염을 겪기 쉽다.

인공적으로 만든 구멍은 성교하기에는 너무 좁을 때가 많다. 그래서 여성이 결혼 전에 질로 섹스하지 않았다는 걸 보장하는 일종의 증거가 된다. 그러다가 처음 성교하게 되면 물론 문제가 발생한다. 질을 가위나 칼로 더 찢거나 남성의 음경으로 억지로 열려다가 위험을 겪곤 한다. 어떤 여성들은 구멍이 삽입 성교를 할 만큼은 넓지만 출산할 정도로는 넓지 않아서 출산 시 좀 더 열어야 한다. 질 주변의 흉터 조직은 아기를 내보낼 만큼 많이 늘어나지 못한다. 그때 그것을 제대로 열어 주지 않으면 마구 찢어질 수 있고, 그러다가 출혈 과다를 겪거나 심지어 장이 훼손되는 경우도 있다.

여성 성기 훼손의 마지막 유형은 세 유형을 제외한 나머지 모든 성기 훼손 활동을 가리킨다. 이를테면 뜨겁게 달군 바늘로 음핵을 콕콕 찌르는 일도 있는데, 이것은 여성의 성을 죽이려는 일종의 의식이다.

모든 유형의 여성 성기 훼손은 성기에 장기적 문제를 일으킬 수 있다. 게다가 그 과정 자체가 감염과 출혈의 위험이 크다. 정신적 트라우마는 말할 것도 없다. 세계 많은 지역에서 여성 성기 훼손을 엄격히 금하는 데는 이유가 있다. 성기에 장기적 손상을 입힐 수 있는 여성 성기 훼손은 유형을 불문하고 모두 처벌 대상이다. 성기의 주인인 여자아이 혹은 성인 여성이 스스로 원했더라도 마찬가지다. 여성을 해외로 데려가서 다른 나라에서 성기 훼손을 받게 하는 것도 불법이다.

하지만 성기 훼손을 겪은 여성에게는 처벌이 전혀 가해지지 않는다. 그러니 만약 당신이 성기 훼손을 겪었고 그로 인해 문제를 느끼고 있다면, 편한 마음으로 도움을 구하라. 병원을 찾아가면, 의사들이 당신의 성기 기능을 정상화할 수 있는 재건 수술을 시도해 줄 것이다. 그런다고 해서 타고난 성기를 되찾을 순 없겠지만, 최소한 일상에서 겪는 어려움은 줄일 수 있을 것이다.

성기 성형—우리는 왜 외음부를 수술칼 아래 맡기는가

여성들이(또한 남성들이) 수술로 외모를 바꾸는 것은 전혀 새로운 일이 아니다. 가슴 확대, 코 수술, 지방 흡입, 주름 제거……. 어떤 사람은 자신이 추구하는 미적 이상을 달성하기 위해서 많은 걸 감수한다. 하지만 수술로 외음부의 모양을 바꾸는 일은 비교적 최근에 등장한 유행이다.

성기 성형술은 외부 생식기의 모양을 수술로 바꾸는 일을 통칭하는 말이다. 외음부에 지방을 주입하여 더 매끈하게 만들 수도 있고, 지방을 제거하여 더 작게 축소시킬 수도 있다. 다양한 작업이 가능하지만, 가장 흔한 것은 음순 성형술이다. 말 그대로 음순을 성형하는 것인데, 특히 소음순을 수술로 더 작게 줄이는 걸 뜻한다.

우리는 성기 성형이 점차 유행하는 현상을 걱정스럽게 본다. 그렇다고 해서 우리가 자기 몸에 대한 선택을 스스로 내리는 여성들을 깔보려고, 혹은 여성들에게 자기 몸에 대한 결정을 스스로 내릴 권리가 없다고 생각해서 이 글을 쓰는 건 아니다. 여러분은 당연히 자기 몸에 대한 문제를 스스로 결정할 수 있다. 우리가 하고 싶은 말은 다른 것이다. 우리가 이 글을 쓰는 건 요즘 여성들이 성기에 대한 오해 때문에 성기 성형을 받는 경우가 많은 것 같다는 걱정 때문이다. 우리가 경험한 바에 따르면, 정상적이고 건강한 성기를 지닌 여성이 자기 성기에 문제가 있다는 생각 때문에 성기 성형을 받는 사례가 늘고 있다. 그런 오해는 바로잡아야 하고, 그러려면 성기의 해부학적 구조를 다시 살펴봐야 한다.

우리는 의료적 이유에서 시행되는 성기 성형과 미적 이유에서 시행되는 성기 성형을 구별해서 생각한다. 숨 쉬는 데 지장이 있는 상황이라서 코 성형을 받는 것과 코 모양이 마음에 들지 않아서 받는 것 사이에는 차이가 있다. 마찬가지로, 음순에 통증이 있거나 섹스하기에 어려운 문제가 있어서 음순을 다듬는 것과 성기 모양이 예쁘지 않다고 생각해서 성형하는 것 사이에는 차이가 있다. 소음순의 길이는 그 때문에 무슨 곤란이 발생할 때만 의료적 문제가 된다. 그렇다고 해서 미적 이유로 성기 성형을 받는 여성들이 잘못되었다는 건 아니지만, 그런 선택을 내리려면 반드시 정확한 지식에 근거하여 내려야 하지 오해에 근거하여 내려서는 안 된다.

많은 여성들은 소음순이 대음순에 완전히 감싸여 겉으로 드러나지 않아야 한다고 생각한다. 하지만 성인 여성의 소음순이 대음순 밖으로 튀어나오는 것은 지극히 정상이다. 여성의 성기에는 사실 정해진 모양이라는 게 없다. 우리의 공통점은 누구에게나 외음부를 구성하는 여러 부위들이 있다는 것, 즉 소음순과 대음순, 음핵, 요도구, 질 구멍이 있다는 것뿐이고 그 부위들의 생김새는 사람마다 다르다. 헤아릴 수 없을 만큼 다양한 형태가 있지만, 그런데도 많은 여성들은 소음순은 작아야 하고 숨어 있어야 한다는 생각을 놀랍도록 굳게 믿고 있다. 오스트레일리아에서 18~28세 여성들을 설문한 결과를 보면, 사회가 생각하는 〈이상적 외음부〉가 어떻게 생겼느냐고 물었을 때 모든 여성들이 외음부에 털이 없고 소음순이 숨어 있는 이미지를 골랐다.[109]

세상에는 이토록 멋지고 다양한 모양의 성기들이 있는데, 여성들은 왜 그런 생각을 품게 되었을까? 신체상에 관한 압박이 대개 그렇듯이, 이것도 우리는 대중문화나 포르노에서 보여 주는 이상적 이미지의 영향이 크다고 본다. 적어도 그것이 문제의 일부임은 분명하다. 그런데 외음부에 관한 미적 이상은 특히나 문제일 수밖에 없는 게,

그것이 현실에 바탕을 둔 이상인지 비현실적이고 과도하게 획일적인 이상인지 구별하기가 어렵기 때문이다. 여성들이 일단 정상적인 성기는 소음순이 작다고 믿으면, 그 믿음은 가령 정상적인 배는 납작하다는 믿음보다 더 강하게 오래 지속될 것이다. 남들의 배라면 누구나 매일 곳곳에서 볼 수 있으니까, 현실의 배는 다양한 형태와 크기라는 사실을 깨닫고 잘못된 믿음을 버릴 기회가 있다. 하지만 우리가 다른 여성들의 다리 사이를 볼 기회는 거의 없다. 더구나 요즘은 젊은 여성들이 공용 샤워실에서도 알몸을 보이는 게 두려워서 수영복이나 팬티를 입고 있는 경우가 많으니까 더 그렇다. 알몸은 이제 자연스러운 것으로 여겨지지 않는다. 알몸은 지나치게 자주 섹스와 연관되고, 그래서 많은 여성은 몸을 드러내는 것을 부끄러운 일로 여긴다.

우리는 또 학교에서 학생들에게 사춘기 신체 발달을 가르칠 때 결정적인 정보를 누락하는 점이 소음순에 관한 오해에 기여한다고 본다. 여성 성기도 다른 인체 부위처럼 사춘기를 맞으면 크게 변하지만, 우리는 몇 학년 때든 학교에서 그 사실을 배웠던 기억이 없다. 사춘기가 되면 음경이 자라고, 유방이 발달하고, 여러 부위에 털이 자란다는 건 배웠다. 많은 것을 배웠지만, 여성이 아동기에서 성인기로 넘어갈 때 소음순이 어떻게 되는지는 배우지 않았다.

사실 모든 여자아이의 성기는 대음순이 소음순을 완전히 덮은 형태다. 따라서 우리는 모두 어릴 때 그런 형태에 익숙했다. 하지만 사춘기가 되면 소음순이 자란다. 대음순 밖으로 튀어나올 만큼 자라는 경우도 많다. 매끈하던 소음순은 두께도 고르지 않게 되어, 여기저기 주름이 잡힌다.

대음순이 소음순을 덮고 있는 데 익숙했던 사람이 갑자기 변화를 겪으면, 당연히 좀 충격일 수 있을 것이다. 그런 일이 벌어질 것이라는 사실, 그것이 정상이라는 사실을 미리 듣지 못했을 때는 더욱더. 그리고 만약 친구에게 털어놓았는데 그 친구는 소음순이 겉에서 보이지 않는 경우라면, 자신이 뭔가 잘못되었다는 느낌은 더 강해질 것이다. 하지만 사실은 두 형태 모두 정상이다.

한마디로, 일부 여성들은 우리가 어릴 때 갖고 있던 성기 형태만이 정상적 형태, 혹은 〈올바른〉 형태라고 믿는다. 여성들이 일찍이 유치원 때부터 자신의 성기가 변하리라는 사실을 배웠다면, 그리고 어른이 되면 성기가 어떤 모습이 될지 더 잘 알았다면, 요즘과 같은 성기 성형 증가는 없었을지도 모른다. 여성들이 성기는 헤아릴 수 없이 다양한 형태를 취한다는 사실을 안다면, 그리고 그 대부분이 정상이고 건강한 형태라는 사실을 안다면, 최소한 오해 때문에 수술대에 눕는 여성의 수는 적어질 것이다.

소음순의 역할을 제대로 알고 그것을 다듬으면 어떻게 되는지를 아는 것도 중요하다. 소음순에는 성적 기능이 있다. 소음순에는 신경 종말이 가득하다. 그래서 만지면 기분이 좋다. 따라서 소음순을 좀 잘라 낸다면 성기의 중요하고 민감한 부분을 제거하는 셈이다. 게다가 모든 수술에는 위험이 따른다. 최악의 경우에는 흉터 조직이 남아서 보기 흉할 수도 있고, 영구적인 통증이 발생할 수도 있다. 그 점 때문에라도 수술을 선택하기 전에는 신중하게 따져 봐야 한다. 그런 위험을 감수하고도 성형을 받을 만큼 문제가 큰가?

후기

얼마나 멋진 여정이었는지! 여러분이 이 책에서 많은 걸 배웠기를, 또한 몇 가지 놀라운 사실을 발견했기를 바란다. 우리 저자들이 그랬기 때문이다. 여성의 성기는 환상적이다. 여러분이 그것을 가졌다는 사실을 자랑스럽게 여기면 좋겠다. 또 우리가 여러분의 마음에 열정을 좀 불러일으켰다면 좋겠다. 여러분이 자신의 다리 사이를 더 많이 알게 됨으로써 자신의 성기에 더 많은 호기심과 흥미를 갖게 되었기를 바란다. 모든 지식이 그렇듯이, 이 분야에서도 알려고만 들면 배울 것은 얼마든지 더 있다. 게다가 의학은 쉼 없이 발전하고 있다. 우리가 쓴 내용이 당장 한 달 뒤에 옛말이 될 수도 있다. 배움에는 끝이 없다.

안타깝게도 아직 많은 여성들에게 성기는 수수께끼와 수치심의 근원이다. 여성 성기에 발생할 수 있는 문제는 셀 수 없이 많고, 비록 우리의 훌륭한 생식계가 대부분의 문제는 척척 감당하도록 설계되어 있기는 해도 가끔은 고민이나 질병을 겪기 마련이다. 뭐, 적어도 우리는 고환이 차일 걱정은 안 해도 되지만. 성기의 문제는 유난히 사적이고 부끄러운 문제로 느껴질 수 있다. 성기의 문제를 인후염이나 디스크 문제처럼 남들에게 툭 터놓고 말하는 사람은 드물다. 많은 여성들은 성기의 상황이 보통 때와 달라지면 그냥 혼자 끙끙 앓는다. 우리는 여러분이 이 책에서 앞으로 고개를 당당히 쳐들고 의사를 찾아갈 수 있을 만큼 충분한 지식을 얻었기를 바란다. 자신감도 더 생겼다면 좋겠다. 그래서 어떤 상황이 걱정해야 할 상황이고 어떤 상황이 느긋해도 되는 상황인지를 더 잘 구별할 수 있기를 바란다.

우리는 또 여러분이 자신의 성기나 성생활에 관하여 품고 있었을지도 모르는 부정적인 생각을 버리기를 바란다. 자신이 질 삽입만으로는 오르가슴을 느끼지 못하기 때문에, 혹은 성기 헤르페스에 걸렸기 때문에, 혹은 외음부가 해부학 책에 나오는 그림과 똑같이 생기지 않았기 때문에 자신에게 문제가 있다고 믿는 여성들을 많이 만났다. 여러분도 이 책을 다 읽었으니 이제 알겠지만, 그런 것은 모두 아주 아주 흔한 일이다.

극도로 성애화된 오늘날의 사회에서는 우리 몸이 남에게 보여 주기 위한 것만은 아니라는 사실을 깜박 잊기 쉽다. 알몸이 꼭 섹스를 위한 것만은 아니라는 사실도 잊기 쉽다. 자신의 침대에서의 모습, 특히 외모를 자부심의 원천으로 삼기가 쉽다. 거꾸로 스스로 단점이라고 생각하는 점에는 온 신경을 곤두세우기가 쉽다. 하지만 당신의 성생활은 당신만의 방식이어야 한다. 당신 자신을, 당신의 몸을 있는 그대로 즐기는 법을 익혀야 한다. 혼자서든, 파트너와 둘이서든, 혹은 셋이서든 마찬가지다. 모든 사람이 모든 걸 다 할 수 있는 건 아니다. 모든 사람이 다 똑같이 생긴 것도 아니다. 몸은 결국 그저 몸일 뿐이다. 하지만 우리 몸은 소중하다. 당신이 가질 수 있는 몸은 지금 가진 그 몸 하나뿐이니까.

감사의 말

특별히 몇몇 사람들에게 감사를 전하고 싶다. 마리우스 요한센Marius Johansen은 이 책의 의학적 내용을 감수해 주었다. 게다가 그는 멋진 남자이자 훌륭한 의사다. 이 작업이 우리의 마지막 협동 작업이 아니기를 바란다. 그 밖에도 여러 전문가가 전문 지식을 보태 주었다. 샤르탄 모에Kjartan Moe, 트론 디세트Trond Diseth, 카리 오름스타Kari Ormstad, 스베이눙 W. 쇠르뷔에Sveinung W. Sørbye, 요룬 퇴링Jorun Thørring, 안네 리세 헬게센Anne Lise Helgesen, 아네르스 뇌위네베르그Anders Røyneberg, 에스테르 반키Eszter Vanki, 베리트 에우스트베그Berit Austveg, 레이둔 푀르데Reidun Førde는 우리와 대화를 나눠 주었고, 원고를 읽어 주었고, 코멘트를 해주었다. 오슬로 의과 대학의 교수들에게도 감사한다. 그들은 우리가 수업 중에 던진 질문에 답하거나 쉬는 시간에 나눈 대화를 통해서 자신도 모르는 사이에 많은 정보를 주었다. 그래도 이 책에 오류가 있다면 그것은 전적으로 우리 저자들의 책임이다.

오슬로 의사 성교육 협회Medisinernes seksualopplysning Oslo, 수스텔레폰 재단Stiftelsen SUSS-telefonen, 섹스와 사회 협회Sex og samfunn, 올라피아 클

리닉Olafiaklinikken의 옛 동료들과 지금 동료들에게 고맙다. 그들은 지적 자극이 넘치는 배움의 환경을 만들어 주었다. 그 밖에도 소중한 친구들과 동료들에게 형언할 수 없이 고맙다. 그들은 이 원고를 처음부터 읽고 토론해 주었으며, 우리 글이 이해하기 어려울 만큼 엉켰을 때는 그렇다고 지적해 주었다.

우리 블로그를 읽고 다루면 좋을 만한 주제를 제안해 주거나, 좋은 질문을 해주거나, 격려해 준 분들에게 고맙다. 이 책은 그분들을 위해서 쓴 책이다.

아셴호우 출판사의 우리 편집자 나즈닌 칸외스트렘Nazneen Khan-Østrem에게 특히 고맙다. 그와 함께 생리부터 펑크록까지 온갖 이야기를 나눈 것은 정말 즐거웠고, 그가 우리 뒤를 봐주고 있다는 게 얼마나 든든했는지 모른다. 더 바랄 수 없을 만큼 마음에 드는 그림을 그려 준 〈텡네한네Tegnehanne〉, 즉 한네 시비에른센Hanne Sigbjørnsen에게 고맙다. 그런 웃긴 사람이 우리 팀에 있는 건 선물 같은 일이었다.

마지막으로 우리 가족들에게 인사할 차례다.

니나: 이 책을 구상하기 시작한 때는 마침 마스Mads가 세상에 나온 시점이었다. 더 바랄 수 없을 만큼 참을성 있고 사려 깊은 남자친구 프레드리크Fredrik가 아니었다면 나는 해낼 수 없었을 것이다. 프레드리크, 당신은 정말 멋진 남자예요. 마스, 넌 나의 작은 햇살이란다. 네가 커서 언젠가 엄마의 책을 읽으면 엄청 놀라겠지. 저녁 식사 자리에서 여성 성기에 관한 이야기는 너무 많이 꺼내지 않도록 노력할게. 그리고 엄마, 아빠, 헬크Helch, 고마워요. 세 사람은 내가 상상할 수 있는 최고의 가족이에요.

엘렌: 세계 최고의 가족인 엄마, 아빠, 헬게Helge에게 고맙다. 세 사람은 내가 질 막, 외음부통, 헤르페스 기타 등등에 관해서 장황하고 열렬하게 독백을 늘어놓는 걸, 게다가 가끔은 부적절한 공공 장소에서도 그러는 걸 언제나 꾹 참아 주었다. 할아버지에게도 고맙다. 할아버지는 우리 둘을 노르웨이 여성 성 건강의 개척자인 카를 에방Karl Evang에 비교하곤 하신다. 그리고 누구보다 헨닝Henning에게 고맙다. 여기에 다 쓸 수도 없는 이유들로.

주

서문

1   Vigsnæs, M.K., Spets, K. and Quist, C. 2016 [updated 15 September 2016]. 'Politiet slår alarm: Grenseløs sexkultur blant barn og unge,' *VG+* 〈http://pluss. vg.no/2016/08/20/2508/2508_23770417〉

2   Bergo, I.G. and Quist, C. 2016. 'Kunnskapsministeren om sexkulturen blant unge:-Skolen må ta mer ansvar,' *VG+* 〈http://www.vg.no/nyheter/innenriks/ kunnskapsministeren-om-sexkulturen-blant-unge-skolen-maa-ta-mer-ansvar/ a/23770735〉

1—생식기

1   Boston University School of Medicine. 2002. 'Female Genital Anatomy,' *Sexual Medicine* 〈http://www.bumc.bu.edu/sexualmedicine/physicianinformation/ female-genital-anatomy〉

2   Kilchevsky, A., Vardi, Y., Lowenstein, L. and Gruenwald, I. 2012. 'Is the Female G-Spot Truly a Distinct Anatomic Entity?' *The Journal of Sexual Medicine*, 9(3): 719-726.

3   Buisson, O., Foldes, P., Jannini, E. and Mimoun, S. 2010. 'Coitus as Revealed by Ultrasound in One Volunteer Couple,' *The Journal of Sexual Medicine*, 7(8): 2750-2754.

4   Darling, C.A., Davidson, J.K. Sr and Conway-Welch, C. 1990. 'Female ejaculation: perceived origins, the Grafenberg spot/area, and sexual responsiveness,' *Archives of Sexual Behavior*, 19(1): 29-47.

5   O'Connell, H.E. and DeLancey, J.O. 2005. 'Clitoral anatomy in nulliparous,

healthy, premenopausal volunteers using unenhanced magnetic resonance imaging,' *The Journal of Urology*, 173(6): 2060-2063; O'Connell, H.E., Sanjeevan, K.V. and Hutson, J.M. 2005. 'Anatomy of the clitoris,' *The Journal of Urology*, 174(4), pt 1: 1189-1195; Pauls, R.N. 2015, 'Anatomy of the clitoris and the female sexual response,' *Clinical Anatomy*, 28(3): 376-384.

6   Lloyd, J., Crouch, N.S., Minto, C.L., Liao, L.M. and Creighton, S.M. 2005. 'Female genital appearance: "normality" unfolds,' *BJOG*, 112(5): 643-646.

7   Di Marino, V. and Lepidi, H. 2014. *Anatomic Study of the Clitoris and the Bulbo-Clitoral Organ* (Springer International Publishing): 91.

8   Maravilla, K.A., Heiman, J.R., Garland, P.A., Cao, Y., Carter, B.T., Peterson, W.O., et al. 2003. 'Dynamic MR Imaging of the Sexual Arousal Response in Women,' *Journal of Sex & Marital Therapy*, 29: 71-6.

9   Karacan, I., Rosenbloom, A. and Williams, R. 1970. 'The clitoral erection cycle during sleep,' *Journal of Sleep Research*.

10   Fisher, C., Cohen, H.D., Schiavi, R.C., Davis, D., Furman, B., Ward, K., et al. 1983. 'Patterns of female sexual arousal during sleep and waking: Vaginal thermo-conductance studies,' *Archives of Sexual Behavior*, 12(2): 97-122.

11   Nesheim, B-I. 2009. 'Deflorasjon,' *Store Medisinske Leksikon* ⟨https://sml.snl.no/deflorasjon⟩

12   Smith, A. 2011. 'The prepubertal hymen,' *Australian Family Physician*, 40(11): 873.

13   Berenson, A., Heger, A. and Andrews, S. 1991. 'Appearance of the Hymen in Newborns,' *Pediatrics*, 87(4): 458-465.

14   Whitley, N. 1978. 'The first coital experience of one hundred women,' *Journal of Obstetric, Gynecologic, and Neonatal Nursing*, 7(4): 41-45; Hägstad, A.J. 1990. 'Mödomen-mest myt!' *Läkartidningen*, 87(37): 2857-2858.

15   Zariat, I. 2016 [updated 28/08/2016]. 'Rystende jomfrusjekk,' *Ytring* (NRK) ⟨https:// www.nrk.no/ytring/rystende -jomfrusjekk-1.13106033⟩

16   Independent Forensic Expert Group. 2015. 'Statement on virginity testing,' *Journal of Forensic and Legal Medicine*, 33: 121-124.

17   Adams, J.A., Botash, A.S. and Kellogg, N. 2004. 'Differences in hymenal morphology between adolescent girls with and without a history of consensual sexual intercourse,' *Archives of Pediatrics & Adolescent Medicine*, 158(3): 280-285; Kellogg, N.D., Menard, S.W. and Santos, A. 2004. 'Genital anatomy in pregnant adolescents: "normal" does not mean "nothing happened",' *Pediatrics*, 113: 67-69.

18   McCann, J., Miyamoto, S., Boyle, C. and Rogers, K. 2007. 'Healing of hymenal injuries in prepubertal and adolescent girls: a descriptive study,' *Pediatrics*, 119(5): 1094-1106.

19   Berenson, A.B., Chacko, M.R., Wiemann, C.M., Mishaw, C.O., Friedrich, W.N. and Grady, J.J. 2002. 'Use of Hymenal Measurements in the Diagnosis of Previous Penetration,' *Pediatrics*, 109(2): 228-235.

20   Myhre, A.K., Borgen, G. and Ormstad, K. 2006. 'Seksuelle overgrep mot prepubertale barn,' *Tidsskrift for Den norske legeforening*, 126(19): 2511.

21   Hasselknippe, O. and Stokke, O. 2006 [updated 19/10/2011]. 'Volvat slutter å selge jomfruhinner,' *Aftenposten* 〈http://www.aftenposten.no/norge/Volvat-slutter-a-selge-jomfruhinner-423873b.html〉

22   Førde, R. 2002. 'Operativ rekonstruksjon av jomfruhinne,' *Tidsskrift for Den norske legeforening*.

23   The Artificial Hymen Kit. 2016. *The Hymen Shop* 〈http://www.hymenshop.com〉

24   The Telegraph. 2009. 'Egyptians want to ban fake virginity kit,' *The Telegraph* 〈http://www.telegraph.co.uk/news/worldnews/africaandindianocean/egypt/6264741/Egyptians-want-to-ban-fake-virginity-kit.html〉

25   Paus, R. and Cotsarelis, G. 1999. 'The biology of hair follicles,' *New England Journal of Medicine*, 341(7): 491-7.

26   Olsen, E.A. 1999. 'Methods of hair removal,' *Journal of the American Academy of Dermatology*, 40: 143-55; 56-57.

27   Paus and Cotsarelis, 1999.

28   Shenenberger, D.W. 2016. 'Removal of unwanted hair,' *UpToDate* 〈https://uptodate.com/contents/removal-of-unwanted-hair〉

29   Goldstein, B.G. and Goldstein, A.O. 2016. 'Pseudofolliculitis barbae,' *UpToDate* 〈https://www.uptodate.com/contents/pseudofolliculitis-barbae〉

30   Murakami, H. 2005. *Kafka on the Shore* (London: Vintage)

31   Wallace, W.H.B and Kelsey, T.W. 2010. 'Human Ovarian Reserve from Conception to the Menopause,' *PLOS ONE*, 5(1): e8722.

32   Ibid.

33   Tanbo, T.G. 2016. E-mail from M.D. Tom Gunnar Tanbo, former consultant at the Section for Reproductive Medicine, Gynaecology department, OUS, Oslo University Hospital.

2—냉, 생리, 그 밖의 분비물

1   Sobel, J.D. 2016. 'Patient education: Vaginal discharge in adult women (Beyond the Basics),' *UpToDate* 〈https://www.uptodate.com/contents/vaginal-discharge-in-adult-women-beyond-the-basics〉

2   Dyall-Smith, D. 2016. 'Trimethylaminuria,' *DermNet New Zealand* 〈http://

www.dermnetnz.org/topics/trimethylaminuria⟩

3   Emera, D., Romero, R. and Wagner, G. 2012. 'The evolution of menstruation: A new model for genetic assimilation,' *BioEssays*, 34(1): 26-35.

4   Frank, L. 10 June 2016. 'Blodig Uenighet,' *Morgenbladet*.

5   McClintock, M.K. 1971. 'Menstrual synchrony and suppression,' *Nature*; vol. 229(5282): 244.

6   Turke, P.W. 1984. 'Effects of ovulatory concealment and synchrony on protohominid mating systems and parental roles,' *Ethology and Sociobiology*, 5(1): 33-34.

7   Arden, M., Dye, L. and Walker, A. 1999. 'Menstrual synchrony: awareness and subjective experiences,' *Journal of Reproductive and Infant Psychology*, 17(3): 255-265.

8   Trevathan, W.R., Burleson, M.H., Gregory, W.L. 1993. 'No evidence for menstrual synchrony in lesbian couples,' *Psychoneuroendocrinology*, 18(5): 425-35.

9   Yang, Z. and Schank, J.C. 2006. 'Women do not synchronize their menstrual cycles,' *Human Nature*, 17(4): 433-447.

10   Dillner, L. 2016 [updated 15/09/2016]. 'Do women's periods really synchronise when they live together?' *Guardian* ⟨https://www.theguardian.com/ lifeandstyle/2016/aug/15/periods-housemates-menstruation-synchronise⟩

11   Wikipedia. 2016 [updated 21 September 2016]. 'Sanitary napkin,' *Wikipedia* ⟨https://en.wikipedia.org/wiki/Sanitary_napkin⟩

12   NEL-Norsk elektronisk legehåndbok. 2014 [updated 22 January 2014]. 'Toksisk sjokksyndrom (TSS),' *NEL-Norsk elektronisk legehåndbok*. ⟨https:// legehandboka.no/handboken/kliniske-kapitler/infeksjoner/tilstander-og-sykdommer/bakteriesykdommer/toksisk-sjokk-syndrome⟩

13   Mitchell, M.A., Bisch, S., Arntfield, S. and Hosseini-Moghaddam, S.M. 2015. 'A confirmed case of toxic shock syndrome associated with the use of a menstrual cup,' *The Canadian Journal of Infectious Diseases & Medical Microbiology*, 26(4): 218-220.

14   NEL-Norsk elektronisk legehåndbok. 2015 [updated 6 September 2015]. Premenstrual syndrome,' *NEL-Norsk elektronisk legehåndbok* ⟨https:// legehandboka.no/handboken/kliniske-kapitler/gynekologi/tilstander-og-sykdommer/ menstruasjonsproblemer/premenstruelt-syndrome⟩

15   NEL-Norsk elektronisk legehåndbook, 2015, 'Premenstrual syndrome.'

16   Yonkers, K.A., O'Brien P.M.S. and Eriksson E. 2008. 'Premenstrual syndrome,' *The Lancet*, 371(9619): 1200-1210.

17   Grady-Weliky, T.A. 2003. 'Premenstrual Dysphoric Disorder,' *New England Journal of Medicine*, 348(5): 433-438.

18   NEL-Norsk elektronisk legehåndbook. 'Premenstrual syndrome.'

19   Wilcox, A.J., Weinberg, C.R., Baird, D.D. 1995. 'Timing of sexual intercourse in relation to ovulation-effects on the probability of conception, survival of the pregnancy and sex of the baby,' *New England Journal of Medicine*, 333(23): 1517-1521.

3—섹스

1   Træen, B., Stigum, H., Magnus, P. 2003. 'Rapport fra seksualvaneundersøkelsene i 1987, 1992, 1997 og 2002,' *Folkehelseinstituttet* (Statens institutt for folkehelse).

2   Træen, B., Spitznogle, K. and Beverfjord, A. 2004. 'Attitudes and use of pornography in the Norwegian population 2002,' *Journal of Sex Research*, 41(2): 193-200.

3   The Lancet, 'Table 3: Sexual partners, practices, behaviours, and attitudes reported by women in Natsal-3, by age group,' *The Lancet* 〈http://www.thelancet.com/action/ showFullTableImage?tableId=tbl3&pii =S0140673613620358〉

4   Mercer, C.H., Tanton, C., Prah, P., Erens, B., Sonnenberg, P., Clifton, S., et al. 2013. 'Changes in sexual attitudes and lifestyles in Britain through the life course and over time: findings from the National Surveys of Sexual Attitudes and Lifestyles (Natsal),' *The Lancet*, 382(9907): 1781-1794.

5   Marston, C. and Lewis, R. 2014. 'Anal heterosex among young people and implications for health promotion: a qualitative study in the UK,' *BMJ Open*, 4(8): e004996.

6   Christopher, F.S. and Sprecher, S. 2000. 'Sexuality in Marriage, Dating, and Other Relationships: A Decade Review,' *Journal of Marriage and Family*, 62(4): 999-1017.

7   Bernard, M.L.R. 2015 [updated 30 March 2015]. 'How Often Do Queer Women Have Sex?' *Autostraddle*. 〈http://autostraddle.com/how-often-do-lesbians-have-sex-283731〉

8   Stabell, K., Mortensen, B. and Træen, B. 2008. 'Samleiefrekvens: Prevalens og prediktorer i et tilfeldig utvalg norske gifte og samboende heteroseksuelle par,' *Journal of the Norwegian Psychological Association*, 45: 683-694.

9   Klussman, D. 2002. 'Sexual motivation and the duration of partnership,' *Archives of Sexual Behavior*, 31(3): 275-287.

10   Murray, S.H. and Milhausen, R.R. 2012. 'Sexual desire and relationship duration in young men and women,' *Journal of Sex & Marital Therapy*, 38(1):

28-40; Rao, K.V. and Demaris, A. 1995. 'Coital frequency among married and cohabiting couples in the United States,' *Journal of Biosocial Science*, 27(2): 135-150.

11 Bernard, 2015.

12 Stabell, Mortensen and Træen, 2008: 683-694.

13 Muise, A., Schimmack, U., Impett, E.A. 2016. 'Sexual frequency predicts greater well-being, but more is not always better,' *Social Psychological and Personality science*, 7(4): 295-302.

14 Christopher and Sprecher, 2000: 999-1017; Sprecher, S. 2002. 'Sexual satisfaction in premarital relationships: associations with satisfaction, love, commitment, and stability,' *Journal of Sex Research*, 39(3): 190-196; Haavio-Mannila, E. and Kontula, O. 1997. 'Correlates of increased sexual satisfaction,' *Archives of Sexual Behavior*, 26(4): 399-419.

15 Frederick, A., Lever, J., Gillespie, B.J. and Garcia, J.R. 2016. 'What Keeps Passion Alive? Sexual Satisfaction Is Associated With Sexual Communication, Mood Setting, Sexual Variety, Oral Sex, Orgasm and Sex Frequency in a National U.S. Study,' *Journal of Sex Research*: 1-16; MacNeil, S., Byers, E.S. 2005. 'Dyadic assessment of sexual self-disclosure and sexual satisfaction in heterosexual dating couples,' *Journal of Social and Personal Relationships*, 22(2): 169-181; Montesi, J.L., Fauber, R.L., Gordon, E.A. and Heimberg, R.G. 2011. 'The specific importance of communicating about sex to couples' sexual and overall relationship satisfaction,' *Journal of Social and Personal Relationships*, 28(5): 591-609.

16 Stabell, Mortensen and Træen, 2008: 683-694.

17 Richters, J., Visser, R., Rissel, C. and Smith, A. 2006. 'Sexual practices at last heterosexual encounter and occurrence of orgasm in a national survey,' *Journal of Sex Research*, 43(3): 217-226.

18 Mitchell, K.R., Mercer, C.H., Ploubidis, G.B., Jones, K.G., Datta, J., Field, N., et al. 2013. 'Sexual function in Britain: findings from the third National Survey of Sexual Attitudes and Lifestyles (Natsal-3),' *The Lancet*, 382(9907): 1817-1829.

19 Basson, R. 2006. 'Sexual Desire and Arousal Disorders in Women,' *New England Journal of Medicine*, 354(14): 1497-1506; Shifren, J.L. 2016 [updated 4 April 2016]. 'Sexual dysfunction in women: Epidemiology, risk factors, and evaluation,' *UpToDate* 〈https://uptodate.com/contents/sexual-dysfunction-in-women-epidemiology-risk-factors-and-evaluation〉

20 Basson, R., Leiblum, S., Brotto, L., Derogatis, L., Fourcroy, J., Fugl-Meyer, K., et al. 2003. 'Definitions of women's sexual dysfunction reconsidered: advocating expansion and revision,' *Journal of Psychosomatic Obstetrics and Gynaecology*,

24(4): 221-229; Brotto, L.A., Petkau, A.J., Labrie, F. and Basson, R. 2011. 'Predictors of sexual desire disorders in women,' *Journal of Sexual Medicine*, 8(3): 742-753.

21 Nagoski, E. 2015. *Come as You Are: The Surprising New Science That Will Transform Your Sex Life* (New York: Simon and Schuster Paperbacks).

22 Ibid.

23 Ibid.

24 Ibid.; Roach, M. 2008. *BONK: The Curious Coupling of Science and Sex* (New York: W. W. Norton and Company).

25 Chivers, M.L., Seto, M.C., Lalumiere, M.L., Laan, E., Grimbos, T. 2010. 'Agreement of self-reported and genital measures of sexual arousal in men and women: a meta-analysis,' *Archives of Sexual Behavior*, 39(1): 5-56.

26 Ibid.

27 Ibid.

28 Roach, 2008.

29 Basson, R., McInnes, R., Smith, M.D., Hodgson, G. and Koppiker, N. 2002. 'Efficacy and safety of sildenafil citrate in women with sexual dysfunction associated with female sexual arousal disorder,' *Journal of Women's Health & Gender-based Medicine*, 11(4): 367-377.

30 Shifren, J.L. 2016 [updated 19 May 2016]. 'Sexual dysfunction in women: Management,' *UpToDate* ⟨https://www.uptodate.com/content/sexual-dysfunction-in-women-management⟩

31 Davis, S., Papalia, M-A., Norman, R.J., O'Neill, S., Redelman, M., Williamson, M., et al. 2008. 'Safety and efficacy of a testosterone metered-dose transdermal spray for treating decreased sexual satisfaction in premenopausal women: a randomized trial,' *Annals of Internal Medicine*, 148(8): 569-577.

32 Ibid.

33 Brotto, Petkau, Labrie, Basson, 2011.

34 Clayton, A.H., Althof, S.E., Kingsberg, S., DeRogatis, L.R., Kroll, R., Goldstein, I., et al. 2016. 'Bremelanotide for female sexual dysfunctions in premenopausal women: a randomized placebo-controlled dose-finding trial,' *Women's Health*, 12(3): 325-337.

35 Shifren, 2016.

36 Bradford, A. and Meston, C. 2007. 'Correlates of placebo response in the treatment of sexual dysfunction in women: a preliminary report,' *The Journal of Sexual Medicine*, 4(5): 1345-1351.

37 Nagoski, 2015.

38 Meston, C.M., Levin R.J., Sipski M.L., Hull E.M., Heiman J.R. 2004. 'Women's orgasm,' *Annual Review of Sex Research*, 15: 173-257.

39   Mah, K. and Binik, Y.M. 2001. 'The nature of human orgasm: a critical review of major trends,' *Clinical Psychology Review*, 21(6): 823-856.

40   Nagoski, 2015.

41   Mah and Binik, 2001: 823-856.

42   Wikipedia. 2016 [updated 8 September 2016]. 'Masturbate-a-thon,' *Wikipedia* ⟨https://en.wikipedia.org/wiki/Masturbate-a-thon⟩

43   Puppo, V. 2011. 'Embryology and anatomy of the vulva: The female orgasm and women's sexual health.' *European Journal of Obstetrics and Gynecology and Reproductive Biology*, 154(1): 3-8.

44   Wallen, K. and Lloyd, E.A. 2011. 'Female sexual arousal: Genital anatomy and orgasm in intercourse,' *Hormones and Behavior*, 59(5): 780-792.

45   Korda, J.B., Goldstein, S.W. and Sommer, F. 2010. 'Sexual Medicine History: The History of Female Ejaculation,' *The Journal of Sexual Medicine*, 7(5): 1965-1975.

46   Rosen, R. 2014 [updated 4 December 2014]. 'No female ejaculation, please, we're British: a history of porn and censorship,' *Independent* ⟨http://www.independent.co.uk/life-style/health-and-families/features/no-female-ejaculation-please-we-re-british-a-history-of-porn-and-censorship-9903054.html⟩

47   Pollen, J.J. and Dreilinger, A. 1984. 'Immunohistochemical identification of prostatic acid phosphatase and prostate specific antigen in female periurethral glands,' *Urology*, 23(3): 303-304; Wimpissinger, F., Stifter, K., Grin, W. and Stackl, W. 2007. 'The female prostate revisited: perineal ultrasound and biochemical studies of female ejaculate,' *Journal of Sexual Medicine*, 4(5): 1388-1393.

48   Wimpissinger, Stifter, Grin and Stackl, 2007.

49   Salama, S., Boitrelle, F., Gauquelin, A., Malagrida, L., Thiounn, N. and Desvaux, P. 2015. 'Nature and Origin of 'Squirting' in Female Sexuality,' *The Journal of Sexual Medicine*, 12(3): 661-666.

50   Pastor, Z. 2013. 'Female ejaculation orgasm vs. coital incontinence: a systematic review,' *Journal of Sexual Medicine*, 10(7): 1682-1691.

51   Laqueur, T. 1992. *Making Sex: Body and Gender from the Greeks to Freud* (Boston: Harvard University Press).

52   Ibid.

53   Freud, S. 1905. *Three Essays on the Theory of Sexuality*.

54   Levin, R.J. 2015. 'Recreation and procreation: A critical view of sex in the human female,' *Clinical Anatomy*, 28(3): 339-354.

55   Angel, K. 2010. 'The history of 'female sexual disfunction' as a mental disorder in the 20th century,' *Current Opinion in Psychiatry*, 23(6): 536.

56   Roach, 2008.

57   Wallen and Lloyd, 2011: 780-792; Oakley, S.H., Vaccaro, C.M., Crisp, C.C., Estanol, M., Fellner, A.N., Kleeman, S.D., et al. 2014. 'Clitoral size and location in relation to sexual function using pelvic MRI,' *The Journal of Sexual Medicine*, 11(4): 1013-1022.

58   Strömquist, L. 2014. 'Kunskapens frukt,' *Galago* ⟨http://galago.se/bocker/kunskapens-frukt⟩

59   Garcia, J.R., Lloyd, E.A., Wallen, K. and Fisher, H.E. 2014. 'Variation in orgasm occurrence by sexual orientation in a sample of U.S. singles,' *Journal of Sexual Medicine*, 11(11): 2645-2652.

60   Nagoski, 2015.

61   Mitchell, Mercer, Ploubidis, Jones, Datta, Field, et al, 2013: 1817-1829.

62   Dunn, K.M., Cherkas, L.F., Spector, T.D. 2005. 'Genetic influences on variation in female orgasmic function: a twin study,' *Biology Letters*, 1(3): 260-263; Dawood, K., Kirk, K.M., Bailey, J.M., Andrews, P.W. and Martin, N.G. 2005. 'Genetic and environmental influences on the frequency of orgasm in women,' *Twin Research and Human Genetics*, 8(1): 27-33.

63   Armstrong, E.A., England, P. and Fogarty, A.C. 2012. 'Accounting for women's orgasm and sexual enjoyment in college hookups and relationships,' *American Sociological Review*, 77(3): 435-462.

64   Kohlenberg, R.J. 1974. 'Directed masturbation and the treatment of primary orgasmic dysfunction.' *Archives of Sexual Behavior*, 3(4) pp. 349-356.

65   Bradford, A. 2016. 'Treatment of female orgasmic disorder,' *UpToDate* ⟨https://uptodate.com/contents/treatment-of-female-orgasmic-disorder⟩

66   Eichel, E.W., Eichel, J.D. and Kule, S. 1988. 'The technique of coital alignment and its relation to female orgasmic response and simultaneous orgasm,' *Journal of Sex & Marital Therapy*, 14(2): 129-141; Pierce A.P. 2000. 'The coital alignment technique (CAT): an overview of studies,' *Journal of Sex and Marital Therapy*, 26(3): 257-268.

67   Rosenbaum, T.Y. 2007. 'Reviews: Pelvic Floor Involvement in Male and Female Sexual Dysfunction and the Role of Pelvic Floor Rehabilitation in Treatment: A Literature Review,' *The Journal of Sexual Medicine*, 4(1): 4-13.

68   Lorenz, T.A. and Meston, C.M. 2014. 'Exercise improves sexual function in women taking antidepressants: results from a randomized crossover trial,' *Depression and Anxiety*, 31(3): 188-195.

69   Roach, 2008.

4—피임

1 Johansen, M. 2016. 'P-piller,' *Emetodebok for seksuell helse* (Oslo: Sex og samfunn).

2 Johansen, M. 2016. 'P-ring,' *Emetodebok for seksuell helse* (Oslo: Sex og samfunn).

3 Johansen, M. 2016. 'P-plaster,' *Emetodebok for seksuell helse* (Oslo: Sex og samfunn).

4 Johansen, M. 2016. 'P-stav,' *Emetodebok for seksuell helse* (Oslo: Sex og samfunn).

5 Johansen, M. 2016. 'Hormon-spiral,' *Emetodebok for seksuell helse* (Oslo: Sex og samfunn).

6 Johansen, M. 2016. 'Gestagen p-piller,' *Emetodebok for seksuell helse* (Oslo: Sex og samfunn).

7 Johansen, M. 2016. 'Minipiller,' *Emetodebok for seksuell helse* (Oslo: Sex og samfunn).

8 Johansen, M. 2016. 'P-sprøyte,' *Emetodebok for seksuell helse* (Oslo: Sex og samfunn).

9 Jennings, V. 2016. 'Fertility awareness-based methods of pregnancy prevention,' *UpToDate* ⟨https://www.uptodate.com/contents/fertility-awareness-based-methods-of-pregnancy-prevention⟩

10 Johansen, M. 2016. 'Kobberspiral,' *Emetodebok for seksuell helse* (Oslo: Sex og samfunn).

11 Dean, G. and Goldberg, A.B. 2016 [updated 15 September 2016]. 'Intrauterine contraception: Devices, candidates, and selection,' *UpToDate* ⟨https://www.uptodate.com/contents/intrauterine-contraception-devices-candidates-and-selection⟩

12 Maltau, J.M., Molne, K. and Nesheim, B-I. 2015. *Obstetrikk og gynekologi*, 3rd edition (Oslo: Gyldendal Akademisk): 313-314.

13 Ibid.

14 Johansen, M. 2016. 'Nødprevensjon: Levonorgestrel,' *Emetodebok for seksuell helse* (Oslo: Sex og samfunn).

15 Bordvik, M. 2016 [updated 7 June 2016]. 'P-pille-bruk kan ødelegge effekten av angrepille,' *Dagens Medisin* ⟨http://www.dagensmedisin.no/artikler/2016/07/06/angrepille-kan-odelegge-p-pille-effekt⟩

16 Johansen, M. 2016. 'Nødprevensjon: Ulipristalacetat,' *Emetodebok for seksuell helse* (Oslo: Sex og samfunn)

17 Ibid.

18 WHO. 2015. Family planning/Contraception. *WHO* ⟨http://www.who.int/mediacentre/factsheets/fs351/en⟩; Johansen M. 2016. 'Prevensjonsmidler,'

Emetodebok for seksuell helse (Oslo: Sex og samfunn).

19   Maltau, Molne and Nesheim, 2015: 313-314.

20   Juvkam, K.H. and Gudim, H.B. 2013. 'Medikamentell forskyvning av menstruasjon,' *Tidsskrift for Den norske legeforening*, 133: 166-168.

21   Legemiddehåndboken. 2016 [updated 13 September 2016]. 'Perorale gestagener,' *Norsk Legemiddelhåndbok* ⟨http://legemiddelhandboka.no/legemidler/?frid=lk-03-endokr-7205⟩

22   Rosenberg, M.J. and Waugh, M.S. 1998. 'Oral contraceptive discontinuation: a prospective evaluation of frequency and reasons,' *American Journal of Obstetrics and Gynecology*, 179(3): 577-582.

23   Ibid.

24   Barsky, A.J., Saintfort, R., Rogers, M.P. and Borus, J.F. 2002. 'Non-specific medication side-effects and the nocebo phenomenon,' *JAMA*, 287(5): 622-627.

25   Peipert, J.F. and Gutmann, J. 1993. 'Oral contraceptive risk assessment: a survey of 247 educated women,' *Obstetrics & Gynecology*, 82(1): 112-117.

26   Grimes, D.A. and Schulz, K.F. 2011. 'Nonspecific side-effects of oral contraceptives: nocebo or noise?' *Contraception*, 83(1): 5-9.

27   Johansen, 2016, 'Prevensjonsmidler;' Martin, K.A. and Douglas, P.S. 2016 [updated 22 August 2016]. 'Risk and side-effects associated with estrogen-progestin contraceptives,' *UpToDate* ⟨https//www.uptodate.com/contents/risks-and-side-effects-associated-with-estrogen-progestin-contraceptives⟩

28   NEL-Norsk elektronisk legehåndbok. 2015 [updated 28 December 2015]. 'Melasma.' *NEL-Norsk elektronisk legehåndbok* ⟨https://legehandboka.no/handboken/kliniske-kapitler/hud/tilstander-og-sykdommer/pitmenterte-lesjoner/melasma-kloasma⟩

29   Gallo, M.F., Grimes, D.A., Schulz, K.F. and Helmerhorst, F.M. 2004. 'Combination estrogen-progestin contraceptives and body weight: systematic review of randomized controlled trials,' *Obstetrics & Gynecology*, 103(2): 359-373.

30   Moen, M.H. 2013. 'Selvvalgt menstruasjon,' *Tidsskrift for Den norsk legeforening*, 133: 131.

31   Johansen, M. 2016. 'Hormonspiral,' *Emetodebok for seksuell helse* (Oslo: Sex og samfunn).

32   Charlton, B.M., Rich-Edwards, J.W., Colditz, G.A., Missmer, S.A., Rosner, B.A., Hankinson, S.E., et al. 2014. 'Oral contraceptive use and mortality after 36 years of follow-up in the Nurses' Health Study: prospective cohort study,' *BMJ*, 349: g6356.

33   Kaunitz, A.M. 2016. 'Patient education: hormonal methods of birth control (Beyond the Basics),' *UpToDate* ⟨https://www.uptodate.com/contents/

hormonal-methods-of-birth-control-beyond-the-basics?source=see_link⟩

34   Heit, J.A., Kobbervig, C.E., James, A.H., Petterson, T.M., Bailey, K.R. and
      Melton, L.J. 2005. 'Trends in the incidence of venous thromboembolism during
      pregnancy or postpartum: a 30-year population-based study,' *Annals of Internal
      Medicine*, 143(10): 697-706.

35   Lidegaard, O., Lokkegaard, E., Jensen, A., Skovlund, C.W. and Keiding,
      N. 2012. 'Thrombotic stroke and myocardial infarction with hormonal
      contraception,' *New England Journal of Medicine*, 366(24): 2257-2266.

36   Martin and Douglas, 2016.

37   Hannaford, P.C., Selvaraj, S., Elliott, A.M., Angus, V., Iversen, L. and Lee,
      A.J. 2007. 'Cancer risk among users of oral contraceptives: cohort data from
      the Royal College of General Practitioners' oral contraception study,' *BMJ*,
      335(7621): 651.

38   Martin and Douglas, 2016.

39   Beral, V., Doll, R., Hermon, C., Peto, R. and Reeves, G. 2008. 'Ovarian cancer
      and oral contraceptives: collaborative reanalysis of data from 45 epidemiological
      studies including 23,257 women with ovarian cancer 87,303 controls,' *The
      Lancet*, 371(9609): 303-314.

40   Vessey, M. and Painter, R. 2006. 'Oral contraceptive use and cancer. Findings in
      a large cohort study, 1968-2004,' *British Journal of Cancer*, 95(3): 385-389.

41   Appleby, P., Beral, V., Berrington de Gonzalez, A., Colin, D., Franceschi,
      S., Goodhill, A., et al. 2007. 'Cervical cancer and hormonal contraceptives:
      collaborative reanalysis of individual data for 16,573 women with cervical
      cancer and 35,509 women without cervical cancer from 24 epidemiological
      studies,' *The Lancet*, 370(9599): 1609-1621.

42   Martin and Douglas, 2016.

43   Stanislaw, H and Rice, F.J. 1988. 'Correlation between sexual desire and
      menstrual cycle characteristics,' *Archives of sexual behavior*, 17(6): 499-508;
      Caruso, S., Agnello, C., Malandrino, C., Lo Presti, L., Cicero, C. and Cianci, S.
      2014. 'Do hormones influence women's sex? Sexual activity over the menstrual
      cycle,' *Journal of Sexual Medicine*, 11(1): 211-221.

44   Bellis, M.A. and Baker, R.R. 1990. 'Do females promote sperm competition?
      Data for humans,' *Animal Behaviour*, 40(5): 997-999.

45   Grimes and Schulz, 2011: 5-9; Lindh, I., Blohm, F., Andersson-Ellstrom, A.
      and Milsom, I. 2009. 'Contraceptive use and pregnancy outcome in three
      generations of Swedish female teenagers from the same urban population,'
      Contraception, 80(2): 163-169; Brunner Huber, L.R., Hogue, C.J., Stein,
      A.D., Drews, C., Zieman, M., King, J., et al. 2006. 'Contraceptive use and
      discontinuation: findings from the contraceptive history, initiation, and choice

study,' *American Journal of Obstetrics and Gynecology*, 194(5): 1290-1295.

46   Grimes and Schulz, 2011.

47   O'Connell, K., Davis, A.R. and Kerns, J. 2007. 'Oral contraceptives: Side-effects and depression in adolescent girls,' *Contraception*, 75(4): 299-304; Redmond, G., Godwin, A.J., Olson, W. and Lippman, J.S. 1999. 'Use of placebo controls in an oral contraceptive trial: methodological issues and adverse event incidence,' *Contraception*, 60(2): 81-85.

48   Graham, C.A. and Sherwin, B.B. 1993. 'The relationship between mood and sexuality in women using an oral contraceptive as a treatment for premenstrual symptoms,' *Psychoneuroendocrinology*, 18(4): 273-281.

49   Graham, C.A., Ramos, R., Bancroft, J., Maglaya, C. and Farley, T.M. 1995. 'The effects of steroid contraceptives on the well-being and sexuality of women: a double-blind, placebo-controlled, two-centre study of combined and progestogen-only methods,' *Contraception*, 52(6): 363-369.

50   Gingnell, M., Engman, J., Frick, A., Moby, L., Wikstrom, J., Fredrikson, M., et al. 2013. 'Oral contraceptive use changes in brain activity and mood in women with previous negative affect on the pill-a double-blinded, placebo-controlled randomized trial of a levonorgestrel-containing combined oral contraceptive,' *Psychoneuroendocrinology*, 38(7): 1133-1144.

51   Jacobi, F., Wittchen, H.U., Holting, C., Hofler, M., Pfister, H., Muller, N., et al. 2004. 'Prevalence, co-morbidity and correlates of mental disorders in the general population: results from the German Health Interview and Examination Survey (GHS),' *Psychological Medicine*, 34(4): 597-611.

52   Joffe, H., Cohen, L.S. and Harlow, B.L. 2003. 'Impact of oral contraceptive pill use on premenstrual mood: predictors of improvement and deterioration,' *American Journal of Obstetrics and Gynecology*, 189(6): 1523-1530.

53   Duke, J.M., Sibbritt, D.W. and Young, A.F. 2007. 'Is there an association between the use of oral contraception and depressive symptoms in young Australian women?' *Contraception*, 75(1): 27-31.

54   Keyes, K.M., Cheslack-Postava, K., Westhoff, C., Heim, C.M., Haloosim, M., Walsh, K., et al. 2013. 'Association of hormonal contraceptive use with reduced levels of depressive symptoms: National study of sexually active women in the United States,' *American Journal of Epidemiology*, 178(9): 1378-1388.

55   Toffol, E., Heikinheimo, O., Koponen, P., Luoto, R. and Partonen, T. 2011. 'Hormonal contraception and mental health: results of a population-based study,' *Human Reproduction*, 26(11): 3085-3093.

56   Skovlund, C., Mørch, L., Kessing, L., Lidegaard, Ø. 2016. 'Association of hormonal contraception with depression,' *JAMA Psychiatry*, 73(11): 1154-1162.

57 Malmborg, A., Persson, E., Brynhildsen, J. and Hammar, M. 2016. 'Hormonal contraception and sexual desire: a questionnaire-based study of young Swedish women,' *The European Journal of Contraception & Reproductive Healthcare*, 21(2): 158-167.

58 Pastor, Z., Holla, K. and Chmel, R. 2013. 'The influence of combined oral contraceptives on female sexual desire: a systematic review,' *The European Journal of Contraception & Reproductive Healthcare*, 18(1): 27-43.

59 Davis, Papalia, Norman, O'Neill, Redelman, Williamson, et al, 2008.

60 Burrows, L.J., Basha, M. and Goldstein, A.T. 2012. 'The effects of hormonal contraceptives on female sexuality: a review,' *Journal of Sexual Medicine*, 9(9): 2213-2223.

61 Cheung, E. and Free, C. 2004. 'Factors influencing young women's decision making regarding hormonal contraceptives: a qualitative study,' *Contraception*, 71(6): 426-431.

62 Lidegaard, O., Lokkegaard, E., Svendsen, A.L. and Agger, C. 2009. 'Hormonal contraception and risk of venous thromboembolism: National follow-up study,' *BMJ*, 339: b2890.

63 Johansen, M. 2016. 'Misoppfatninger om prevensjon,' *Emetodebok for seksuell helse* (Oslo: Sex og samfunn).

64 Bagwell, M.A., Thompson, S.J., Addy, C.L., Coker, A.L., Baker, E.R. 1995. 'Primary infertility and oral contraceptive steroid use,' *Fertility and Sterility*, 63(6): 1161-1166.

65 Mansour, D., Gemzell-Danielsson, K., Inki, P., Jensen, J.T. 2011. 'Fertility after discontinuation of contraception: a comprehensive review of the literature,' *Contraception*, 84(5): 465-477.

66 UNDP/UNFPA/WHO/World Bank Special Programme of Research, Development and Research Training in Human Reproduction (HRP). 2012. 'Unsafe abortion incidence and mortality-Global and regional levels in 2008 and trends,' *WHO*.

67 Singh, S., Maddow-Zimet, I. 2016. 'Facility-based treatment for medical complications resulting from unsafe pregnancy termination in the developing world, 2012: a review of evidence from 26 countries,' *BJOG*, 123: 1489-1498.

68 Bjørge, L., Løkeland, M. and Oppegaard, K.S. 2015. 'Provosert abort,' *Veileder i Gynekologi 2015* (Norsk gynekologisk forening).

69 Cedars, M.I. and Anaya, Y. 2016 [updated 3 June 2016]. 'Intrauterine adhesions,' *UpToDate* ⟨https://www.uptodate.com/contents/uterine-adhesions⟩

5—생식기에 생기는 문제

1   NEL-Norsk elektronisk legehåndbok. 2014 [updated 21 July 2014]. 'Sekundær amenoré,' *NEL-Norsk elektronisk legehåndbok* 〈https://legehandboka.no/handboken/kliniske-kapitler-gynekologi/symptomer-og-tegn/amenore-sekundar〉

2   Ibid.

3   Dawood, M.Y. 2006. 'Primary dysmenorrhea: advances in pathogenesis and management,' *Obstetrics and Gynecology*, 108(2): 428-441.

4   Ibid.

5   Ibid.

6   Rapkin, A.J., et al. 'Pelvic Pain and Dysmenorrhea,' Berek, J.S. (ed.). 2012. *Berek and Novak's Gynecology*, 15th edition. (Philadelphia: Lippincott Williams and Wilkins): 482.

7   Johansen, M. 2016. 'Menstruasjon,' *Emetodebok for seksuell hels*e (Oslo: Sex og samfunn).

8   Ibid.

9   Rapkin, A.J., et al., 2012.

10   Hornstein, M.D., Gibbons, W.E. 2016 [updated 10 October 2013]. 'Pathogenesis and treatment of infertility in women with endometriosis,' *UpToDate*, 〈https://www.uptodate.com/contents/treatment-of-infertility-in-women-with-endometriosis〉

11   Kisic, J., Opøien, H.K., Ringen, I.M., Veddeng, A. and Langebrekke, A. 2015. 'Endometriose,' *Veileder i Gynekologi 2015*, (Norsk gynekologisk forening).

12   Rapkin, A.J., et al., 2012.

13   Wilson, E.E. 'Polycystic Ovarian Syndrome and Hyperandrogenism,' Hoffman, B.L., Schorge, J.O., Schaffer, J.I., Halvorsen, L.M., Bradshaw, K.D., Cunningham, F.G., (eds). 2012. *Williams Gynecology*, 2nd edition (New York: McGraw Hill Medical).

14   Goodarzi, M.O. 2016 [updated 20 June 2016]. 'Polycystic ovary syndrome. Best Practice,' *BMJ* 〈http://bestpractice.bmj.com/best-practice-monograph/141/follow-up/complications.html〉

15   Legro, R.S., Barnhart, H.X., Schlaff, W.D., Carr, B.R., Diamond, M.P., Carson, S.A., et al. 2007. 'Clomiphene, metforin, or both for infertility in the polycystic ovary syndrome,' *New England Journal of Medicine*, 356(6): 551-566.

16   Hardiman, P., Pillay, O.S., Atiomo, W. 2003. 'Polycystic ovary syndrome and endometrial carcinoma,' *The Lancet*, 361(9371): 1810-1812.

17   Haoula, Z., Salman, M., Atiomo, W. 2012. 'Evaluating the association between endometrial cancer and polycystic ovary syndrome,' *Human Reproduction*,

    27(5): 1327-1331.

18   Goodarzi, 2016.

19   Ibid.

20   Wilson, 2012.

21   Goodarzi, 2016.

22   Ibid.

23   Heinzman, A.B., Hoffman, B.L. 'Pelvic mass,' Hoffman, B.L., Schorge, J.O., Schaffer, J.L., Halvorsen, L.M., Bradshaw, K.D. and Cunningham, F.G., (eds). 2012. *Williams Gynecology*, 2nd edition (New York: McGraw Hill Medical).

24   Heinzman and Hoffman, 2012.

25   Klatsky, P.C., Tran, N.D., Caughey, A.B. and Fujimoto, V.Y. 2008. 'Fibroids and reproductive outcomes: a systematic literature review from conception to delivery,' *American Journal of Obstetrics and Gynecology*, 198(4): 357-366.

26   Tulandi, T. 2016 [updated 24 November 2015]. 'Reproductive issues in women with uterine leiomyomas (fibroids),' *UpToDate* ⟨https://www.uptodate.com/contents/ reproductive-issues-in-women-with-uterine-leiomyomas-fibroids⟩

27   Pritts, E.A., Parker, W.H. and Olive, D.L. 2009. 'Fibroids and infertility: an updated systematic review of the evidence,' *Fertility and sterility*, 91(4): 1215-1223.

28   Ibid.

29   Klatsky, Tran, Caughey and Fujimoto, 2008.

30   Tulandi, 2016.

31   Stewart, E.A. 2016 [updated 29 May 2015]. 'Epidemiology, clinical manifestations, diagnosis, and natural history of uterine leiomyomas (fibroids),' *UpToDate* ⟨https://www.uptodate.com/contents/epidemiology-clinical-manifestations-diagnosis-and-natural-history-of-uterine-leiomyomas-fibroids⟩

32   Stewart, E.G. 2016 [updated 30 January 2015]. 'Clinical manifestations and diagnosis of generalized vulvodynia,' *UpToDate* ⟨https://www.uptodate.com/contents/clinical-manifestations-and-diagnosis-of-generalized-vulvodynia⟩

33   Ibid.

34   Iglesia, C. 2016 [updated 25 May 2015]. 'Clinical manifestations and diagnosis of localized vulvar pain syndrome (formerly vulvodynia, vestibulodynia, vulvar vestibulitis, or focal vulvitis),' *UpToDate* ⟨https://www.uptodate.com/contents/clinical-manifestations-and-diagnosis-of-localized-vulvar-pain-syndrome-formerly-vulvodynia-vestibulitis-or-focal-vulvitis⟩

35   Johansen, M. 2016. 'Vanlige sexologiske problemer hos kvinner,' *Emetodebok for seksuell helse* (Oslo: Sex og samfunn).

36   Farmer, M.A., Taylor, A.M., Bailey, A.L., Tuttle, A.H., MacIntyre, L.C., Milagrosa, Z.E., et al. 2011. 'Repeated Vulvovaginal Fungal Infections Cause

Persistent Pain in a Mouse Model of Vulvodynia,' *Science Translational Medicine*, 3(101): 101ra91.

37 Helgesen, A.L. 2015 [updated 15 May 2015]. 'Når samleiet gjør vondt,' Forskning.no. 〈http://forskning.no/blogg/kvinnehelsebloggen/nar-samleiet-gjor-vondt〉; Tympanidis, P., Casula, M., Yiangou, Y., Terenghi, G., Dowd, P. and Anand, P. 2004. 'Increased vanilloid receptor VR1 innervation in vulvodynia,' *European Journal of Pain*, 8(2): 129-133; Tympanidis, P., Terenghi, G., Dowd, P. 2003. 'Increased innervation of the vulval vestibule in patients with vulvodynia,' *British Journal of Dermatology*, 148(5): 1021-1027.

38 Khandker, M., Brady, S.S., Vitonis, A.F., Maclehose, R.F., Stewart, E.G. and Harlow, B.L. 2011. 'The influence of depression and anxiety on risk of adult onset vulvodynia,' *Journal of Women's Health*, 20(10): 1445-1451.

39 Reed, B.D., Haefner, H.K., Punch, M.R., Roth, R.S., Gorenflo, D.W. and Gillespie, B.W. 2000. 'Psychosocial and sexual functioning in women with vulvodynia and chronic pelvic pain. A comparative evaluation,' *The Journal of Reproductive Medicine*, 45(8): 624-632.

40 NEL-Norsk elektronisk legehåndbok. 2015. 'Smerte og ubehag i vulva,' *NEL-Norsk elektronisk legehåndbok* 〈https://legehandboka.no/handboken/kliniske-kapitler/gynekologi/symptomer-og-tegn/smerte-og-ubehag-i-vulva〉

41 Stewart, E.G. 2016 [updated 18 November 2015]. 'Differential diagnosis of sexual pain in women,' *UpToDate* 〈https://www.uptodate.com/contents/differential-diagnosis-of-sexual-pain-in-women〉

42 Bjørnstad, S. 2015 [updated 9 March 2015]. 'Jeg bruker aldri kondom, jeg ser om jenter har en kjønnssykdom,' *Side2* 〈http://www.side2.no/underholdning/-jeg-bruker-aldri-kondom-jeg-ser-om-jenter-har-en-kjnnssykdom/8551263.html〉

43 UNAIDS. 2016. Fact Sheet 2016. *UNAIDS*.

44 Folkehelseinstituttet. 2016 [updated 15 March 2016]. 'Nedgang i hivtilfeller i Norge i 2015,' *FHI* 〈https://www.fhi.no/nyheter/2016/nedgang-i-hivtilfeller-i-norge-i-20〉

45 Folkehelseinstituttet. 2015. 'Klamydia og lymfogranuloma venerum (LGV) i Norge 2014,' *FHI*.

46 Folkehelseinstituttet. 2015. 'Gonoré og syfilis i Norge 2014,' *FHI*.

47 Moi, H., Maltau, J.M. 2013. *Seksuelt overførbare infeksjoner og genitale hudsykdommer*, Third edition (Oslo: Gyldendal Akademisk).

48 NEL-Norsk elektronisk legehåndbok. 2016. 'Genital klamydiainfeksjon hos kvinner,' *NEL-Norsk elektronisk legehåndbok* 〈https://legehandboka.no/handboken/kliniske-kapitler/gynekologi/tilstander-og-sykdommer/infeksjoner/klamydiainfeksjon-hos-kvinner〉

49   Jensen, J.S., Cusini, M., Gomberg, M., Moi, H. 2016. '2016 European guideline on Mycoplasma genitalium infections,' *Journal of the European Academy of Dermatology and Venereology.*

50   Ross, J. 2016 [updated 19 February 2015]. 'Pelvic inflammatory disease: pathogenesis, microbiology, and risk factors,' *UptoDate* ⟨https://www.uptodate.com/contents/pelvic-inflammatory-disease-pathogenesis-microbiology-and-risk-factors⟩

51   Sweet, R.L. 2012. 'Pelvic inflammatory disease: current concepts of diagnosis and management,' *Current Infectious Disease Reports*, 14(2): 194-203.

52   Johansen, M. 2016. 'Infeksjoner,' *Emetodebok for seksuell helse* (Oslo: Sex og samfunn).

53   Moi and Maltau, 2013.

54   Ibid.

55   Ibid.

56   Ibid.

57   Ibid.

58   Ibid.

59   Sobel, J.D. 2016. 'Candida vulvovaginitis,' *UpToDate* ⟨https://www.uptodate.com/contents/candida-vulvovaginitis⟩

60   NEL-Norsk elektronisk legehåndbok. 2016 [updated 2 June 2016]. 'Candida vaginitt,' *NEL-Norsk elektronisk legehåndbok* ⟨https://legehandboka.no/handboken/ kliniske-kapitler/gynekologi/tilstander-og-sykdommer/infeksjoner/candida-vaginitt⟩

61   Friedman, M. 2015 [updated 24 November 2015]. 'This Woman Is Making Sourdough Bread Using Yeast From Her Vagina,' *Cosmopolitan* ⟨http://www.cosmopolitan.com/sex-love/news/a49782/zoe-stavri-sourdough-bread-vagina-yeast⟩

62   Sobel, 2016, 'Candida vulvovaginitis.'

63   Ferris, D.G., Nyirjesy, P., Sobel, J.D., Soper, D., Pavletic, A. and Litaker, M.S. 2002. 'Over-the-counter antifungal drug misuse associated with patient-diagnosed vulvovaginal candidiasis,' *Obstetrics & Gynecology*, 99(3): 419-425.

64   Sobel, 2016, 'Candida vulvovaginitis.'

65   Lopez, J.E.M. 2015 [updated 16 March 2015]. 'Candidiasis (vulvovaginal),' *BMJ-Clinical Evidence* ⟨http://clinicalevidence.bmj.com/x/systematic-review/0815/overview.html⟩

66   Sobel, 2016, 'Candida vulvovaginitis.'

67   NEL-Norsk elektronisk legehåndbok. 2016 [updated 6 July 2016]. 'Ukomplisert cystitt hos kvinner,' *NEL-Norsk elektronisk legehåndbok* ⟨https://legehandboka.no/ handboken/kliniske-kapitler/nyrer-og-urinveier/tilstander-

og-sykdommer/ infeksjoner/urinveisinfeksjon-hos-kvinner-ukomplisert〉
68 Jepson, R.G., Williams, G. and Craig, J.C. 2012. 'Cranberries for preventing urinary tract infections,' *The Cochrane Library*.
69 NEL-Norsk elektronisk legehåndbok, 2016, 'Ukomplisert cystitt hos kvinner.'
70 Weiss, B.D. 2005. 'Selecting medications for the treatment of urinary incontinence,' *American Family Physician*, 71(2): 315-322.
71 NEL-Norsk elektronisk legehåndbok. 2015 [updated 8 September 2015]. 'Stressinkontinens,' *NEL-Norsk elektronisk legehåndbok* 〈https://legehandboka. no/ handboken/kliniske-kapitler/nyrer-og-urinveier/tilstander-og-sykdommer/ lekkasjeproblemer/stressinkontinens〉
72 Glazener, C.M., Herbison, G.P., Wilson, P.D., MacArthur, C., Lang, G.D., Gee, H., et al. 2001. 'Conservative management of persistent postnatal urinary and faecal incontinence: randomised controlled trial,' *BMJ*, 323(7313): 593.
73 NEL-Norsk elektronisk legehåndbok, 2015, 'Stressinkontinens.'
74 O'Halloran, T., Bell, R.J., Robinson, P.J. and Davis, S.R. 2012. 'Urinary incontinence in young nulligravid women: a cross-sectional analysis,' *Ann Intern Med*, 157(2): 87-93.
75 Simeonova, Z., Milsom, I., Kullendorff, A.M., Molander, U. and Bengtsson, C. 1999. 'The prevalence of urinary incontinence and its influence on the quality of life in women from an urban Swedish population,' *Acta Obstetricia et Gynecologica Scandinavica*, 78(6): 546-551.
76 NEL-Norsk elektronisk legehåndbok, 2015, 'Stressinkontinens.'
77 NEL-Norsk elektronisk legehåndbok. 2016 [updated 7 March 2016]. 'Urgeinkontinens hos kvinner,' *NEL-Norsk elektronisk legehåndbok* 〈https:// legehandboka.no/handboken/kliniske-kapitler/nyrer-og-urinveier/tilstander- og-sykdommer/lekkasjeproblemer/urgeinkontinens-hos-kvinner〉
78 Ibid.
79 Riss, S., Weiser, F.A., Schwameis, K., Riss, T., Mittlbock, M., Steiner, G., et al. 2012. 'The prevalence of hemorrhoids in adults,' *International Journal of Colorectal Disease*, 27(2): 215-220.
80 Griffith, W.F., Werner, C.L. 'Preinvasive Lesions of the Lower Genital Tract,' Hoffman, B.L., Schorge, J.O., Schaffer, J.I., Halvorsen, L.M., Bradshaw, K.D., Cunningham, F.G., (eds). 2012. *Williams Gynecology*, 2nd edition (New York: McGraw Hill Medical).
81 Cancer Research UK. 'Cervical cancer incidence,' *Cancer Research UK* 〈http:// www.cancerresearchuk.org/health-professional/cancer-statistics/statistics- by-cancer-type/cervical-cancer?_ga=2.67947093.574968211.1507304868- 1505854318.1507304868#heading-Zero〉
82 Public Health England. 2015. 'NHS cervical screening (CSP) programme,'

Public Health England ⟨https://www.gov.uk/topic/population-screening-programmes/cervical⟩

83   Östör, A.G. 1993. 'Natural history of cervical intraepithelial neoplasia: a critical review,' *International Journal of Gynecological Pathology*, 12(2): 186.

84   Folkehelseinstituttet. 23 April 2014. 'Vaksinasjonsdekning i prosent (fullvaksinerte) per 31.12.2014 16-åringer (f. 1998),' *FHI.*

85   Statens Serum Institut. 2016. 'Human papillomavirus-vaccine (HPV) 1, vaccinationstilslutning,' *Statens Serum Institut* (Danmark).

86   Statens legemiddelverk. 2016. 'Meldte mistenkte bivirkninger av HPV-vaksine (Gardasil)-oppdaterte bivirkningstall per 31. desember 2015,' *Statens legemiddelverk*; Feiring, B., Laake, I., Bakken, I.J., Greve-Isdahl, M., Wyller, V.B., Håberg, S.E., Magnus, P., Trogstad, L. 2017. 'HPV vaccination and risk of chronic fatigue syndrome/myalgic encephalomyelitis: A nationwide register-based study from Norway,' *Vaccine*, 35(33): 4203-4212. ⟨https://doi.org/10.1016/j.vaccine.2017.06.031⟩

87   European Medicines Agency. 5 November 2015. 'Review concludes evidence does not support that HPV vaccines cause CRPS or POTS,' *European Medicines Agency.*

88   Hviid, A., Svanström H., Scheller N.M., Grönlund O., Pasternak B., Arnheim-Dahlström L. 2017. 'Human papillomavirus vaccination of adult women and risk of autoimmune and neurological diseases,' *Journal of Internal Medicine* ⟨https://doi.org/10.1111/joim.12694⟩

89   Zuckerberg, M. 2015 [updated 31 July 2015]. 'Priscilla and I have some exciting news: we're expecting a baby girl!' *Facebook* ⟨https://www.facebook.com/photo.php?fbid=10102276573729791&set=a.529237706231.2034669.4&type=1&theater⟩

90   Hasan, R., Baird, D.D., Herring, A.H., Olshan, A.F., Jonsson Funk, M.L. and Hartmann, K.E. 2010. 'Patterns and predictors of vaginal bleeding in the first trimester of pregnancy,' *Annals of Epidemiology*, 20(7): 524-531.

91   Ræder, M.B., Wollen, A-L., Braut, R. and Glad, R. 2015 'Spontanabort.' *Veileder i Gynekologi 2015* (Norsk gynekologisk forening).

92   Tulandi, T. and Al-Fozan H.M. 2016 [updated 7 November 2016]. 'Spontaneous abortion: Risk factors, etiology, clinical manifestations, and diagnostic evaluation,' *UpToDate* ⟨https://www.uptodate.com/contents/spontaneous-abortion-risk-factors-etiology-clinical-manifestations-and-diagnostic-evaluation⟩

93   Ibid.

94   Bardos, J., Hercz, D., Friedenthal, J., Missmer, S.A. and Williams Z. 2015. 'A national survey on public perceptions of miscarriage,' *Obstetrics and Gynecology*,

125(6): 1313-1320.

95 Nybo Andersen, A.M., Wohlfahrt, J., Christens, P., Olsen, J. and Melbye, M. 2000. 'Maternal age and fetal loss: population based register linkage study,' *BMJ*, 320(7251): 1708-1712.

96 Pineles, B.L., Park, E. and Samet, J.M. 2014. 'Systematic review and meta-analysis of miscarriage and maternal exposure to tobacco smoke during pregnancy,' *American Journal of Epidemiology*, 179(7): 807-823.

97 Chatenoud, L., Parazzini, F., di Cintio, E., Zanconato, G., Benzi, G., Bortolus, R., et al. 1998. 'Paternal and maternal smoking habits before conception and during the first trimester: relation to spontaneous abortion,' *Annals of Epidemiology*, 8(8): 520-526.

98 Tulandi and Al-Fozan, 2016.

99 Oster, E. 2013. *Expecting better - why the conventional pregnancy wisdom is wrong and what you really need to know* (New York: Penguin Press).

100 Andersen, A.-M.N., Andersen, P.K., Olsen, J., Grønbæk, M. and Strandberg-Larsen, K. 2012. 'Moderate alcohol intake during pregnancy and risk of fetal death,' *International Journal of Epidemiology*, 41(2): 405-413.

101 Nisenblat, V., Norman, R.J. 2016 [updated 24 August 2016]. 'The effects of caffeine on reproductive outcomes in women,' *UpToDate* 〈https://www.uptodate.com/contents/the-effects-of-caffeine-on-reproductive-outcomes-in-women〉

102 Rumbold, A., Middleton, P., Crowther, C.A. 2005. 'Vitamin supplementation for preventing miscarriage,' *The Cochrane Library*, 2: Cd004073.

103 Taylor, A. 2003. 'Extent of the problem,' *BMJ*, 327(7412): 434.

104 Folkehelseinstituttet. 2015 [updated 19 November 2015]. 'Fødselsstatistikk for 2014,' *FHI* 〈https://www.fhi.no/nyheter/2015/fodselsstatistikkfor-2014-publiser〉

105 Dunson, D.B., Baird, D.D. and Colombo, B. 2004. 'Increased infertility with age in men and women,' *Obstetrics and Gynecology*, 103(1): 51-56.

106 Rothman, K.J., Wise, L.A., Sorensen, H.T., Riis, A.H., Mikkelsen, E.M., Hatch, E.E. 2013. 'Volitional determinants and age-related decline in fecundability: a general population prospective cohort study in Denmark,' *Fertility and Sterility*. 99(7): 1958-1964.

107 Nybo Andersen, Wohlfahrt, Christens, Olsen and Melbye, 2000.

108 Roach, 2008.

109 Howarth, C., Hayes, J., Simonis, M., Temple-Smith, M. 2016. '"Everything's neatly tucked away"': young women's views on desirable vulval anatomy,' *Culture, Health & Sexuality*: 1-16.

참고 문헌

- Adams, J.A., Botash, A.S. and Kellogg, N. 2004. 'Differences in hymenal morphology between adolescent girls with and without a history of consensual sexual intercourse,' *Archives of Pediatrics & Adolescent Medicine*, 158(3): 280-285.

- Andersen, A-M.N., Andersen, P.K., Olsen, J., Grønbæk, M. and Strandberg-Larsen, K. 2012. 'Moderate alcohol intake during pregnancy and risk of fetal death,' *International Journal of Epidemiology*, 41(2): 405-413.

- Angel K. 2010. 'The history of "female sexual dysfunction" as a mental disorder in the 20th century,' *Current Opinion in Psychiatry*, 23(6): 536.

- Appleby, P., Beral, V., Berrington de Gonzalez, A., Colin, D., Franceschi, S., Goodhill, A., et al. 2007. 'Cervical cancer and hormonal contraceptives: collaborative reanalysis of individual data for 16,573 women with cervical cancer and 35,509 women without cervical cancer from 24 epidemiological studies,' *The Lancet*, 370(9599): 1609-1621.

- Arden, M., Dye, L. and Walker, A. 1999. 'Menstrual synchrony: awareness and subjective experiences,' *Journal of Reproductive and Infant Psychology*, 17(3): 255-265.

- Armstrong E.A., England P. and Fogarty A.C. 2012. 'Accounting for women's orgasm and sexual enjoyment in college hookups and relationships,' *American Sociological Review*, 77(3): 435-462.

- Bagwell, M.A., Thompson, S.J., Addy, C.L., Coker, A.L. and Baker, E.R. 1995. 'Primary infertility and oral contraceptive steroid use,' *Fertility and Sterility*, 63(6): 1161-1166.

- Bardos, J., Hercz, D., Friedenthal, J., Missmer, S.A. and Williams Z. 2015. 'A national survey on public perceptions of miscarriage,' *Obstetrics and Gynecology*,

125(6): 1313-1320.

- Barsky, A.J., Saintfort, R., Rogers, M.P. and Borus, J.F. 2002. 'Non-specific medication side-effects and the nocebo phenomenon,' *JAMA*, 287(5): 622-627.
- Basson, R. 2006. 'Sexual Desire and Arousal Disorders in Women,' *New England Journal of Medicine*, 354(14): 1497-1506.
- Basson, R., Leiblum, S., Brotto, L., Derogatis, L., Fourcroy, J., Fugl-Meyer, K., et al. 2003. 'Definitions of women's sexual dysfunction reconsidered: advocating expansion and revision,' *Journal of Psychosomatic Obstetrics and Gynaecology*, 24(4): 212-219.
- Basson, R., McInnes, R., Smith, M.D., Hodgson, G. and Koppiker, N. 2002. 'Efficacy and safety of sildenafil citrate in women with sexual dysfunction associated with female sexual arousal disorder,' *Journal of Women's Health & Gender-based Medicine*, 11(4): 367-377.
- Bellis, M.A. and Baker, R.R. 1990. 'Do females promote sperm competition? Data for humans,' *Animal Behaviour*, 40(5): 997-999.
- Beral, V., Doll, R., Hermon, C., Peto, R. and Reeves, G. 2008. 'Ovarian cancer and oral contraceptives: collaborative reanalysis of data from 45 epidemiological studies including 23,257 women with ovarian cancer 87,303 controls,' *The Lancet*, 371(9609): 303-314.
- Berenson, A., Heger, A. and Andrews, S. 1991. 'Appearance of the Hymen in Newborns,' *Pediatrics*, 87(4): 458-465.
- Berenson, A.B., Chacko, M.R., Wiemann, C.M., Mishaw, C.O., Friedrich, W.N. and Grady, J.J. 2002. 'Use of Hymenal Measurements in the Diagnosis of Previous Penetration,' *Pediatrics*, 109(2): 228-235.
- Bergo, I.G. and Quist, C. 2016. 'Kunnskapsministeren om sexkulturen blant unge: - Skolen må ta mer ansvar,' *VG+* ⟨http://www.vg.no/nyheter/innenriks/ kunnskapsministerenom-sexkulturen-blant-unge-skolen-maa-ta-mer-ansvar/ a/23770735⟩
- Bernard, M.L.R. 2015 [updated 30 March 2015]. 'How Often Do Queer Women Have Sex?' *Autostraddle* ⟨http://autostraddle.com/how-often-do-lesbianshave-sex-283731⟩
- Bjørge, L., Løkeland, M. and Oppegaard, K.S. 2015. 'Provosert abort,' *Veileder i Gynekologi 2015* (Norsk gynekologisk forening).
- Bjørnstad, S. 2015 [updated 9 March 2015]. 'Jeg bruker aldri kondom, jeg ser om jenter har en kjønnssykdom,' *Side2* ⟨http://www.side2.no/underholdning/- -jegbruker-aldri-kondom-jeg-ser-om-jenter-har-en-kjnnssykdom/8551263. html⟩
- Bordvik, M. 2016 [updated 7 June 2016]. 'P-pille-bruk kan ødelegge effekten av angrepille,' *Dagens Medisin* ⟨http://www.dagensmedisin.no/

artikler/2016/07/06/ angrepille-kan-odelegge-p-pille-effekt⟩

- Boston University School of Medicine. 2002. 'Female Genital Anatomy,' *Sexual Medicine* ⟨http://www.bumc.bu.edu/sexualmedicine/physicianinformation/female-genital-anatomy⟩

- Bradford, A. and Meston, C. 2007. 'Correlates of placebo response in the treatment of sexual dysfunction in women: a preliminary report,' *The Journal of Sexual Medicine*, 4(5): 1345-1351.

- Bradford A. 2016. 'Treatment of female orgasmic disorder,' *UpToDate* ⟨https://uptodate.com/contents/treatment-of-female-orgasmic-disorder⟩

- Brotto, L.A., Petkau, A.J., Labrie, F. and Basson, R. 2011. 'Predictors of sexual desiredisorders in women,' *Journal of Sexual Medicine*, 8(3): 742-753.

- Brunner Huber, L.R., Hogue, C.J., Stein, A.D., Drews, C., Zieman, M.,King, J., et al. 2006. 'Contraceptive use and discontinuation: findings from thecontraceptive history, initiation, and choice study,' *American Journal of Obstetrics and Gynecology*, 194(5): 1290-1295.

- Buisson, O., Foldes, P., Jannini, E. and Mimoun, S. 2010. 'Coitus as Revealed by Ultrasound in One Volunteer Couple,' *The Journal of Sexual Medicine*, 7(8): 2750-2754.

- Burrows, L.J., Basha, M. and Goldstein, A.T. 2012. 'The effects of hormonal contraceptives on female sexuality: a review,' *Journal of Sexual Medicine*, 9(9): 2213-2223.

- Cancer Research UK. 'Cervical cancer incidence,' *Cancer Research UK* ⟨http://www. cancerresearchuk.org/health-professional/cancer-statistics/statistics-by-cancer-type/cervical-cancer?_ga=2.67947093.574968211.1507304868-1505854318.1507304868#heading-Zero⟩

- Caruso, S., Agnello, C., Malandrino, C., Lo Presti, L., Cicero, C. and Cianci, S. 2014. 'Do hormones influence women's sex? Sexual activity over the menstrual cycle,' *Journal of Sexual Medicine*, 11(1): 211-221.

- Cedars, M.I. and Anaya, Y. 2016 [updated 3 June 2016]. 'Intrauterine adhesions,' *UpToDate* ⟨https:www.uptodate.com/contents/uterine-adhesions⟩

- Charlton, B.M., Rich-Edwards, J.W., Colditz, G.A., Missmer, S.A., Rosner, B.A., Hankinson, S.E., et al. 2014. 'Oral contraceptive use and mortality after 36 years of follow-up in the Nurses' Health Study: prospective cohort study,' *BMJ*, 349: g6356.

- Chatenoud, L., Parazzini, F., di Cintio, E., Zanconato, G., Benzi, G., Bortolus, R., et al. 1998. 'Paternal and maternal smoking habits before conception and during the first trimester: relation to spontaneous abortion,' *Annals of Epidemiology*, 8(8): 520-526.

- Cheung, E. and Free, C. 2004. 'Factors influencing young women's decision making regarding hormonal contraceptives: a qualitative study,' *Contraception*, 71(6): 426-431.

- Chivers, M.L., Seto, M.C., Lalumiere, M.L., Laan, E., Grimbos, T. 2010. 'Agreement of self-reported and genital measures of sexual arousal in men and women: a metaanalysis,' *Archives of Sexual Behavior*, 39(1): 5-56.
- Christopher, F.S. and Sprecher, S. 2000. 'Sexuality in Marriage, Dating, and Other Relationships: A Decade Review,' *Journal of Marriage and Family*, 62(4): 999-1017.
- Clayton, A.H., Althof, S.E., Kingsberg, S., DeRogatis, L.R., Kroll, R., Goldstein, I., et al. 2016. 'Bremelanotide for female sexual dysfunctions in premenopausal women: a randomized placebo-controlled dose-finding trial,' *Women's Health*, 12(3): 325-337.
- Darling, C.A., Davidson, J.K. Sr and Conway-Welch, C. 1990. 'Female ejaculation: perceived origins, the Grafenberg spot/area, and sexual responsiveness,' *Archives of Sexual Behavior*, 19(1): 29-47.
- Davis S., Papalia M-A., Norman R.J., O'Neill S., Redelman M., Williamson M., et al. 2008. 'Safety and efficacy of a testosterone metered-dose transdermal spray for treating decreased sexual satisfaction in premenopausal women: a randomized trial,' *Annals of Internal Medicine*, 148(8): 569-577.
- Dawood, K., Kirk K.M., Bailey, J.M., Andrews, P.W. and Martin, N.G. 2005. 'Genetic and environmental influences on the frequency of orgasm in women,' *Twin Research and Human Genetics*, 8(1): 27-33.
- Dawood, M.Y. 2006. 'Primary dysmenorrhea: advances in pathogenesis and management,' *Obstetrics and Gynecology*, 108(2): 428-441.
- Dean, G. and Goldberg, A.B. 2016 [updated 15 September 2016]. 'Intrauterine contraception: Devices, candidates, and selection,' *UpToDate* ⟨https://www.uptodate.com/contents/intrauterine-contraception-devices-candidates-and-selection⟩
- Di Marino, V. and Lepidi, H. 2014. *Anatomic Study of the Clitoris and the BulboClitoral Organ* (Springer International Publishing).
- Dillner, L. 2016 [updated 15/09/2016]. 'Do women's periods really synchronise when they live together?' *Guardian* ⟨https://www.theguardian.com/lifeandstyle/2016/aug/15/periods-housemates-menstruation-synchronise⟩
- Duke, J.M., Sibbritt, D.W. and Young, A.F. 2007. 'Is there an association between the use of oral contraception and depressive symptoms in young Australian women?' *Contraception*, 75(1): 27-31.
- Dunn, K.M., Cherkas, L.F., Spector, T.D. 2005. 'Genetic influences on variation in female orgasmic function: a twin study,' *Biology Letters*, 1(3): 260-263.
- Dunson, D.B., Baird, D.D. and Colombo, B. 2004. 'Increased infertility with

age in men and women,' *Obstetrics and Gynecology*, 103(1): 51-56.

- Dyall-Smith, D. 2016. 'Trimethylaminuria,' *DermNet New Zealand* ⟨http://www. dermnetnz.org/topics/trimethylaminuria⟩

- Eichel E.W., Eichel J.D. and Kule S. 1988. 'The technique of coital alignment and its relation to female orgasmic response and simultaneous orgasm,' *Journal of Sex & Marital Therapy*, 14(2): 129-141.

- Emera, D., Romero, R. and Wagner, G. 2012. 'The evolution of menstruation: A new model for genetic assimilation,' *BioEssays*, 34(1): 26-35.

- European Medicines Agency. 5 November 2015. 'Review concludes evidence does not support that HPV vaccines cause CRPS or POTS,' *European Medicines Agency*.

- Farmer, M.A., Taylor, A.M., Bailey, A.L., Tuttle, A.H., MacIntyre, L.C., Milagrosa, Z.E., et al. 2011. 'Repeated Vulvovaginal Fungal Infections Cause Persistent Pain in a Mouse Model of Vulvodynia,' *Science Translational Medicine*, 3(101).

- Ferris, D.G., Nyirjesy, P., Sobel, J.D., Soper, D., Pavletic, A. and Litaker, M.S. 2002. 'Over-the-counter antifungal drug misuse associated with patient-diagnosed vulvovaginal candidiasis,' *Obstetrics & Gynecology*, 99(3): 419-425.

- Fisher, C., Cohen, H.D., Schiavi, R.C., Davis, D., Furman, B., Ward, K., et al. 1983. 'Patterns of female sexual arousal during sleep and waking: Vaginal thermoconductance studies,' *Archives of Sexual Behavior*, 12(2): 97-122.

- Folkehelseinstituttet. 2015 [updated 19 November 2015]. 'Fødselsstatistikk for 2014,' *FHI* ⟨https://www.fhi.no/nyheter/2015/fodselsstatistikkfor-2014-publiser⟩

- Folkehelseinstituttet. 2015. 'Gonoré og syfilis i Norge 2014,' *FHI*.

- Folkehelseinstituttet. 2015. 'Klamydia og lymfogranuloma venerum (LGV) i Norge 2014,' *FHI*.

- Folkehelseinstituttet. 2016 [updated 15 March 2016]. 'Nedgang i hivtilfeller i Norge i 2015,' *FHI* ⟨https://www.fhi.no/nyheter/2016/nedgang-i-hivtilfeller-i-norge-i-20⟩

- Folkehelseinstituttet. 23 April 2014. 'Vaksinasjonsdekning i prosent (fullvaksinerte) per 31.12.2014 16-åringer (f. 1998),' *FHI*.

- Førde, R. 2002. 'Operativ rekonstruksjon av jomfruhinne,' *Tidsskrift for Den norske legeforening*.

- Frank, L. 10 June 2016. 'Blodig Uenighet,' *Morgenbladet*.

- Frederick, A., Lever, J., Gillespie, B.J. and Garcia, J.R. 2016. 'What Keeps Passion Alive? Sexual Satisfaction Is Associated With Sexual Communication, Mood Setting, Sexual Variety, Oral Sex, Orgasm and Sex Frequency in a National U.S. Study,' *Journal of Sex Research*: 1-16.

- Freud, S. 1905. *Three essays on the theory of sexuality.*

- Friedman, M. 2015 [updated 24 November 2015]. 'This Woman Is Making Sourdough Bread Using Yeast From Her Vagina,' *Cosmopolitan* ⟨http://www.cosmopolitan.com/sex-love/news/a49782/zoe-stavri-sourdough-bread-vagina-yeast⟩

- Gallo, M.F., Grimes, D.A., Schulz, K.F. and Helmerhorst, F.M. 2004. 'Combination estrogen-progestin contraceptives and body weight: systematic review of randomized controlled trials,' *Obstetrics & Gynecology*, 103(2): 359-373.

- Garcia, J.R., Lloyd, E.A., Wallen K. and Fisher H.E. 2014. 'Variation in orgasm occurrence by sexual orientation in a sample of U.S. singles,' *Journal of Sexual Medicine*, 11(11): 2645-2652.

- Gingnell, M., Engman, J., Frick, A., Moby, L., Wikstrom, J., Fredrikson, M., et al. 2013. 'Oral contraceptive use changes in brain activity and mood in women with previous negative affect on the pill - a double-blinded, placebo-controlled randomized trial of a levonorgestrel-containing combined oral contraceptive,' *Psychoneuroendocrinology*, 38(7): 1133-1144.

- Glazener, C.M., Herbison, G.P., Wilson, P.D., MacArthur, C., Lang, G.D., Gee, H., et al. 2001. 'Conservative management of persistent postnatal urinary and faecal incontinence: randomised controlled trial,' *BMJ*, 323(7313): 593.

- Goldstein, B.G. and Goldstein, A.O. 2016. 'Pseudofolliculitis barbae,' *UpToDate* ⟨https://www.uptodate.com/contents/pseudofolliculitis-barbae⟩

- Goodarzi, M.O. 2016 [updated 20 June 2016]. 'Polycystic ovary syndrome. Best Practice,' *BMJ* ⟨http://bestpractice.bmj.com/best-practice-monograph/141/follow-up/complications.html⟩

- Grady-Weliky, T.A. 2003. 'Premenstrual Dysphoric Disorder,' *New England Journal of Medicine*, 348(5): 433-438.

- Graham, C.A., Ramos, R., Bancroft, J., Maglaya, C. and Farley, T.M. 1995. 'The effects of steroid contraceptives on the well-being and sexuality of women: a doubleblind, placebo-controlled, two-centre study of combined and progestogen-only methods,' *Contraception*, 52(6): 363-369.

- Graham, C.A. and Sherwin, B.B. 1993. 'The relationship between mood and sexuality in women using an oral contraceptive as a treatment for premenstrual symptoms,' *Psychoneuroendocrinology*, 18(4): 273-281.

- Griffith, W.F., Werner, C.L. 'Preinvasive Lesions of the Lower Genital Tract,' Hoffman, B.L., Schorge, J.O., Schaffer, J.I., Halvorsen, L.M., Bradshaw, K.D., Cunningham, F.G., (eds). 2012. *Williams Gynecology*, 2nd edition (New York: McGraw Hill Medical).

- Grimes, D.A. and Schulz, K.F. 2011. 'Nonspecific side-effects of all contraceptives: nocebo or noise?' *Contraception*, 83(1): 5-9.

- Haavio-Mannila, E. and Kontula, O. 1997. 'Correlates of increased sexual satisfaction,' *Archives of Sexual Behavior*, 26(4): 399-419.

- Hägstad, A.J. 1990. 'Mödomen - mest myt!' *Läkartidningen*, 87(37): 2857-2858.

- Hannaford, P.C., Selvaraj, S., Elliott, A.M., Angus, V., Iversen, L. and Lee, A.J. 2007. 'Cohort data from the Royal College of General Practitioners' oral contraception study,' *BMJ*, 335(7621): 651.

- Hardiman, P., Pillay, O.S., Atiomo, W. 2003. 'Polycystic ovary syndrome and endometrial carcinoma,' *The Lancet*, 361(9371): 1810-1812.

- Hasan, R., Baird, D.D., Herring, A.H., Olshan, A.F., Jonsson Funk, M.L. and Hartmann, K.E. 2010. 'Patterns and predictors of vaginal bleeding in the first trimester of pregnancy,' *Annals of Epidemiology*, 20(7): 524-531.

- Hasselknippe, O. and Stokke, O. 2006 [updated 19/10/2011]. 'Volvat slutter å selge jomfruhinner,' *Aftenposten* ⟨http://www.aftenposten.no/norge/Volvat-slutter-a-selgejomfruhinner-423873b.html⟩

- Haoula, Z., Salman, M., Atiomo, W. 2012. 'Evaluating the association between endometrial cancer and polycystic ovary syndrome,' *Human Reproduction*, 27(5): 1327-1331.

- Heinzman, A.B., Hoffman, B.L. 'Pelvic mass,' Hoffman, B.L., Schorge, J.O., Schaffer, J.L., Halvorsen, L.M., Bradshaw, K.D. and Cunningham, F.G., (eds). 2012. *Williams Gynecology*, 2nd edition (New York: McGraw Hill Medical).

- Heit, J.A., Kobbervig, C.E., James, A.H., Petterson, T.M., Bailey, K.R. and Melton, L.J. 2005. 'Trends in the incidence of venous thromboembolism during pregnancy or postpartum: a 30-year population-based study,' *Annals of Internal Medicine*, 143(10): 697-706.

- Helgesen, A.L. 2015 [updated 15 May 2015]. 'Når samleiet gjør vondt,' *Forskning.no.* ⟨http://forskning.no/blogg/kvinnehelsebloggen/nar-samleiet-gjor-vondt⟩

- Hornstein, M.D., Gibbons, W.E. 2016 [updated 10 October 2013]. 'Pathogenesis and treatment of infertility in women with endometriosis,' *UpToDate* ⟨https://www. uptodate.com/contents/treatment-of-infertility-in-women-with-endometriosis⟩

- Howarth, C., Hayes, J., Simonis, M., Temple-Smith, M. 2016. 'Everything's neatly tucked away': young women's views on desirable vulval anatomy,' *Culture, Health & Sexuality*: 1-16.

- Iglesia, C. 2016 [updated 25 May 2015]. 'Clinical manifestations and diagnosis of localized vulvar pain syndrome (formerly vulvodynia, vestibulodynia, vulvar vestibulitis, or focal vulvitis),' *UpToDate* ⟨https://www.uptodate.com/contents/

clinical-manifestations-and-diagnosis-of-localized-vulvar-pain-syndrome-formerlyvulvodynia-vestibulitis-or-focal-vulvitis⟩

- Independent Forensic Expert Group. 2015. 'Statement on virginity testing,' *Journal of Forensic and Legal Medicine*, 33: 121-124.
- Jacobi, F., Wittchen, H.U., Holting, C., Hofler, M., Pfister, H., Muller, N., et al. 2004. 'Prevalence, co-morbidity and correlates of mental disorders in the general population: results from the German Health Interview and Examination Survey (GHS),' *Psychological Medicine*, 34(4): 597-611.
- Jennings, V. 2016. 'Fertility awareness-based methods of pregnancy prevention,' *UpToDate* ⟨https://www.uptodate.com/contents/fertility-awareness-based-methodsof-pregnancy-prevention⟩
- Jensen, J.S., Cusini, M., Gomberg, M., Moi, H. 2016. '2016 European guideline on Mycoplasma genitalium infections,' *Journal of the European Academy of Dermatology and Venereology*.
- Jepson, R.G., Williams, G. and Craig, J.C. 2012. 'Cranberries for preventing urinary tract infections,' *The Cochrane Library*.
- Joffe, H., Cohen, L.S. and Harlow, B.L. 2003. 'Impact of oral contraceptive pill use on premenstrual mood: predictors of improvement and deterioration,' *American Journal of Obstetrics and Gynecology*, 189(6): 1523-1530.
- Johansen, M. 2016. *Emetodebok for seksuell helse* (Oslo: Sex og samfunn).
- Juvkam, K.H. and Gudim, H.B. 2013. 'Medikamentell forskyvning av menstruasjon,' *Tidsskrift for Den norske legeforening*, 133: 166-168.
- Karacan, I., Rosenbloom, A. and Williams, R. 1970. 'The clitoral erection cycle during sleep,' *Journal of Sleep Research*.
- Karlsen, S.G., Jonassen, T.H. and Suvatne, S.S. 2015 [updated 26 June 2015]. 'Anbefaler naturalig prevensjon og påstår at den er 99.9% sikker,' *Dagbladet* ⟨http://www.dagbladet.no/ 2015/06/29/kjendis/blogg/prevensjon/caroline_berg_eriksen/lege/39902645⟩
- Kaunitz, A.M. 2016. 'Patient education: hormonal methods of birth control (Beyond the Basics),' *UpToDate* ⟨https://www.uptodate.com/contents/hormonal-methods-ofbirth-control-beyond-the-basics?source=see_link⟩
- Kellogg, N.D., Menard, S.W. and Santos, A. 2004. 'Genital anatomy in pregnant adolescents: "normal" does not mean "nothing happened",' *Pediatrics*, 113: 67-69.
- Keyes, K.M., Cheslack-Postava, K., Westhoff, C., Heim, C.M., Haloosim, M., Walsh, K., et al. 2013. 'Association of hormonal contraceptive use with reduced levels of depressive symptoms: National study of sexually active women in the United States,' *American Journal of Epidemiology*, 178(9): 1378-1388.
- Khandker, M., Brady, S.S., Vitonis, A.F., Maclehose, R.F., Stewart, E.G. and

Harlow, B.L. 2011. 'The influence of depression and anxiety on risk of adult onset vulvodynia,' *Journal of Women's Health*, 20(10): 1445-1451.

- Kilchevsky, A., Vardi, Y., Lowenstein, L. and Gruenwald, I. 2012. 'Is the Female G-Spot Truly a Distinct Anatomic Entity?' *The Journal of Sexual Medicine*, 9(3): 719-726.

- Kisic, J., Opøien, H.K., Ringen, I.M., Veddeng, A. and Langebrekke, A. 2015. 'Endometriose,' *Veileder i Gynekologi 2015* (Norsk gynekologisk forening).

- Klatsky, P.C., Tran, N.D., Caughey, A.B. and Fujimoto, V.Y. 2008. 'Fibroids and reproductive outcomes: a systematic literature review from conception to delivery,' *American Journal of Obstetrics and Gynecology*, 198(4): 357-366.

- Klussman, D. 2002. 'Sexual motivation and the duration of partnership,' *Archives of Sexual Behavior*, 31(3): 275-287.

- Kohlenberg, R.J. 1974. 'Directed masturbation and the treatment of primary orgasmic dysfunction.' *Archives of Sexual Behavior*, 3(4): 349-356.

- Korda, J.B., Goldstein, S.W. and Sommer, F. 2010. 'Sexual Medicine History: The History of Female Ejaculation,' *The Journal of Sexual Medicine*, 7(5): 1965-1975.

- Laqueur, T. 1992. *Making Sex: Body and Gender from the Greeks to Freud* (Boston: Harvard University Press).

- Legemiddelhåndboken. 2016 [updated 13 September 2016]. 'Perorale gestagener,' *Norsk Legemiddelhåndbok* ⟨http://legemiddelhandboka.no/legemidler/?frid=lk-03-endokr-7205⟩

- Legro, R.S., Barnhart, H.X., Schlaff, W.D., Carr, B.R., Diamond, M.P., Carson, S.A., et al. 2007. 'Clomiphene, metforin, or both for infertility in the polycystic ovary syndrome,' *New England Journal of Medicine*, 356(6): 551-566.

- Levin, R.J. 2015. 'Recreation and procreation: A critical view of sex in the human female,' *Clinical Anatomy*, 28(3): 339-354.

- Lidegaard, O., Lokkegaard, E., Jensen, A., Skovlund, C.W. and Keiding, N. 2012. 'Thrombotic stroke and myocardial infarction with hormonal contraception,' *New England Journal of Medicine*, 366(24): 2257-2266.

- Lidegaard, O., Lokkegaard, E., Svendsen, A.L. and Agger, C. 2009. 'Hormonal contraception and risk of venous thromboembolism: National follow-up study,' *BMJ*, 339: b2890.

- Lindh, I., Blohm, F., Andersson-Ellstrom, A. and Milsom, I. 2009. 'Contraceptive use and pregnancy outcome in three generations of Swedish female teenagers from the same urban population,' *Contraception*, 80(2): 163-169.

- Lloyd, J., Crouch, N.S., Minto, C.L., Liao, L.M. and Creighton, S.M. 2005. 'Female genital appearance: "normality" unfolds,' *BJOG*, 112(5): 643-646.

- Lopez, J.E.M. 2015 [updated 16 March 2015]. 'Candidiasis (vulvovaginal),' *BMJ - Clinical Evidence* ⟨http://clinicalevidence.bmj.com/x/systematic-review/0815/overview.html⟩

- Lorenz, T.A. and Meston C.M. 2014. 'Exercise improves sexual function in women taking antidepressants: results from a randomized crossover trial,' *Depression and Anxiety*, 31(3): 188-195.

- MacNeil, S., Byers, E.S. 2005. 'Dyadic assessment of sexual self-disclosure and sexual satisfaction in heterosexual dating couples,' *Journal of Social and Personal Relationships*, 22(2): 169-181.

- Mah, K. and Binik, Y.M. 2001. 'The nature of human orgasm: a critical review of major trends,' *Clinical Psychology Review*, 21(6): 823-856.

- Malmborg, A., Persson, E., Brynhildsen, J. and Hammar, M. 2016. 'Hormonal contraception and sexual desire: a questionnaire-based study of young Swedish women,' *The European Journal of Contraception & Reproductive Healthcare*, 21(2): 158-167.

- Mansour, D., Gemzell-Danielsson, K., Inki, P., Jensen, J.T. 2011. 'Fertility after discontinuation of contraception: a comprehensive review of the literature,' *Contraception*, 845(5): 465-477.

- Maravilla, K.A., Heiman, J.R., Garland, P.A., Cao, Y., Carter, B.T., Peterson, W.O., et al. 2003. 'Dynamic MR Imaging of the Sexual Arousal Response in Women,' *Journal of Sex & Marital Therapy*, 29: 71-6.

- Marston, C. and Lewis, R. 2014. 'Anal heterosex among young people and implications for health promotion: a qualitative study in the UK,' *BMJ Open*, 4(8): e004996.

- Martin, K.A. and Douglas, P.S. 2016 [updated 22 August 2016]. 'Risk and side-effects associated with estrogen-progestin contraceptives,' *UpToDate* ⟨https//www.uptodate. com/contents/risks-and-side-effectsassociated-with-estrogen-progestin-contraceptives⟩

- McCann, J., Miyamoto, S., Boyle, C. and Rogers, K. 2007. 'Healing of hymenal injuries in prepubertal and adolescent girls: a descriptive study,' *Pediatrics*, 119(5): 1094-1106.

- McClintock, M.K. 1971. 'Menstrual synchrony and suppression,' *Nature*, 229(5282): 244.

- Mercer, C.H., Tanton, C., Prah, P., Erens, B., Sonnenberg, P., Clifton, S., et al. 2013. 'Changes in sexual attitudes and lifestyles in Britain through the life course and over time: findings from the National Surveys of Sexual Attitudes and Lifestyles (Natsal),' *The Lancet*, 382(9907): 1781-1794.

- Meston, C.M., Levin, R.J., Sipski, M.L., Hull, E.M., Heiman, J.R. 2004. 'Women's orgasm,' *Annual Review of Sex Research*, 15: 173-257.

- Mitchell, K.R., Mercer, C.H., Ploubidis, G.B., Jones, K.G., Datta, J., Field, N., et al. 2013. 'Sexual function in Britain: findings from the third National Survey of Sexual Attitudes and Lifestyles (Natsal-3),' *The Lancet*, 382(9907): 1817-1829.
- Mitchell, M.A., Bisch, S., Arntfield, S. and Hosseini-Moghaddam, S.M. 2015. 'A confirmed case of toxic shock syndrome associated with the use of a menstrual cup,' *The Canadian Journal of Infectious Diseases & Medical Microbiology*, 26(4): 218-220.
- Moen, M.H. 2013. 'Selvvalgt menstruasjon,' *Tidsskrift for Den norsk legeforening*, 133(2): 131.
- Moi, H., Maltau, J.M. 2013. *Seksuelt overførbare infeksjoner og genitale hudsykdommer*, 3rd edition (Oslo: Gyldendal Akademisk).
- Montesi, J.L., Fauber, R.L., Gordon, E.A. and Heimberg, R.G. 2011. 'The specific importance of communicating about sex to couples' sexual and overall relationship satisfaction,' *Journal of Social and Personal Relationships*, 28(5): 591-609.
- Maltau, J.M., Molne, K. and Nesheim, B-I. 2015. *Obstetrikk og gynekologi*, 3rd edition (Oslo: Gyldendal Akademisk): 313-314.
- Muise, A., Schimmack, U., Impett, E.A. 2016. 'Sexual frequency predicts greater well-being, but more is not always better,' *Social Psychological and Personality Science*, 7(4): 295-302.
- Murakami, H. 2005. *Kafka on the Shore* (London: Vintage).
- Murray, S.H. and Milhausen, R.R. 2012. 'Sexual desire and relationship duration in young men and women,' *Journal of Sex & Marital Therapy*, 38(1): 28-40.
- Myhre, A.K., Borgen, G. and Ormstad, K. 2006. 'Seksuelle overgrep mot prepubertale barn,' *Tidsskrift for Den norske legeforening*, 126(19): 2511.
- Nagoski, E. 2015. *Come as You Are: The Surprising New Science That Will Transform Your Sex Life* (New York: Simon and Schuster Paperbacks).
- NEL - Norsk elektronisk legehåndbok. 2014. *NEL-Norsk elektronisk legehåndbok* ⟨https://legehandboka.no/handboken⟩
- NEL - Norsk elektronisk legehåndbok. 2015. *NEL-Norsk elektronisk legehåndbok* ⟨https://legehandboka.no/handboken⟩
- NEL - Norsk elektronisk legehåndbok. 2016. *NEL-Norsk elektronisk legehåndbok* ⟨https://legehandboka.no/handboken⟩
- Nesheim, B-I. 2009. 'Deflorasjon,' *Store Medisinske Leksikon* ⟨https://sml.snl.no/deflorasjon⟩
- Nisenblat, V., Norman, R.J. 2016 [updated 24 August 2016]. 'The effects of caffeine on reproductive outcomes in women,' *UpToDate* ⟨https://www.

uptodate.com/contents/ the-effects-of-caffeine-on-reproductive-outcomes-in-women⟩

- Nybo Andersen, A.M., Wohlfahrt, J., Christens, P., Olsen, J. and Melbye, M. 2000. 'Maternal age and fetal loss: population based register linkage study,' *BMJ*, 320(7251): 1708-1712.

- Oakley, S.H., Vaccaro, C.M., Crisp, C.C., Estanol, M., Fellner, A.N., Kleeman, S.D., et al. 2014. 'Clitoral size and location in relation to sexual function using pelvic MRI,' *The Journal of Sexual Medicine*, 11(4): 1013-1022.

- O'Connell, H.E. and DeLancey, J.O. 2005. 'Clitoral anatomy in nulliparous, healthy, premenopausal volunteers using unenhanced magnetic resonance imaging,' *The Journal of Urology*, 173(6): 2060-2063.

- O'Connell, H.E., Sanjeevan, K.V. and Hutson, J.M. 2005. 'Anatomy of the clitoris,' *The Journal of Urology*, 174(4), pt 1: 1189-1195.

- O'Connell, K., Davis, A.R. and Kerns, J. 2007. 'Oral contraceptives: Side-effects and depression in adolescent girls,' *Contraception*, 75(4): 299-304.

- O'Halloran, T., Bell, R.J., Robinson, P.J. and Davis, S.R. 2012. 'Urinary incontinence in young nulligravid women: a cross-sectional analysis,' *Ann Intern Med*, 157(2): 87-93.

- Olsen, E.A. 1999. 'Methods of hair removal,' *Journal of the American Academy of Dermatology*, 40: 143-55.

- Oster, E. 2013. *Expecting better - why the conventional pregnancy wisdom is wrong and what you really need to know* (New York: Penguin Press).

- Östör, A.G. 1993. 'Natural history of cervical intraepithelial neoplasia: a critical review,' *International Journal of Gynecological Pathology*, 12(2): 186.

- Pastor, Z. 2013. 'Female ejaculation orgasm vs. coital incontinence: a systematic review,' *Journal of Sexual Medicine*, 10(7): 1682-1691.

- Pastor, Z., Holla, K. and Chmel, R. 2013. 'The influence of combined oral contraceptives on female sexual desire: a systematic review,' *The European Journal of Contraception & Reproductive Healthcare*, 18(1): 27-43.

- Paul, R. and Cotsarelis, G. 1999. 'The biology of hair follicles,' *New England Journal of Medicine*, 341(7): 491-7.

- Pauls, R.N. 2015, 'Anatomy of the clitoris and the female sexual response,' Clinical Anatomy, 28(3): 376-384.

- Peipert, J.F. and Gutmann, J. 1993. 'Oral contraceptive risk assessment: a survey of 247 educated women,' *Obstetrics & Gynecology*, 82(1): 112-117.

- Pierce, A.P. 2000. 'The coital alignment technique (CAT): an overview of studies,' *Journal of Sex and Marital Therapy*, 26(3): 257-268.

- Pineles, B.L., Park, E. and Samet J.M. 2014. 'Systematic review and meta-analysis of miscarriage and maternal exposure to tobacco smoke during pregnancy,' *American Journal of Epidemiology*, 179(7): 807-823.

- Pollen, J.J. and Dreilinger, A. 1984. 'Immunohistochemical identification of prostatic acid phosphatase and prostate specific antigen in female periurethral glands,' *Urology*, 23(3): 303-304.

- Pritts, E.A., Parker, W.H. and Olive, D.L. 2009. 'Fibroids and infertility: an updated systematic review of the evidence,' *Fertility and Sterility*, 91(4): 1215-1223.

- Public Health England. 2015. 'NHS cervical screening (CSP) programme,' *Public Health England* ⟨https://www.gov.uk/topic/population-screening-programmes/cervical⟩

- Puppo, V. 2011. 'Embryology and anatomy of the vulva: The female orgasm and women's sexual health.' *European Journal of Obstetrics and Gynecology and Reproductive Biology*, 154(1): 3-8.

- Ræder, M.B., Wollen, A-L., Braut, R. and Glad, R. 2015. 'Spontanabort,' *Veileder i Gynekologi 2015* (Norsk gynekologisk forening).

- Rao, K.V. and Demaris, A. 1995. 'Coital frequency among married and cohabiting couples in the United States,' *Journal of Biosocial Science*, 27(2): 135-150.

- Rapkin, A.J., et al. 'Pelvic Pain and Dysmenorrhea,' Berek, J.S. (ed.). 2012. *Berek and Novak's Gynecology*, 15th edition. (Philadelphia: Lippincott Williams and Wilkins): 482.

- Redmond, G., Godwin, A.J., Olson, W. and Lippman, J.S. 1999. 'Use of placebo controls in an oral contraceptive trial: methodological issues and adverse event incidence,' *Contraception*, 60(2): 81-85.

- Reed, B.D., Haefner, H.K., Punch, M.R., Roth, R.S., Gorenflo, D.W. and Gillespie, B.W. 2000. 'Psychosocial and sexual functioning in women with vulvodynia and chronic pelvic pain. A comparative evaluation,' *The Journal of Reproductive Medicine*, 45(8): 624-632.

- Richters, J., Visser, R., Rissel, C. and Smith, A. 2006. 'Sexual practices at last heterosexual encounter and occurrence of orgasm in a national survey,' *Journal of Sex Research*, 43(3): 217-226.

- Riss, S., Weiser, F.A., Schwameis, K., Riss, T., Mittlbock, M., Steiner, G., et al. 2012. 'The prevalence of hemorrhoids in adults,' *International Journal of Colorectal Disease*, 27(2): 215-220.

- Roach, M. 2008. *BONK: The Curious Coupling of Science and Sex* (New York: W. W. Norton and Company).

- Rosen, R. 2014 [updated 4 December 2014]. 'No female ejaculation, please, we're British: a history of porn and censorship,' *Independent* ⟨http://www. independent. co.uk/life-style/health-and-families/features/no-female-ejaculation-please-we-rebritish-a-history-of-porn-and-censorship-9903054. html⟩

- Rosenbaum, T.Y. 2007. 'Reviews: Pelvic Floor Involvement in Male and Female Sexual Dysfunction and the Role of Pelvic Floor Rehabilitation in Treatment: A Literature Review,' *The Journal of Sexual Medicine*, 4(1): 4-13.

- Rosenberg, M.J. and Waugh, M.S. 1998. 'Oral contraceptive discontinuation: a prospective evaluation of frequency and reasons,' *American Journal of Obstetrics and Gynecology*, 179(3): 577-582.

- Ross, J. 2016: [updated 19 February 2015]. 'Pelvic inflammatory disease: pathogenesis, microbiology, and risk factors,' *UpToDate* ⟨https://www. uptodate.com/contents/pelvic-inflammatory-disease-pathogenesis-microbiology-and-risk-factors⟩

- Rothman, K.J., Wise, L.A., Sorensen, H.T., Riis, A.H., Mikkelsen, E.M., Hatch, E.E. 2013. 'Volitional determinants and age-related decline in fecundability: a general population prospective cohort study in Denmark,' *Fertility and Sterility*, 99(7): 1958-1964.

- Rumbold, A., Middleton, P., Crowther, C.A. 2005. 'Vitamin supplementation for preventing miscarriage,' *The Cochrane Library*, 2: Cd004073.

- Salama, S., Boitrelle, F., Gauquelin, A., Malagrida, L., Thiounn, N. and Desvaux, P. 2015. 'Nature and Origin of "Squirting" in Female Sexuality,' *The Journal of Sexual Medicine*, 12(3): 661-666.

- Shenenberger, D.W. 2016. 'Removal of unwanted hair,' *UpToDate* ⟨https:// uptodate.com/ contents/removal-of-unwanted-hair⟩

- Shifren, J.L. 2016 [updated 4 April 2016]. 'Sexual dysfunction in women: Epidemiology, risk factors, and evaluation,' *UpToDate* ⟨https://uptodate. com/contents/sexual-dysfunction-in-women-epidemiology-riskfactors-and-evaluation⟩

- Singh, S., Maddow-Zimet, I. 2016. 'Facility-based treatment for medical complications resulting from unsafe pregnancy termination in the developing world, 2012: a review of evidence from 26 countries,' *BJOG*, 123: 1489-1498.

- Skovlund, C., Mørch, L., Kessing, L., Lidegaard, Ø. 2016. 'Association of hormonal contraception with depression,' *JAMA Psychiatry*, 73(11): 1154-1162.

- Simeonova, Z., Milsom, I., Kullendorff, A.M., Molander, U. and Bengtsson, C. 1999. 'The prevalence of urinary incontinence and its influence on the quality of life in women from an urban Swedish population,' *Acta Obstetricia et Gynecologica Scandinavica*, 78(6): 546-551.

- Sobel, J.D. 2016. 'Candida vulvovaginitis,' *UpToDate* ⟨https://www.uptodate. com/contents/ candida-vulvovaginitis⟩

- Sobel, J.D. 2016. 'Patient education: Vaginal discharge in adult women (Beyond the Basics),' *UpToDate* 〈https://www.uptodate.com/contents/vaginal-discharge-in-adultwomen-beyond-the-basics〉
- Smith, A. 2011. 'The prepubertal hymen,' *Australian Family Physician*, 40(11): 873.
- Sprecher, S. 2002. 'Sexual satisfaction in premarital relationships: associations with satisfaction, love, commitment, and stability,' *Journal of Sex Research*, 39(3): 190-196.
- Stabell, K., Mortensen, B. and Træen, B. 2008. 'Samleiefrekvens: Prevalens og prediktorer i et tilfeldig utvalg norske gifte og samboende heteroseksuelle par,' *Journal of the Norwegian Psychological Association*, 45: 683-694.
- Stanislaw, H. and Rice, F.J. 1988. 'Correlation between sexual desire and menstrual cycle characteristics,' *Archives of sexual behavior*, 17(6): 499-508.
- Statens legemiddelverk. 2016. 'Meldte mistenkte bivirkninger av HPV-vaksine (Gardasil) - oppdaterte bivirkningstall per 31. desember 2015,' *Statens legemiddelverk*.
- Statens Serum Institut. 2016. 'Human papillomavirus-vaccine (HPV) 1, vaccinationstilslutning,' *Statens Serum Institut* (Danmark).
- Stewart, E.G. 2016 [updated 30 January 2015]. 'Clinical manifestations and diagnosis of generalized vulvodynia,' *UpToDate* 〈https://www.uptodate.com/contents/ clinicalmanifestations-and-diagnosis-of-generalized-vulvodynia〉
- Stewart, E.G. 2016 [updated 18 November 2015]. 'Differential diagnosis of sexual pain in women,' *UpToDate* 〈https://www.uptodate.com/contents/ differentialdiagnosis-of-sexual-pain-in-women〉
- Strömquist, L. 2014. 'Kunskapens frukt,' *Galago* 〈http://galago.se/bocker/kunskapens-frukt〉
- Sweet, R.L. 2012. 'Pelvic inflammatory disease: current concepts of diagnosis and management,' *Current Infectious Disease Reports*, 14(2): 194-203.
- Tanbo, T.G. 2016. E-mail from M.D. Tom Gunnar Tanbo, former consultant at the Section for Reproductive Medicine, Gynaecology department, OUS, Oslo University Hospital.
- Taylor, A. 2003. 'Extent of the problem,' *BMJ*, 327(7412): 434.
- The Artificial Hymen Kit. 2016. *The Hymen Shop* 〈http://www.hymenshop.com〉
- The Lancet, 'Table 3: Sexual partners, practices, behaviours, and attitudes reported by women in Natsal-3, by age group,' *The Lancet* 〈http://www.thelancet.com/action/showFullTableImage?tableId=tbl3&pii=S0140673613620358〉
- Telegraph. 2009. 'Egyptians want to ban fake virginity kit,' *Telegraph* 〈http://

www.telegraph.co.uk/news/worldnews/africaandindianocean/egypt/6264741/
Egyptians-want-to-ban-fake-virginity-kit.html⟩

- Toffol, E., Heikinheimo, O., Koponen, P., Luoto, R. and Partonen, T. 2011. 'Hormonal contraception and mental health: results of a population-based study,' *Human Reproduction*, 26(11): 3085-3093.

- Træen, B., Spitznogle, K. and Beverfjord, A. 2004. 'Attitudes and use of pornography in the Norwegian population 2002,' *Journal of Sex Research*, 41(2): 193-200.

- Træen, B., Stigum, H., Magnus: 2003. 'Rapport fra seksualvaneundersøkelsene i 1987, 1992, 1997 og 2002,' *Folkehelseinstituttet* (Statens institutt for folkehelse).

- Trevathan, W.R., Burleson, M.H., Gregory, W.L. 1993. 'No evidence for menstrual synchrony in lesbian couples,' *Psychoneuroendocrinology*, 18(5): 425-35.

- Tulandi, T. 2016 [updated 24 November 2015]. 'Reproductive issues in women with uterine leiomyomas (fibroids),' *UpToDate* ⟨https://www.uptodate.com/contents/reproductive-issues-in-women-with-uterine-leiomyomas-fibroids⟩

- Tulandi, T. and Al-Fozan H.M. 2016 [updated 7 November 2016]. 'Spontaneous abortion: Risk factors, etiology, clinical manifestations, and diagnostic evaluation,' *UpToDate* ⟨https://www.uptodate.com/contents/spontaneous-abortion-risk-factorsetiology-clinical-manifestations-anddiagnostic-evaluation⟩

- Turke, P.W. 1984. 'Effects of ovulatory concealment and synchrony on protohominid mating systems and parental roles,' *Ethology and Sociobiology*, 5(1): 33-34.

- Tympanidis, P., Casula, M., Yiangou, Y., Terenghi, G., Dowd, P. and Anand, P. 2004. 'Increased vanilloid receptor VRI innervation in vulvodynia,' *European Journal of Pain*, 8(2): 129-133.

- Tympanidis, P., Terenghi, G., Dowd, P. 2003. 'Increased innervation of the vulval vestibule in patients with vulvodynia,' *British Journal of Dermatology*, 148(5): 1021-1027.

- UNAIDS. 2016. Fact Sheet 2016. *UNAIDS*

- UNDP/UNFPA/WHO/World Bank Special Programme of Research, Development and Research Training in Human Reproduction (HRP). 2012. 'Unsafe abortion incidence and mortality - Global and regional levels in 2008 and trends,' *WHO*.

- Vessey, M. and Painter, R. 2006. 'Oral contraceptive use and cancer. Findings in a large cohort study, 1968-2004,' *British Journal of Cancer*, 95: 385-389.

- Vigsnæs, M.K., Spets, K. and Quist, C. 2016 [updated 15 September 2016]. 'Politiet slår alarm: Grenseløs sexkultur blant barn og unge,' *VG+* ⟨ http://pluss.

vg.no/2016/08/20/2 508/2508_23770417⟩

- Wallace, W.H.B and Kelsey, T.W. 2010. 'Human Ovarian Reserve from Conception to the Menopause,' *PLOS ONE*, 5(1): e8722.

- Wallen, K. and Lloyd E.A. 2011. 'Female sexual arousal: Genital anatomy and orgasm in intercourse,' *Hormones and Behavior*, 59(5): 780-792.

- Weiss, B.D. 2005. 'Selecting medications for the treatment of urinary incontinence,' *American Family Physician*, 71(2): 315-322.

- Whitley, N. 1978. 'The first coital experience of one hundred women,' *Journal of Obstetric, Gynecologic, and Neonatal Nursing*, 7(4): 41-45.

- WHO. 2015. Family planning/Contraception. *WHO* ⟨http://www.who.int/ mediacentre/ factsheets/fs351/en⟩

- Wikipedia. 2016 [updated 8 September 2016]. 'Masturbate-a-thon,' *Wikipedia* ⟨https://en. wikipedia.org/wiki/Masturbate-a-thon⟩

- Wikipedia. 2016 [updated 21 September 2016]. 'Sanitary napkin,' *Wikipedia* ⟨https://en. wikipedia.org/wiki/Sanitary_napkin⟩

- Wilcox, A.J., Weinberg, C.R., Baird, D.D. 1995. 'Timing of sexual intercourse in relation to ovulation-effects on the probability of conception, survival of the pregnancy and sex of the baby,' *New England Journal of Medicine*, 333(23): 1517-1521.

- Wilson, E.E. 'Polycystic Ovarian Syndrome and Hyperandrogenism,' Hoffman, B.L., Schorge, J.O., Schaffer, J.I., Halvorsen, L.M., Bradshaw, K.D., Cunningham, F.G., (eds). 2012. *Williams Gynecology*, 2nd edition (New York: McGraw Hill Medical).

- Wimpissinger, F., Stifter, K., Grin, W. and Stackl, W. 2007. 'The female prostate revisited: perineal ultrasound and biochemical studies of female ejaculate,' *Journal of Sexual Medicine*, 4(5): 1388-1393.

- Yang, Z. and Schank, J.C. 2006. 'Women do not synchronize their menstrual cycles,' *Human Nature*, 17(4): 433-447.

- Yonkers, K.A., O'Brien, P.M.S. and Eriksson, E. 2008. 'Premenstrual syndrome,' *The Lancet*, 371(9619): 1200-1210.

- Zariat, I. 2016 [updated 28/08/2016]. 'Rystende jomfrusjekk,' *Ytring* (NRK) ⟨https://www. nrk.no/ytring/rystende -jomfrusjekk-1.13106033⟩

- Zuckerberg, M. 2015 [updated 31 July 20150. 'Priscilla and I have some exciting news: we're expecting a baby girl!' *Facebook* ⟨https://www.facebook. com/photo. php?fbid=10102276573729791&set=a.529237706231.2034669. 4&type=1&theater⟩

옮긴이의 말

이 책을 옮기면서 몇 번이나 생각했다. 〈그때 이 책을 읽었다면 얼마나 좋았을까.〉

이를테면 이런 때. 초경을 시작한 지 얼마 안 되었던 중학생 시절에 생리를 한 주기 완전히 걸렀다. 그때 느꼈던 공황이 지금도 생생하다. 성 경험이 없었으니 임신일지도 모른다는 가능성은 생각할 필요가 없는 일이었지만, 그 외에는 생리가 멎는 이유를 아는 게 없었기에 우스꽝스럽도록 비합리적인 공포에 한 달 내내 시달렸다. 그 나이에는 누구에게 물어볼 주변머리도 없었다. 그때 이 책을 읽었더라면, 초경 후 몇 년은 몸이 호르몬 변화에 적응하느라 생리 불규칙을 비롯한 불순이 흔하다는 사실을 알았을 텐데.

또 이런 때. 탐폰을 처음 시도한 날, 삽입 방법을 잘 몰라서 그만 애플리케이터까지 다 넣었고 그 불편한 상태로 두어 시간을 견뎠다. 안내문을 제대로 읽지 않은 탓이었지만, 그 무지와는 대조적으로 탐폰에 대한 나쁜 소문은(독성 쇼크 증후군이 흔하다더라, 어려서부터 쓰면 안 된다더라) 익히 들었던 터라 역시 쓸데없는 걱정으로 내내 초조했다. 이 책에 탐폰 이야기가 간략하게만 나오는 것은 이제 탐폰이 따로 설명하지 않아도 될 만큼 알려진 방법이기 때문이다. 그때 이 책을 읽었더라면, 탐폰을 더 자신감 있게 쓰는 건 물론이고 자궁 내 피임 장치 같은 다른 대안도 일찌감치 적극 고려해 보았을 것이다.

또 이런 때. 정기 건강 검진에서 부인과 검사를 받다가 의사로부터 대뜸 〈아직 출산도 안 한 분이 이러면 어떡해요. 약 드릴 테니 꼬박꼬박 복용하세요〉 하는 핀잔을 듣고 어안이 벙벙해서 한마디도 못 했다. 냉이 좀 많아졌다는 것 외에 스스로 아무 이상을 느끼지 않았는데 갑자기 질에 문제가 있다니 놀라기도 했지만, (남자 의사로부터) 면박을 받으니 창피해서 무슨 질병인지, 왜 생기는 문제인지 묻지 못했다. 그때 이 책을 읽었더라면, 아마 칸디다 질염이었던 것 같은 증상에 관하여 궁금한 것을 또박또박 물을 수 있었을 텐데. 어떤 문제이든 내가 생식기 청결을 소홀히 해서 겪는 거라는 생각은 하지 않았을 테고(질은 오히려 지나치게 씻으면 해롭다), 평소에도 팬티라이너를 써야겠다는 잘못된 결심도 하지 않았을 텐데(팬티라이너로 인한 통풍 부족이 더 문제다).

이런 말 못 할 기억들은 생식기 문제가 아니었어도 마찬가지였을까? 아닐 것이다. 가령 발가락이나 소화관 문제였다면, 무지외반증이나 역류성 식도염이었다면, 그렇게까지 혼자 앓지는 않았을 것이다. 과거보다 의학 정보를 얻기가 쉽고 어린 여성들도 부인과 진료를 편하게 받는 요즘도 여성 생식기는 여전히 다른 인체 부위보다 쉬쉬하며 이야기된다. 틀림없이 많은 여성들이 나와 같은 경험을 했거나 할 것이다.

『질의 응답』은 (이 책을 소화할 수만 있다면 아무리 어린 나이라도 좋은) 청소년 여성부터 중년 여성까지 거의 모든 여성들에게 여성 생식기에 관한 거의 모든 정보를 알려 주는 책이다. 〈거의 모든〉 정보라고 한 것은 폐경기 무렵과 이후의 생식기에 관한 설명은 적기 때문인데, 이것은 두 저자가 원래 주로 청소년과 이민자를 대상으로 한 성교육 강사로 활동하다가 이 책을 쓰게 되었던 탓이다. 그 점을 제외하고는 정말 모든 정보가 다 있다.

『질의 응답』의 가장 큰 장점이 그것이다. 여성 생식기의 구조와 생리학적 기능 같은 과학 정보부터 각자에게 맞는 피임법과 제모법을 찾는 기준 같은 실용적 정보, 흔한 생식기 질환의 증상과 대처법 같은 의료 정보까지 포함되었다는 것. 심지어 오르가슴을 잘 느끼는 방법에 대한 조언까지 있다! 여성 생식기는 우리가 생식할 때 쓰는 기관이지만 생식과 무관한 섹스를 할 때 쓰는 기관이기도 하니까 사실은 이처럼 성기로서의 사용법과 관리법도 함께 이야기하는 게 당연하다. 또 여성의 경우 요도구와 항문이 생식기와 떼려야 뗄 수 없는 가까운 관계를 (위치로나 기능으로나) 맺고 있으니까, 그 상호 작용도 살펴보는 게 당연하다. 이 책에 가령 요실금에 관한 설명까지 나오는 건 여느 책들에서는 찾아볼 수 없는 장점이다.

두 번째 장점은 두 저자가 여성이자 의대생 혹은 의사라는 것이다. 모든 주제가 그렇겠지만 특히 생식기에 관해서는 직접 겪지 않으면 질문 자체를 떠올리지 못할 듯한 질문이 많다. 여행 갈 때 생리를 건너뛸 방법이 있나요? 하필 섹스하려는 순간에 생리가 터지는 경우가 잦은 건 왜죠? 피임약을 복용한 후 살찐 것 같은데 괜찮나요? 두 저자 중 나나 브로크만은 이 책을 쓰던 중 출산도 겪었다. 한편 두 저자가 관록 있는 의사나 의학자가 아니라는 점이 도리어 장점인 대목도 많다. 저자들이 그 덕분에 〈멍청한〉 질문도 스스럼없이 던질 수 있었고 그 사실이 독자에게 엄청난 도움이 되기 때문이다. 탐폰이 질에서 사라질 수도 있나요? 피임약으로 배란을 막으면 난자가 저장되어서 더 늦게까지 임신할 수 있는 것 아니에요? 나만 저런 생각을 떠올렸던 게 아니었다.

세 번째 장점은 저자들의 산뜻한 태도다. 성차별적, 보수적 여성관이나 종교적 세계관이 반영된 발언은 전혀 없다. 두 저자는 여성 생식기를 가진 이들이 스스로를 자랑스럽고 사랑스럽게 여기기를 바란다는 주장을 펼칠 때도 철저히 의학적이다. 인간의 몸과 생식기는 개개인마다 형태와 능력이 다른 게 당연하고 그 모든 변이가 대부분 정상이니 부끄러워할 것 없다고 말하고, 우리가 가질 수 있는 몸은 각자 이미 가진 몸 하나뿐이니 흠 잡지 말고 너그럽게 대해 주자고 말한다. 성 매개 감염병에 대해서도 대부분의 경우는 약간의 부주의와 불운 탓이므로 도덕적 판단을 끼워 넣을 필요가 없다고 말한다. 이런 실용적인 태도가 독자의 마음을 얼마나 편하게 해주는지 모른다.

이 책이 너무 실용적이고 솔직한 점에 도리어 놀랄 사람이 있을지도 모르겠다. 〈애널 섹스할 때의 주의점에 대해서도 꼭 읽어야 한단 말이야?〉〈아이들에게 첫 경험 순조롭게 하는 방법을 읽혀도 되나?〉그런 이야기는 좀 지나치다고 여기는 독자에게 저자들은 이렇게 말할 것 같다. 〈현실에서 사람들이 실제로 그런 섹스를 하고 실제로 그런 궁금증을 품는데도 말하지 않는다는 건, 모래에 머리를 처박고는 문제가 자기 눈에 안 보이니까 사라질 거라고 생각하는 타조 같은 짓이에요.〉 저자들이 임신 중단을 다룬 장에서 실제로 한 말을 빌려 왔다.

노르웨이 저자들이 쓴 책이라 우리나라와는 다른 의료 관행이 소개된 점은 감안해야 한다. 이를테면 저자들이 여성의 당연한 권리로 이야기하는 응급 피임약과 임신 중단에 있어서 우리나라의 사정은 크게 다르다. 하지만 역시 저자들의 말을 빌리자면, 우리나라의 사정이 어떻든 다른 나라의 의료 체계 내에서 여성 생식기에 관한 문제들이 어떻게 다뤄지는지 알아 둬서 나쁠 건 없다. 현재의 현실적 한계와 무관하게 우리에게 어떤 선택지가 더 있는지를 알아 두는 건 더 나은 정책과 관행을 요구하기 위해서도 필요한 일이다.

이 책에 다뤄진 많은 의문들은 두 저자가 성교육 현장에서 실제 여성들에게 받았던 질문들이다. 그리고 저자들이 말했듯이, 성에 개방적이기로 유명한 스칸디나비아 여성들에게 그런 질문들이 있다면 우리나라 여성들에게도 분명 있을 것이다. 초경보다 폐경에 훨씬 가까운 나이가 된 나도 새롭게 배우고 얻은 게 많았다. 앞으로는 자궁경부암 검진을 비롯하여 부인과 진료를 훨씬 더 가벼운 마음으로 받을 수 있을 것 같고, 질문도 더 잘 던질 수 있을 것 같다. 그래도 역시 아쉽다. 이 책을 훨씬, 훨씬 더 일찍 읽었어야 했다.

2019년 2월

김명남

찾아보기

옮긴이 김명남 카이스트 화학과를 졸업하고 서울대 환경대학원에서 환경정책을 공부했다. 인터넷 서점 알라딘 편집팀장을 지냈고 전문 번역가로 활동하고 있다. 『우리 본성의 선한 천사』로 제55회 한국출판문화상 번역 부문을 수상했다. 『경험 수집가의 여행』, 『비커밍』, 『남자들은 자꾸 나를 가르치려 든다』, 『우리는 모두 페미니스트가 되어야 합니다』, 『면역에 관하여』, 『틀리지 않는 법』, 『휴먼 에이지』 등을 옮겼다.

감수 윤정원 연세대학교 의과 대학을 졸업하고 동 대학에서 산부인과 전문의를 수료했다. 녹색병원 산부인과 과장으로 근무했었고, 현재 인도주의실천의사협의회 여성위원장을 맡고 있다. 성폭력 피해자 진료와 성 소수자 진료, 낙태죄 폐지 등 여성주의 의료와 여성 건강권에 대한 목소리를 꾸준히 내왔고, 2018 양성평등주간 여성가족부장관상을 수상했다. 저서로는 『우리가 만드는 피임사전』(공저), 『의사가 말하는 의사』(공저), 『배틀그라운드』(공저), 『불편할 준비』(공저)가 있다.

질의 응답 우리가 궁금했던 여성 성기의 모든 것

발행일	2019년 3월 10일 초판 1쇄
	2020년 11월 1일 초판 6쇄

지은이 니나 브로크만·엘렌 스퇴켄 달
옮긴이 김명남
발행인 홍지웅·홍예빈
발행처 주식회사 열린책들

경기도 파주시 문발로 253 파주출판도시
전화 031-955-4000 팩스 031-955-4004
www.openbooks.co.kr

Copyright (C) 주식회사 열린책들, 2019, *Printed in Korea.*
ISBN 978-89-329-1943-0 03510

이 도서의 국립중앙도서관 출판예정도서목록(CIP)은 서지정보유통지원시스템 홈페이지(http://seoji.nl.go.kr)와 국가자료공동목록시스템(http://www.nl.go.kr/kolisnet)에서 이용하실 수 있습니다.(CIP제어번호: CIP2019005633)